R. Kunisch, V. Kunisch

Kurzlehrbuch Medizinische Psychologie – Medizinische Soziologie

Raphael Kunisch, Valeska Kunisch

Kurzlehrbuch
Medizinische Psychologie
Medizinische Soziologie

2. Auflage

Autorin der 1. Auflage: Susanne Schulze

ELSEVIER

Elsevier GmbH, Bernhard-Wicki-Str. 5, 80636 München, Deutschland
Wir freuen uns über Ihr Feedback und Ihre Anregungen an: kundendienst@elsevier.com

ISBN 978-3-437-43213-2
eISBN 978-3-437-05083-1

Aus Gründen der Barrierefreiheit sind die Bilder in elektronischen Ausgaben dieses Buches mit Alt-Text-Beschreibungen (Alternativ-Text) versehen, die von Elsevier bereitgestellt werden. Mehr Informationen erhalten Sie unter https://www.elsevier.com/about/accessibility.

Bücher und Zeitschriften, die von Elsevier veröffentlicht werden, entsprechen den geltenden Produktsicherheitsanforderungen. Für etwaige Bedenken oder Fragen zur Produktsicherheit wenden Sie sich bitte an unseren autorisierten Vertreter, Elsevier B.V., productsafety@elsevier.com.

Elsevier nimmt eine neutrale Position in Bezug auf territoriale Meinungsverschiedenheiten oder Zuständigkeitsansprüche in seinen veröffentlichten Inhalten ein, einschließlich Landkarten und institutionellen Zugehörigkeiten.

2. Auflage 2026

Wichtiger Hinweis: Die medizinischen Wissenschaften unterliegen einem sehr schnellen Wissenszuwachs. Der stetige Wandel von Methoden, Wirkstoffen und Erkenntnissen ist allen an diesem Werk Beteiligten bewusst. Sowohl der Verlag als auch die Autorinnen und Autoren und alle, die an der Entstehung dieses Werkes beteiligt waren, haben große Sorgfalt darauf verwandt, dass die Angaben zu Methoden, Anweisungen, Produkten, Anwendungen oder Konzepten dem aktuellen Wissensstand zum Zeitpunkt der Fertigstellung des Werkes entsprechen.
Der Verlag kann jedoch keine Gewähr für Angaben zu Dosierung und Applikationsformen übernehmen. Es sollte stets eine unabhängige und sorgfältige Überprüfung von Diagnosen und Arzneimitteldosierungen sowie möglicher Kontraindikationen erfolgen. Jede Dosierung oder Applikation liegt in der Verantwortung der Anwenderin oder des Anwenders. Die Elsevier GmbH, die Autorinnen und Autoren und alle, die an der Entstehung des Werkes mitgewirkt haben, können keinerlei Haftung in Bezug auf jegliche Verletzung und/oder Schäden an Personen oder Eigentum im Rahmen von Produkthaftung, Fahrlässigkeit oder anderweitig übernehmen.
Für die Vollständigkeit und Auswahl der aufgeführten Medikamente übernimmt der Verlag keine Gewähr.
Geschützte Warennamen (Warenzeichen) werden in der Regel besonders kenntlich gemacht (®). Aus dem Fehlen eines solchen Hinweises kann jedoch nicht automatisch geschlossen werden, dass es sich um einen freien Warennamen handelt.
Bibliografische Information der Deutschen Nationalbibliothek
Die Deutsche Nationalbibliothek verzeichnet diese Publikation in der Deutschen Nationalbibliografie; detaillierte bibliografische Daten sind im Internet über https://www.dnb.de abrufbar.

26 27 28 29 30 5 4 3 2 1

In ihren Veröffentlichungen verfolgt die Elsevier GmbH das Ziel, genderneutrale Formulierungen für Personengruppen zu verwenden. Um jedoch den Textfluss nicht zu stören sowie die gestalterische Freiheit nicht einzuschränken, wurden bisweilen Kompromisse eingegangen. Selbstverständlich sind **immer alle Geschlechter** gemeint.

Planung: Susanne Szczepanek; Projektmanagement: Sibylle Hartl
Redaktion: Karin Beifuss, Ohmden
Rechteklärung: Katja Sieger-Schauer
Herstellung: Der Buchmacher, Arthur Lenner, Windach; Sibylle Hartl
Satz: Thomson Digital, Noida, Indien
Druck und Bindung: Drukarnia Dimograf Sp. z o. o., Bielsko-Biała, Polen
Umschlaggestaltung: SpieszDesign, Neu-Ulm
Titelfotografie: © 효섭 이 – stock.adobe.com

Aktuelle Informationen finden Sie im Internet unter **www.elsevier.de**

Vorwort zur zweiten Auflage

Psychologie – die Lehre von der Seele – und Soziologie – die Lehre von der Gesellschaft: Diese beiden Fächer begleiten das gesamte Medizinstudium und Arztsein – teils explizit thematisiert, oft still mitgedacht –, und ihre Bedeutung kann kaum überschätzt werden. Seit der ersten Auflage dieses Kurzlehrbuchs ist eine Dekade vergangen, in der sich die medizinische Versorgung, aber auch die Anforderungen an Ärztinnen und Ärzte spürbar verändert haben. Es war daher an der Zeit, die Inhalte grundlegend zu überarbeiten, zu aktualisieren und didaktisch neu zu strukturieren.

In dieser zweiten Auflage haben wir zentrale Themen neu aufgenommen oder vertieft, die heute in Klinik und Prüfung gleichermaßen relevant sind. Dazu gehören u. a. die medizinische Statistik, Fragen der Versorgungsforschung, die Rolle der (akademisierten) Pflege im multiprofessionellen Team sowie die wachsende Bedeutung von Prävention in einem zunehmend salutogenetisch orientierten Gesundheitssystem.

Unser Anspruch war es, die Inhalte so verständlich, knapp und anschaulich wie möglich zu gestalten, ohne dabei die Tiefe zu verlieren. Ein Kurzlehrbuch soll Orientierung geben, darf dabei aber nicht simplifizieren. Zudem behandelt das Buch sämtliche Inhalte des Gegenstandskatalogs des Instituts für Medizinische und Pharmazeutische Prüfungsfragen (IMPP), die als „prüfungsrelevantes Wissen" für Medizinstudierende ausgewiesen sind. Es soll jedoch nicht nur auf Prüfungen vorbereiten, sondern auch einen fundierten Einblick und ein vertieftes Verständnis für das Fach fördern.

Medizinische Soziologie und Medizinische Psychologie vermitteln grundlegende Perspektiven auf Krankheit, Gesundheit und Heilung. In ihrer Verbindung mit Biochemie, Anatomie und Physiologie gehören sie zu den tragenden Säulen der vorklinischen Medizin. Wir hoffen, mit diesem Buch einen Zugang zu schaffen, der sowohl prüfungsrelevantes Wissen als auch ein Verständnis für das ärztliche Handeln im sozialen Kontext vermittelt – und vielleicht sogar ein wenig Begeisterung für dieses oftmals unterschätzte Fach weckt.

Für uns persönlich war dieses Buch eine besondere Gelegenheit: als Geschwister und als Vertreter zweier Generationen mit unterschiedlichen Blickwinkeln gemeinsam ein Lehrbuch zu verfassen – als Medizinstudentin gegen Ende ihres Studiums, die sich täglich mit den Fragen, Anforderungen und Herausforderungen der medizinischen Ausbildung auseinandersetzt, sowie als Arzt, der durch viele Jahre klinischer Praxis, Lehre und wissenschaftlicher Beschäftigung auf dieses Fach zurückblickt. Dabei war uns bewusst, dass insbesondere die jüngere Generation zunehmend mit den tiefgreifenden gesellschaftlichen und gesundheitspolitischen Veränderungen – mit all ihren Möglichkeiten und Belastungen – konfrontiert sein wird. Diese Verbindung von unmittelbarer Studiumsrealität und beruflicher Erfahrung hat uns inspiriert – und spiegelt sich in der Struktur und Sprache dieses Buches wider.

Unser besonderer Dank gilt Frau Susanne Schulze, der Autorin der ersten Auflage, auf deren fundierter Vorarbeit wir inhaltlich aufbauen durften. Ebenso danken wir den Mitarbeiterinnen des Verlages Sibylle Hartl und Susanne Szczepanek sowie der Redakteurin Karin Beifuss, die uns mit großer fachlicher Kompetenz, freundlicher Klarheit und viel Geduld sowohl inhaltlich als auch formal durch alle Phasen der Überarbeitung begleitet und unterstützt haben.

Wir freuen uns über Rückmeldungen, Kritik und Anregungen – und über alle, die dieses Fach mit genauso viel Neugier und Ernsthaftigkeit angehen wie wir.

München, im September 2025
Valeska und Raphael Kunisch

Die Autorin und der Autor

Valeska Kunisch studiert Humanmedizin an der Technischen Universität München und verbrachte ihr Auslandssemester an der Harvard University. Parallel studiert sie Statistik und Data Science an der Ludwig-Maximilians-Universität München. Als Repetitorin unterrichtet sie die Fächer Neurophysiologie und Biochemie. Ihre wissenschaftliche Forschung führte sie an der Ludwig-Maximilians-Universität und an der Harvard Medical School im Department of Neurology durch, mit einem Schwerpunkt auf der Schnittstelle von Schlaf, zirkadianer Rhythmik und Immunsystem.

Dr. med. Raphael Kunisch ist Facharzt für Allgemeinmedizin und Oberarzt am Institut für Allgemeinmedizin des Universitätsklinikums Augsburg. Neben seiner klinischen Tätigkeit engagiert er sich in der medizinischen Ausbildung, insbesondere in der Kompetenzorientierung, der Förderung der primärärztlichen Lotsenfunktion sowie der *Professional Identity Formation* mit Schwerpunkt Beziehungsmedizin. Ein weiterer Fokus liegt auf der praxisnahen Vermittlung von Teststatistik zur Unterstützung reflektierter diagnostischer Entscheidungen.

Seine akademische Laufbahn umfasst Tätigkeiten an mehreren allgemeinmedizinischen Lehrstühlen in Bayern sowie Weiterbildungen in Medizindidaktik (MME) und Gesundheitsökonomie (MHBA). Für seine Lehrtätigkeit wurde er 2024 mit dem *Preis für vorbildliche Lehre* der Gesellschaft der Hochschullehrer für Allgemeinmedizin (GHA) ausgezeichnet. Er ist Vorstandsmitglied der *Gesellschaft für Medizinische Ausbildung* (GMA) sowie der *arriba Genossenschaft* zur Förderung partizipativer und evidenzbasierter ärztlicher Entscheidungsfindung.

Abkürzungen

Abb.	Abbildung
ACTH	adrenokortikotropes Hormon
ADHS	Aufmerksamkeitsdefizit-/Hyperaktivitätsstörung
ADL	Activities of Daily Living
AIDS	acquired immunodeficiency syndrome
AR	absolutes Risiko attributables Risiko
ARAS	aufsteigendes retikuläres aktivierendes System
ARR	absolute Risikoreduktion
ATL	Aktivitäten des täglichen Lebens
AV	abhängige Variable
AWMF	Arbeitsgemeinschaft der Wissenschaftlichen Medizinischen Fachgesellschaften
BAR	Bevölkerungsbezogenes attributables Risiko
bspw.	beispielsweise
BZgA	Bundeszentrale für gesundheitliche Aufklärung
COPD	chronisch obstruktive Lungenerkrankung
COVID	Corona virus disease
CT	Computertomografie
d.h.	das heißt
DMP	Disease-Management-Programme
DRG	Diagnosis-Related Groups
DSM	Diagnostic und Statistical Manual of Mental Disorders
EbM	Evidenzbasierte Medizin
EBM	Einheitlicher Bewertungsmaßstab
EEG	Elektroenzephalografie
EKG	Elektrokardiografie
EMG	Elektromyografie
ENG	Elektroneurografie
engl.	englisch
EP	evozierte Potenziale
fMRT	funktionelle Magnetresonanztomografie
GABA	Gamma-Aminobuttersäure
G-BA	Gemeinsamer Bundesausschuss
ggf.	gegebenenfalls
GKV	Gesetzliche Krankenversicherung
GOÄ	Gebührenordnung für Ärzte
HIV	humanes Immundefizienzvirus
HZV	Hausarztzentrierte Versorgung
IADL	Instrumental Activities of Daily Living
iATL	instrumentelle Aktivitäten des täglichen Lebens
ICD	International Classification of Diseases and Related Health Problems
ICF	International Classification of Functioning, Disability and Health
Ig	Immunglobulin
IL	Interleukin
IMPP	Institut für medizinische und pharmazeutische Prüfungsfragen
IQ	Intelligenzquotient
IQWiG	Institut für Qualität und Wirtschaftlichkeit im Gesundheitswesen
Kap.	Kapitel
KV	Kassenärztliche Vereinigung
KVT	Kognitive Verhaltenstherapie
lat.	lateinisch
MDK	Medizinischer Dienst der Krankenversicherung
min	Minute
MRT	Magnetresonanztomografie
ms	Millisekunde
MVZ	Medizinische Versorgungszentren
Ncl.	Nucleus
NNT	Number-Needed-to-Treat
NREM	Non-REM
NRS	Numerische Rating-Skala
o. Ä.	oder Ähnliches
OR	Odds Ratio
OSAS	obstruktives Schlafapnoe-Syndrom
PET	Positronenemissionstomografie
PFC	präfrontaler Kortex
PNS	peripheres Nervensystem
PS	Persönlichkeitsstörung
PSG	Pflegestärkungsgesetz
PTBS	posttraumatische Belastungsstörung
RCT	randomised controlled trial (randomisierte kontrollierte Studie)
REM	rapid eye movements
RR	relatives Risiko
RRR	relative Risikoreduktion
SD	standard deviation (Standardabweichung)
SGB	Sozialgesetzbuch
SSRI	selektive Serotonin-Wiederaufnahmehemmer
Tab.	Tabelle
TNF	Tumornekrosefaktor
u. a.	unter anderem

UV unabhängige Variable
VAS Visuelle Analogskala
vs. versus
VT Verhaltenstherapie
WAIS-IV Wechsler Adult Intelligence Scale
WHO World Health Organisation (Weltgesundheitsorganisation)
z. B. zum Beispiel
ZNS Zentralnervensystem

Abbildungsnachweis

Der Verweis auf die jeweilige Abbildungsquelle befindet sich bei allen Abbildungen im Werk am Ende des Legendentextes in eckigen Klammern. Alle nicht besonders gekennzeichneten Grafiken und Abbildungen © Elsevier GmbH, München.

E1184	Klingenberg I. Begriffliche und konzeptionelle Grundlagen. In: Stressbewältigung durch Pflegekräfte. Springer Gabler, Wiesbaden, 2022. doi: 10.1007/978-3-658-37438-9_2
G025	Friedrich Eduard Bilz (1842–1922): Das neue Naturheilverfahren (75. Jubiläumsausgabe, 1894, F. E. Bilz GmbH Verlag, Dresden-Radebeul)
G1029	Schwegler C. Was ich gerne über Psychotherapie gewusst hätte, als mein erster Patient vor mir saß. Mad Mans Magic, Bottrop 2018
G1465	Squire L., Berg D., Bloom F.E. et al. Fundamental Neuroscience, 4th ed., Academic Press, 2013
H111-001	Roenneberg T., Pilz L.K., Zerbini G., Winnebeck E.C. Chronotype and Social Jetlag: A (Self-) Critical Review. Biology (Basel). 2019;8(3):54. Published 2019 Jul 12. doi: 10.3390/biology8030054
H353-003	Kane P.B. Individualized therapy trials: navigating patient care, research goals and ethics. Nat Med. 2021;27(10):1679–1686. doi:10.1038/s41591-021-01519-y
L106	Henriette Rintelen, Velbert
L138	Martha Kosthorst, Borken
L143	Heike Hübner, Berlin
L157	Susanne Adler, Lübeck
L190	Gerda Raichle
L231	Stefan Dangl, München
O901	Fridolin Leiber
P176	Prof. Dr. med. univ. et med. dent. Gregor Slavicek, Berlin
P1613	Valeska Kunisch, München
P1614	Dr. Raphael Kunisch, München
T873	Prof. Dr. Martin Trepel
X333-033	Wikimedia Commons/PhineasPGage

Fehler gefunden?

An unsere Inhalte haben wir sehr hohe Ansprüche. Trotz aller Sorgfalt kann es jedoch passieren, dass sich ein Fehler einschleicht oder fachlich-inhaltliche Aktualisierungen notwendig geworden sind.

Sobald ein relevanter Fehler entdeckt wird, stellen wir eine Korrektur zur Verfügung. Mit diesem QR-Code gelingt der schnelle Zugriff.

https://else4.de/9783437432132

Wir sind dankbar für jeden Hinweis, der uns hilft, dieses Werk zu verbessern. Bitte richten Sie Ihre Anregungen, Lob und Kritik an folgende E-Mail-Adresse: kundendienst@elsevier.com

Inhaltsverzeichnis

Valeska Kunisch

1 Gesundheit und Krankheit

IMPP-Hits

- Normen (► Kap. 1.1)
- Krankheitsverlauf und Krankheitsbegriffe (► Kap. 1.1.2)
- Epidemiologische Grundbegriffe (► Kap. 1.1.2)
- Gesundheitsbezogene Lebensqualität (► Kap. 1.2.2)
- Klassifikationssysteme (► Kap. 1.3.2)
- Sterbephasen nach Kübler-Ross (► Kap. 1.4.3)

Die Medizinsoziologie kennt drei **Bezugssysteme,** innerhalb derer sich Gesundheit und Krankheit betrachten lassen:

- **Betroffene Person** (► Kap. 1.2)
- **Medizin** (► Kap. 1.3)
- **Gesellschaft**

Die Rolle des Arztes umfasst, abhängig vom jeweiligen System, unterschiedliche Aufgaben.

1.1 Grundlagen von Gesundheit und Krankheit

Gesundheit und Krankheit lassen sich zum einen **dichotom** (zweigeteilt, als **Gegensätze,** entweder – oder), zum anderen als **kontinuierlich** ineinander übergehende Ausprägungen des (mehr oder weniger) selben Zustands betrachten.

Merke

Bezogen auf Gesundheit und Krankheit können folgende Normen definiert werden:

- **Idealnorm** (Definition der Weltgesundheitsorganisation, WHO): Zustand völligen körperlichen, seelischen und sozialen Wohlbefindens. Dieser Zustand kann jedoch nur rein theoretisch erreicht werden; „Soll-Wert".
- **Soziale Norm:** allgemein anerkannter Zustand, der in einer Gesellschaft als „normal" angesehen wird. Körperformen, Lebensstile oder Krankheitswahrnehmungen können variieren, je nachdem, was in der jeweiligen Gemeinschaft als gesund erachtet wird.
- **Statistische Norm:** Zustände oder Eigenschaften, die für die Mehrzahl der Menschen zutreffen (z. B. der Durchschnitt); „Ist-Wert".
- **Funktionale Norm:** ergebnisorientierter Ansatz, bei dem es weniger darum geht, *wie,* sondern *dass*

bestimmte Aufgaben oder Funktionen erfüllt werden können.
- **Diagnostische Norm:** Betrachtung aus Sicht eines (medizinischen) Tests, dessen Ergebnis innerhalb oder außerhalb eines vordefinierten Referenzbereichs liegen kann (z. B. positiv oder negativ).
- **Therapeutische Norm:** Orientierung an der Behandlungsbedürftigkeit; d. h. ein klinischer Richtwert auf der Grundlage medizinischer Evidenz, der festlegt, ab wann eine bestimmte Intervention oder Therapie sinnvoll ist.

Gemäß dem **pathogenetischen** oder **biomedizinischen** Modell wird Krankheit als Abweichung von der (gesunden) Norm, sowohl auf biologischer als auch auf psychischer und sozialer Ebene, aufgefasst.
Krankheit entsteht demnach durch äußere (z. B. Infektion, Verletzung, Vergiftung) oder innere (z. B. genetische Defekte) Faktoren, die eine definierte **Symptomatik** hervorrufen und, abhängig vom Wissensstand der Medizin, prinzipiell korrigierbar sind. Kritiker dieses Modells machen darauf aufmerksam, dass sich die Mehrzahl der psychischen und psychosomatischen Störungen so nicht ausreichend erklären und behandeln lässt.

1.1.1 Definitionen und Modelle von Gesundheit

Das salutogenetische Modell

In den 1970er-Jahren entwickelte der amerikanisch-israelische Medizinsoziologe Aaron **Antonovsky** das Konzept der **Salutogenese.** Hintergrund dafür waren – neben einer allgemeinen Kritik am System der Gesundheitsversorgung – das gerade entstehende wissenschaftliche Interesse am Gesundheits- und Krankheitsbegriff, die Entwicklung eines **biopsychosozialen Krankheitsmodells** und die wachsende Bedeutung von **Prävention** und Gesundheitsförderung. Im Gegensatz zur dichotomen Vorstellung des pathogenetischen Modells sieht das Modell der Salutogenese nicht nur einen Zustand von krank oder gesund, sondern ein Kontinuum zwischen Gesundheit und Krankheit. Es wird nicht allein nach einer Ursache für eine Krankheit im Zuge einer „pathogenetischen Kausalkette" gesucht, sondern auch nach Faktoren, die erklären, warum manche Personen weniger leiden, und welche Faktoren gesundheitsförderlich sind.

Der amerikanische Sozialmediziner George Libman **Engel** wies 1979 auf die Bedeutung von psychischen und sozialen Faktoren für die Entstehung und den Verlauf von Krankheiten hin und revidierte damit ein allzu mechanistisches Bild, das hinter jeder Krankheit einen grundsätzlich erkenn- und korrigierbaren organischen Defekt vermutete.
Für Antonovsky bestand die Besonderheit nicht darin, dass Menschen erkranken, sondern dass sie – zuweilen trotz stärkster Belastungen – gesund bleiben. Er fragte nach den Faktoren, die zur Heilung oder Gesundheiterhaltung beitragen, und führte den Begriff der **Salutogenese** ein, also der Glücks-, Heils- oder Gesundheitsentstehung. Demnach bilden Gesundheit und Krankheit ein **Kontinuum,** und jeder Mensch kann seinen Zustand als irgendwo zwischen diesen beiden Polen liegend beschreiben – durch **Ressourcen** mehr auf der gesunden oder durch **Stressoren** mehr auf der kranken Seite. Die Medizin muss sich demnach also vor allem damit befassen, wie Menschen von der mehr kranken auf die mehr gesunde Seite kommen. Schlüssel dazu sind das Genesungspotenzial bzw. die **Ressourcen** jedes Einzelnen, die es zu ermitteln gilt. Berühmt geworden ist Antonovskys Metapher vom reißenden Fluss, der den Strom des Lebens versinnbildlicht: Menschen drohen darin unterzugehen, und mit einer pathogenetischen Herangehensweise kommt als einzig mögliche Folgerung der Versuch ihrer Rettung von außen infrage. Nach dem salutogenetischen Konzept hingegen ist das wichtigste Ziel, dass sie selbst schwimmen. Dies gelingt am ehesten durch ein sicheres **Kohärenzgefühl,** das auf der Erfahrung beruht, dass die Welt, das Leben und die Probleme, vor denen das Individuum steht, grundsätzlich verstehbar, bewältigbar und sinnhaft bzw. bedeutsam sind.
Nach Antonovskys Vorstellung ist Gesundheit *„kein normaler, passiver Gleichgewichtszustand, sondern ein labiles, aktives und sich dynamisch regulierendes Geschehen"* (Antonovsky 1997). Die **Gesundheit als Ordnung** muss – angesichts einer universellen **Entropie** (= Unordnung in einem System) – ständig neu erkämpft werden, ihr Verlust ist ein *„natürlicher und allgegenwärtiger Prozess"*, dem sich der Organismus mit großem Aufwand entgegenstellt.

Gesundheit als statistisches Konstrukt

Nach einer statistisch begründeten Definition gilt als gesund, was auf eine Mehrzahl der Menschen

zutrifft. **Abweichungen,** die über einen durch Konvention festgelegten **Referenzbereich** hinausgehen, gelten demzufolge als krank. Schwierigkeiten ergeben sich bei der Auswahl der Kriterien. So wird man z. B. für die Haar- und Augenfarbe keine Norm festlegen wollen, auch wenn sich Mehrheiten bestimmen ließen. Diese Eigenschaften sind im Hinblick auf die Gesundheit nicht relevant. Zudem haben Abweichungen von der Mehrheit nicht gleichzeitig auch einen Krankheitswert. So gibt es Menschen mit einem Situs inversus, deren Organe auf der anderen Seite liegen, oder Menschen, die nur mit einer Niere geboren wurden oder die einen niedrigen Leukozytenwert haben, ohne dass sich eine diese Abweichungen negativ auswirkt.
Aber woran erkennt man, welche Merkmale für die Gesundheit von Bedeutung sind? Bis in welches Detail lässt sich der „Standardmensch" erfassen?
Schwierig sind auch die **Mess- und Normierbarkeit** einiger Merkmale, z. B. die Intensität von Schmerz oder Müdigkeit. Statistische Normen sind auf die **Objektivität** der Definitionskriterien angewiesen. Im Hinblick auf Gesundheit scheinen diese aber nicht immer gegeben zu sein. Und doch wird in der Medizin mit **Normwerten** agiert: Für alle Inhaltsstoffe, die im Blut nachgewiesen werden können, gibt es Referenzwerte, und auch dem Fiebermessen liegen Erfahrungen mit Durchschnittswerten zugrunde.

Gesundheit als funktionales Prinzip

Gesundheit kann als **Voraussetzung für die Erfüllung bestimmter Leistungen** verstanden werden. Sigmund Freud (1910) schreibt: *„Gesundheit ist die Fähigkeit, lieben und arbeiten zu können."*
Die Beschreibung dessen, wie sich Gesundheit äußert, impliziert, was Gesundheit ist: Arbeiten kann nur, wer die dafür notwendigen körperlichen und geistigen Kräfte besitzt, die Liebesfähigkeit aber ist an eine gewisse seelische Stärke gebunden. Gesundheit konstituiert sich also im harmonischen und konstruktiven Zusammenwirken aller Ebenen des Ich und befähigt zur Erfüllung der durch die soziale Rolle vorgegebenen Aufgaben. Mit anderen Worten: Gesund ist, wer **funktioniert,** und wer funktioniert, ist gesund.
Die Zuschreibung der sozialen Rolle und damit der Rahmen, innerhalb dessen der Mensch funktionieren muss, ist nicht statisch. Krankheit ist nicht zwangsläufig mit dem Verlust von Arbeitsfähigkeit verbunden. Die Funktionalität der Gesundheit kann dazu führen, dass eine verkrümmte Wirbelsäule bei der einen Person zu chronischen Schmerzen und massiven Beeinträchtigungen in der Arbeit als Pflegekraft führen kann und bei einer Person mit Bürotätigkeit keine Symptome hervorruft. Die Gruppe der Berufskrankheiten wird vor dem Hintergrund von Funktionalität definiert. So kann eine Person mit chronischen Rückenschmerzen unfähig sein, als Pflegekraft schwere körperliche Arbeit im Krankenhaus zu verrichten, sie wäre jedoch fähig, im Beruf der Lehrkraft wieder einer Arbeit nachzugehen.
Eine derartige Definition verschiebt die Zuschreibung „gesund" sehr weit in einen Bereich, der aus guten Gründen bereits mit dem Attribut therapiebedürftig versehen werden kann. Eine genaue Abstufung (Was muss das Individuum unter welchen Bedingungen leisten können, um als gesund angesehen zu werden?) kann nur kontextspezifisch erfolgen und ist in der Praxis oft zu aufwendig. Dennoch spielen solche Überlegungen im Alltag eine große Rolle. Ein Beispiel ist die **Krankschreibung** durch den Hausarzt, die dann aufgehoben wird, wenn der Patient gesund genug zum Arbeiten ist. In der Rehabilitationsmedizin bedient man sich normierter Fähigkeitstests (z. B. Karnofsky-Index), um den Gesundheitsgrad zu bestimmen.

Gesundheit als Negativbestimmung

Eine andere Möglichkeit, Gesundheit zu definieren, besteht darin, zu beschreiben, was sie alles **nicht** ist. Naheliegend ist es, von Gesundheit als **Abwesenheit von Krankheit** zu sprechen. Beinahe geflügelt ist das Wort des deutschen Mediziners und Theologen Manfred Lütz (2009): *„Gesund ist, wer nicht ausreichend untersucht wurde"*
Allerdings ergeben sich auch hier Probleme. Zunächst müsste erörtert werden, was genau Krankheit bedeutet. Ein Mensch, der an Kurzsichtigkeit leidet und dadurch im täglichen Leben stark beeinträchtigt ist, ist krank. Was aber ist mit einem kurzsichtigen Menschen, der eine Brille besitzt, die seine Kurzsichtigkeit vollständig ausgleicht? Ist er krank, wenn er die Brille absetzt, und gesund, wenn er sie trägt? Bezeichnet man als Krankheit nur alle bekannten Leiden mit einer definierten Symptomatik oder jeden Zustand des Nicht-Wohlfühlens?
Konzentriert man sich – wie es der biomedizinischen Sichtweise entspricht – allein auf **organisch nachweisbare Korrelate** von Krankheit, kommen

wichtige Einflüsse wie psychisches Befinden und Zufriedenheit zu kurz. Die WHO-Definition von Gesundheit, aber auch andere Konzepte betonen ausdrücklich, dass die Negativbestimmung nicht genügt, und das aus gutem Grund: Einerseits ist der Begriff „Krankheit" zu ungenau, und andererseits widerspricht die Vorstellung, dass jedes Leiden, dem keine Diagnose zugeordnet werden kann, mit Gesundheit gleichgesetzt wird, während gesunde Anteile gewissermaßen ungültig werden, sobald irgendein Krankheitssymptom auftritt, dem subjektiven Empfinden.

Definition der Weltgesundheitsorganisation (WHO)

Bei der Frage nach der Gesundheit orientiert sich die klassische Schulmedizin, ebenso wie die Gesundheitspolitik, meist an der Definition der WHO, die 1946 in New York in die Präambel der WHO-Verfassung aufgenommen und seitdem mehrfach bestätigt wurde. Durch die Knappheit ihrer Formulierung zählt jedes Wort:

„Gesundheit ist der Zustand des vollständigen körperlichen, geistigen und sozialen Wohlbefindens und nicht nur des Freiseins von Krankheit und Gebrechen."

Gesundheit ist demnach nicht nur eine Sache von Körper und Geist, nicht nur das, was mit den gängigen Mitteln der modernen Diagnostik als materiell fassbare Störung aufzuzeigen wäre, sondern auch eine gesellschaftliche Angelegenheit. Zur vollständigen Gesundheit gehört das Eingebundensein in **soziale Strukturen,** also die Fähigkeit, Beziehungen zu knüpfen und zu erhalten – offensichtliche Hinweise auf den funktionalen Aspekt.

Gesundheit ist mehr als die **Abwesenheit von Krankheit** und Defekten. Damit wird ausdrücklich auf die nicht nachweisbaren Anteile einer Gesundheitsstörung hingewiesen. Ein Mensch, der nicht krank ist, ist nicht automatisch gesund: Es gibt Zwischenzustände des Weder-noch, die mit medizinischen Messmethoden nicht zu erfassen und meist im Gefüge psychosomatischer und sozialer Störungen angesiedelt sind.

Kritiker bezeichnen die WHO-Definition von Gesundheit als zu allgemein, als unrealistisch und gar utopisch. Nach diesem Maßstab wäre kaum ein Mensch gesund. Zu hoch ist der Anspruch dieses **vollständigen** (im englischen Original: „complete") Wohlbefindens, das sich bestenfalls momentweise erreichen lässt. Und selbst ohne dieses Wort klingt die Beschreibung mehr nach einer Definition von Glück als nach einer medizinisch sinnvollen Formel. Dass sie dennoch in die Charta aufgenommen und seit über 60 Jahren nicht verändert wurde, mag mit dem Mangel an brauchbaren Alternativen zusammenhängen.

Gesundheit aus sozialwissenschaftlicher Sicht

Auch aus moderner medizinisch-sozialwissenschaftlicher Sicht stellt sich Gesundheit mehrdimensional dar. Die Beschreibung geht in ihrem Umfang noch über die der WHO hinaus. Einfluss auf die Gesundheit haben demnach sowohl das **physische und psychische Befinden** und die **Leistungsfähigkeit** als auch die individuellen Möglichkeiten der **Selbstverwirklichung** und **Sinngebung** im Leben. Der Beurteilung, ob ein Mensch gesund ist, muss eine längere Beobachtung vorangehen, wobei die Fähigkeit zur **Lebensbewältigung** im Mittelpunkt steht. Gesundheit reicht damit weit über den medizinischen Kompetenzbereich hinaus, der ja bestenfalls körperliche und seelische Leiden erfasst, vor den individuellen sozialen und umweltbezogenen Störungen aber Halt machen muss. Die eigene Gesundheit wird zum individuellen Projekt jedes Einzelnen und der Arzt zum Berater für einen bestimmten Teilaspekt. Erkrankungen, die überwunden werden, können als Teil eines gesunden Lebens angesehen werden. „Ungesund" wird vielleicht am ehesten mit „dauerhaft unglücklich" übersetzt.

Kulturgebundenheit des Gesundheitsbegriffs

Ein weiteres Kriterium ist die Kulturgebundenheit der Beurteilung von Gesundheit. Das sogenannte **kulturgebundene Syndrom** bezeichnet psychische oder somatische Symptome, die auf eine bestimmte Kultur beschränkt sind. Weitere Merkmale sind die kulturinterne Einstufung als echte Krankheit, ohne dass biochemische Ursachen oder Organveränderungen nachweisbar sind. Häufig fehlt in anderen Kulturen die Kenntnis über die Krankheit. Besonders deutlich zeigt sich die Kulturgebundenheit im Bereich der psychischen Erkrankungen, da die Abweichungen sich hier vor allem auf soziale, nicht auf somatische Normen beziehen und im Zusammenhang mit spezifischen Umgebungsbedingungen auftreten.

Tatsächlich nachgewiesene oder auch nur vermutete geschlechtsspezifische Unterschiede beim Vorkommen bestimmter Erkrankungen beeinflussen nicht nur die ärztliche Diagnostik und Therapie, sondern auch die soziale Bewertung des Erkrankten. „Krampfadern" werden z. B. als typisches Leiden in die Jahre gekommener Frauen betrachtet. Dass auch Männer derartige Beschwerden haben können, ist eher unbekannt.

In vielen, auch offiziellen Kategorisierungen von Krankheit und Gesundheit kommen **soziokulturelle Bewertungen** zum Ausdruck. Ein Beispiel dafür sind die **Pflegestufen** als ein Maßstab für **Hilfebedürftigkeit,** aber auch als gesellschaftlich und finanziell getragene Form der Anerkennung von Krankheit.

Unterschiedliche kulturelle Hintergründe können nicht nur zu unterschiedlichen Krankheitsbildern führen, sondern gehen auch mit einer differenziellen Bewertung von Krankheit und Gesundheit an sich einher. Der Wechsel von einer Kultur in die andere – die freiwillige **Migration** oder die erzwungene **Flucht** – kann schon an sich ein Gesundheitsrisiko darstellen oder aber als solches erst offenbar werden, wenn der Migrant als Patient Teil des fremden Gesundheitssystems wird.

1.1.2 Entstehung und Verlauf von Krankheit

Merke

- **Ätiologie:** Die Lehre von den Krankheitsursachen beschäftigt sich mit der Frage, wie und wodurch Krankheiten entstehen.
- **Pathogenese:** Die Lehre von der Krankheitsentstehung beschreibt den biologischen oder psychischen Prozess einer Erkrankung.
- **Risikofaktoren:** bestimmte Zustände, Eigenschaften und Umweltbedingungen, die die Entstehung einer Krankheit begünstigen (z. B. Rauchen als Risikofaktor für Lungenkrebs).
- **Protektive Faktoren:** bestimmte Zustände, Eigenschaften und Umweltbedingungen, die vor einer Krankheit schützen (z. B. ausreichende Bewegung und ausgewogene Ernährung als protektive Faktoren gegen Diabetes mellitus und Bluthochdruck).
- **Resilienz:** die (seelische) Widerstandsfähigkeit eines Menschen, die ihn trotz potenziell krankmachender Bedingungen gesund bleiben lässt.
- **Chronifizierung:** die Überdauerung einer Erkrankung oder eines Symptoms über das akute Geschehen hinaus.
- **Rezidiv:** Rückfall. Von einem Rezidiv spricht man, wenn eine Krankheit oder ein Symptom nach Abklingen/Behandlung erneut auftritt (z. B. Tumorrezidiv, Rückfall in den Suchtmittelkonsum).
- **Remission** (von lat. „remittere": zurückschicken): vorübergehender oder dauerhafter Rückgang von Krankheitssymptomen, ohne dass es zu einer vollständigen Heilung (**Restitution**) kommt (z. B. Abklingen der Entzündungszeichen nach einem akuten Gichtanfall).

Epidemiologische Begriffe

Die Epidemiologie als Teilgebiet der Medizin untersucht die Verteilung und Häufigkeit von Krankheiten in einer Bevölkerung.

Merke

- **Morbidität:** beschreibt die Krankheitshäufigkeit in einer bestimmten Bevölkerungsgruppe; Oberbegriff zu Inzidenz und Prävalenz
  - **Inzidenz:** Anzahl der Neuerkrankungen innerhalb eines Zeitraums bezogen auf eine bestimmte Krankheit
  - **Prävalenz:** Anzahl der bereits erkrankten Personen oder Risikofaktoren in einer bestimmten Population zu einem definierten Zeitpunkt
    - **Punktprävalenz:** Prävalenz zu einem bestimmten Zeitpunkt
    - **Periodenprävalenz:** Prävalenz über einen bestimmten Zeitraum, bspw. über ein Jahr (= 1-Jahres-Prävalenz) oder über die gesamte bisherige Lebenszeit (= Lebenszeitprävalenz)
- **Mortalität:** Anzahl der Todesfälle in einer bestimmten Bevölkerungsgruppe; Oberbegriff für Letalität
- **Letalität:** Anzahl der Todesfälle unter den Personen, die eine bestimmte Krankheit hatten

In ▶ Tab. 1.1 werden die häufigsten Todesursachen in Deutschland 2023 im Überblick dargestellt. Während die SARS-CoV-2-Pandemie im Jahr 2021 noch die dritthäufigste Todesursache war, ist sie mittlerweile unter den häufigsten Todesursachen wieder weiter zurückgefallen.

Biopsychosoziales Modell

Nach dem biopsychosozialen Modell sind an der Entstehung und Aufrechterhaltung einer Erkrankung immer mehrere Faktoren in unterschiedlicher Ausprägung beteiligt:

- **Biologische Faktoren:** Genetik, Anatomie, (Patho-)Physiologie

Tab. 1.1 Häufigste zehn Todesursachen in Deutschland 2023 (gemäß Statistischem Bundesamt)

Rang	Frauen	Männer
1	Nicht näher bezeichnete Demenz	Chronische ischämische Herzkrankheit
2	Chronische ischämische Herzkrankheit	Bösartige Neubildung der Bronchien und der Lunge
3	Herzinsuffizienz	Akuter Myokardinfarkt
4	Bösartige Neubildung der Brustdrüse (Mammakarzinom)	Nicht näher bezeichnete Demenz
5	Bösartige Neubildung der Bronchien und der Lunge	Sonstige chronische obstruktive Lungenkrankheit (COPD)
6	Akuter Myokardinfarkt	Bösartige Neubildung der Prostata
7	Hypertensive Herzkrankheit	Herzinsuffizienz
8	Sonstige chronische obstruktive Lungenkrankheit (COPD)	COVID-19
9	Vorhofflattern und Vorhofflimmern	Sonstige ungenau oder nicht näher bezeichnete Todesursachen
10	COVID-19	Pneumonie

- **Psychische Faktoren:** Persönlichkeit, Stimmung, Erfahrungen, psychische Konstitution
- **Soziale Faktoren:** Bildung, Wohlstand, soziales Netz

Umgekehrt nimmt die Erkrankung auch Einfluss auf diese drei Ebenen. Diese ganzheitliche Betrachtung spielt insbesondere für die Diagnostik und Therapie in der Psychiatrie und Psychosomatik eine wichtige Rolle, setzt sich aber zunehmend auch in den ursprünglich rein somatischen Disziplinen durch.

1.2 Die betroffene Person

1.2.1 Subjektives Befinden und Erleben

Ehe ein Mensch überhaupt mit dem medizinischen System in Kontakt tritt, muss er selbst eine Entscheidung bezüglich seines Gesundheitszustands treffen. Das **subjektive Befinden** ordnet sich ein in frühere Erfahrungen („Besser oder schlechter?") und orientiert sich zumeist an der **Zufriedenheit** und dem **Handlungsvermögen.** Es ist aber auch abhängig vom individuellen **Lebensstil** und von der **Reflexion durch die Umwelt.** Veränderungen der subjektiven Normalität werden dann möglicherweise als Einschränkungen und Beschwerden bzw. **Symptome** wahrgenommen. Dabei fällt es oft leichter, in körperlichen als in psychisch-emotionalen Kategorien wahrzunehmen und zu denken. Für Erstere stellt die Physiologie Begriffe bereit:

- **Exterozeption:** Umweltwahrnehmung
- **Interozeption:** Wahrnehmung eigener körperlicher Vorgänge; Oberbegriff für die folgenden Begriffe:
  - **Propriozeption:** Wahrnehmung von Körperlage und -form in sich und in Bezug zum umgebenden Raum
  - **Viszerozeption:** Wahrnehmung der Organtätigkeiten (z. B. Herzklopfen, Magenknurren)
  - **Nozizeption:** Wahrnehmung von Schmerz

Klinik

Eine **Hypoglykämie** (Unterzuckerung) kann mit erheblichen Veränderungen des Befindens einhergehen, z. B. Zittern, Schwitzen, Herzrasen, Schwindel und Übelkeit. Die Wahrnehmung und die Interpretation dieser Symptome hängen wesentlich von individuellen Gegebenheiten ab.

1.2.2 Subjektive Gesundheit

Der Begriff der subjektiven Gesundheit suggeriert, dass es auch so etwas wie eine objektive Gesundheit gibt, was angesichts der schwierigen Definition von Gesundheit eher unwahrscheinlich ist.

Die subjektive Gesundheit wird als **statistischer Wert** ermittelt. Dazu werden die Antworten auf die Frage „Wie ist Ihr Gesundheitszustand im Allgemeinen?" auf einer fünfstufigen Skala (sehr gut,

gut, mittelmäßig, schlecht, sehr schlecht) ausgewertet. Demzufolge schätzen mehr als zwei Drittel der Deutschen ihre Gesundheit als gut bis sehr gut ein, wobei dieser Wert im **Alter** abnimmt. Unterschiede bestehen in Abhängigkeit von **Geschlecht** (geringfügig mehr Männer schätzen sich gesünder ein als Frauen), **sozialer Schicht** (Menschen aus oberen sozialen Schichten schätzen sich gesünder ein als Menschen aus unteren sozialen Schichten) und **regionalen Gegebenheiten.**

Die **gesundheitsbezogene Lebensqualität** ist eine subjektiv wahrgenommene Einschätzung des eigenen Wohlbefindens und misst sich an den Kriterien der WHO-Gesundheitsdefinition. Sie umfasst vier Komponenten:
- Physisches Befinden
- Psychisches Befinden
- Soziales Befinden
- Funktionsfähigkeit

Die Erhaltung bzw. Wiederherstellung der Lebensqualität sollte stets oberstes Ziel der Therapie sein. Bei Krebserkrankungen z. B., bei denen keine kurative Therapie mehr möglich ist, sollte ein Maximum an Lebensqualität für den Patienten angestrebt werden.

Klinik

Der **Short-Form-36-Gesundheitsfragebogen (SF-36)** erfasst objektiv in acht Bereichen krankheitsübergreifend die **gesundheitsbezogene Lebensqualität:**
- Allgemeine Gesundheitswahrnehmung
- Schmerz
- Vitalität
- Körperliche Funktionsfähigkeit
- Soziale Funktionsfähigkeit
- Körperliche Rollenfunktion
- Emotionale Rollenfunktion
- Psychisches Wohlbefinden

Die Ergebnisse dienen neben statistischen und gesundheitsökonomischen Erhebungen der klinischen Verlaufs- und Therapiekontrolle.

1.2.3 Emotionale und kognitive Einflüsse

Krankheiten an sich, aber auch spezielle Krankheitsbilder (z. B. Krebs, AIDS, Schizophrenie) sind in der gesellschaftlichen Wahrnehmung hoch **emotional besetzt.** Dies hat Auswirkungen sowohl auf das **individuelle Erleben** des Betroffenen als auch auf das Verhalten seines **Umfelds.** Die Kognition (der Gedanke) „Hautkrebs ist eine potenziell lebensbedrohliche Erkrankung" verbunden mit der Neuentdeckung eines Leberflecks kann zur Emotion (dem Gefühl) Angst und zum raschen Aufsuchen eines Dermatologen führen. Ein häufiges Phänomen bei Medizinstudierenden ist die Wahrnehmung just der Symptome, die soeben in der Vorlesung besprochen wurden, an sich selbst.

Emotionale und kognitive Prozesse haben meist auch Einfluss auf den weiteren **Krankheitsverlauf.** Dies soll exemplarisch anhand von vier Beschwerdebildern erläutert werden:
- **Depression:** Die so bezeichnete Störung der Affekte, also des emotionalen Erlebens und Antriebs, geht mit einer gedrückten Stimmung, Hoffnungs- und Freudlosigkeit und manchmal auch mit dem Gefühl der Gefühllosigkeit einher. Schlaf und Appetit sind verändert, und häufig ist die Konzentrationsfähigkeit eingeschränkt; zuweilen nehmen die selbst- und zukunftsbezogenen Ängste wahnhafte Züge an. Die Betroffenen, die den Krankheitscharakter dieser psychischen Störung manchmal selbst gar nicht erfassen können, äußern nicht selten verzweifelt den Wunsch, doch lieber an „einer richtigen Krankheit" zu leiden, die jeder sehen und nachvollziehen könne, wie z. B. einen gebrochenen Arm.
- **Hypochondrie:** Manche Menschen leben in der ständigen Angst, schwer krank zu sein. Jede körperliche Regung wird als unnormal und als Krankheitssymptom wahrgenommen. Die Lebensqualität ist deutlich eingeschränkt, und die Beschäftigung mit dem Leiden nimmt viel Zeit und Energie in Anspruch. Arztbesuche sind häufig, wobei sich typischerweise kein körperlich-pathologischer Befund erheben lässt.
- **Somatoforme Störungen:** Unter diesem Begriff werden jene Erkrankungen zusammengefasst, die mit subjektiven körperlichen Beschwerden einhergehen, ohne dass sich ein pathologischer Befund objektivieren lässt. Hierzu gehören neben der Hypochondrie z. B. auch die anhaltende Schmerzstörung, die Somatisierungsstörung und autonome Funktionsstörungen. Für den Betroffenen stellt die Diskrepanz zwischen subjektiver Wahrnehmung („Ich bin krank") und medizinischer Zuschreibung („Es ist alles in Ordnung") oft eine erhebliche Belastung dar.

- **Schmerz** ist immer subjektiv und in seiner Wahrnehmung vielleicht mehr noch als andere Symptome abhängig von kognitiven und emotionalen Einflüssen. Ein Mensch, der große Angst vor einer Spritze hat und sich im Detail ausmalt, wie die Nadel seine Haut durchbohrt, wird den Schmerz wahrscheinlich deutlich intensiver empfinden, als wenn er emotional gelassen ist und in der Erwartung einer heilsamen Wirkung dieselbe Behandlung erfährt.

1.3 Die Medizin als Wissens- und Handlungssystem

1.3.1 Medizinische Befunderhebung und Diagnose

Wenn sich ein Mensch in das medizinische System begibt – z. B. durch einen Besuch beim Hausarzt, die Vorstellung in einem Krankenhaus, das Rufen des Notarztes oder die Vorsorge beim Zahnarzt – nimmt er die Rolle des **Patienten** an und wird Teil eines strukturierten Schemas von **Befunderhebung, Behandlungsplanung und Therapie.** Dies beginnt üblicherweise mit dem **ersten Eindruck:** Wie sieht der Mensch aus? Wie verhält er sich? Welche Auffälligkeiten sind zu beobachten? Anschließend erhebt der Arzt die **Anamnese,** die sich folgendermaßen untergliedern lässt:

- **Spezielle Krankheitsanamnese:**
  - Welche Beschwerden führen zur Vorstellung?
  - Seit wann bestehen die Beschwerden?
  - Was wurde bereits unternommen?
  - Was vermutet der Patient selbst als Ursache?
  - Gab es frühere Episoden?
- **Allgemeine Krankheitsanamnese:**
  - Welche Krankheiten bestehen zusätzlich?
  - Gibt es medizinische Behandlungen oder Operationen in der Vorgeschichte?
  - Welche Medikamente werden regelmäßig eingenommen?
  - Bestehen chronische Infektionskrankheiten oder Allergien?
  - Liegen psychische oder neurologische Erkrankungen vor?
  - Suchtmittelanamnese
  - Gynäkologische Anamnese
- **Familienanamnese:**
  - Gibt es ähnliche Beschwerden bei anderen Familienmitgliedern?
  - Gibt es Erbkrankheiten in der Familie?
- **Soziale Anamnese:**
  - Bildungsgrad
  - Berufliche Tätigkeit
  - Familiäre Situation
  - Wohnsituation
- **Biografische Anamnese:**
  - Frühkindliche Entwicklung
  - Schulische Laufbahn
  - Besonderheiten in der Herkunftsfamilie
  - Berufliche Entwicklung
  - Partnerschaftliche Entwicklung
  - Life-Events

Abhängig vom Anliegen des Patienten und der Situation fällt die Anamnese unterschiedlich detailliert aus. Ein Schwerpunkt liegt dabei auf der **möglichst genauen Exploration** der **gesundheitlichen Beschwerden,** die der Arzt durch gezielte Fragen betreibt. **Verhaltensbeobachtung** und **Fremdanamnese,** z. B. durch Angehörige und Betreuer, spielen insbesondere bei kleinen Kindern eine wichtige Rolle, aber auch bei Erwachsenen, die z. B. aufgrund einer Intelligenzminderung, einer Demenz oder einer psychischen Störung nicht in der Lage sind, verbal über sich selbst Auskunft zu erteilen.

Anschließend führt der Arzt eine **körperliche Untersuchung** durch, wobei er sich einen Überblick über die Funktionstüchtigkeit aller Organsysteme und des Gesamtorganismus verschafft. Auch hier steht das Ausmaß der Untersuchung im Zusammenhang mit den Beschwerden und dem Behandlungsauftrag bzw. dem aufgesuchten Facharzt: In den meisten Fällen wird z. B. der Hals-Nasen-Ohren-Arzt keine rektale Untersuchung durchführen, wohingegen die detaillierte neurologische Untersuchung einschließlich der Reflextestung und Sensibilitätsprüfung beim Neurologen regelmäßig vorkommt.

Anhand der durch die **Anamnese** und die **körperliche Untersuchung** gewonnenen Informationen entscheidet der Arzt, welche weiteren medizinischen Verfahren zum Einsatz kommen müssen, um eine **Diagnose** stellen zu können:

- **Laborwerte/Klinische Chemie** (Untersuchung von Blut, Urin, Stuhl, Sputum, Punktat usw.)
- **Elektrophysiologie:**
  - Elektrokardiografie (EKG) zur Überprüfung der elektrischen Herzfunktion (Ausschluss von Herzinfarkt, Rhythmusstörungen, Erregungsleitungsstörungen usw.)
  - Elektroenzephalografie (EEG) zur Messung der summierten Potenzialschwankungen des

Gehirns (Bedeutung in der Schlafmedizin, Epilepsie- und Hirntoddiagnostik)
  - Elektroneurografie (ENG) zur Überprüfung der elektrischen Leitfähigkeit peripherer Nerven (z. B. bei Lähmungen, Nervenleitgeschwindigkeit bei Multipler Sklerose)
  - Elektromyografie (EMG) zur Überprüfung der elektrischen Aktivität des Muskelgewebes (z. B. bei bestimmten muskulären Erkrankungen wie Myasthenia gravis)
- **Bildgebende Verfahren:**
  - Sonografie (Ultraschall)
  - Röntgen
  - Computertomografie (CT)
  - Magnetresonanztomografie (MRT)
  - Positronenemissionstomografie (PET)
- **Spezielle fachbezogene Untersuchungen** (z. B. Visusprüfung beim Augenarzt, Vaginalabstrich beim Gynäkologen, Lungenfunktionstest beim Pulmologen, Prick-Test beim Dermatologen usw.)

1.3.2 Grundzüge von Klassifikationssystemen für psychische und somatische Krankheiten

Klassifikationen dienen der **Standardisierung, Vereinheitlichung** und Klärung von **Begrifflichkeiten** und damit der **Kommunikation.**

Zur Entscheidung, welche Diagnose endgültig vergeben werden soll, können **diagnostische Klassifikationssysteme** eine wesentliche Hilfe darstellen. Sie führen detailliert auf, welche **Symptome und operationalisierten Kriterien** vorliegen müssen, damit von einer bestimmten Erkrankung gesprochen werden kann. Des Weiteren ermöglichen sie

- eine größere **Übereinstimmung in der Diagnose** (= höhere Reliabilität) zwischen Ärzten,
- eine Erleichterung bei der Dokumentation der Diagnose,
- eine **präzisere Kommunikation der Diagnose** gegenüber Kollegen und Patienten,
- eine bessere Vergleichbarkeit von Patientengruppen sowie
- die Ableitung von Therapieempfehlungen.

ICD-10 und -11

Ein solches Klassifikationssystem ist die von der WHO herausgegebene **Internationale statistische Klassifikation der Krankheiten und verwandter Gesundheitsprobleme** (International Statistical Classification of Diseases and Related Health Problems, ICD). Sie entstand Ende des 19. Jahrhunderts aus einer Statistik von Todesursachen und wurde in mittlerweile elf Auflagen (seit 2022 ist die ICD-11 gültig) immer weiter überarbeitet. **Monohierarchisch** und **einachsig** werden in 22 Kapiteln über 12.000 Krankheiten aufgelistet. Zum Beispiel werden in Kapitel V (F00–F99) psychische und Verhaltensstörungen kodiert.

Obwohl die ICD-11 offiziell im Januar 2022 in Kraft getreten ist, bleibt in Deutschland derzeit noch die ICD-10 die gültige amtliche Klassifikation für medizinische Diagnosen, insbesondere im Abrechnungssystem und im Gesundheitssystem insgesamt.

In ▸ Tab. 1.2 ist der drei- bis fünfstellige Diagnosecode der ICD-10 anhand von vier Beispielen dargestellt.

DSM-5

Zur gesonderten Klassifikation **psychischer Erkrankungen** ist in den **USA** das **Diagnostic und Statistical Manual of Mental Disorders** (Diagnostisches und statistisches Handbuch psychischer Störungen) gebräuchlich. Im Mai 2013 erschien mit dem DSM-5 die aktuellste Version. Aufgrund seiner noch strikteren Definition von Kriterien, dem Wunsch nach internationaler Vergleichbarkeit von Studien und der Dominanz der englischen Sprache in der Forschung kommt es auch in Deutschland für medizinische und psychologische Studien zur Anwendung. Bislang ist das DSM jedoch **kein offizielles Instrument** in der Zusammenarbeit von Medizinern und Krankenkassen.

Das DSM-5 listet Diagnosen psychischer Erkrankungen auf und beschreibt präzise, welche Kriterien für eine Diagnose erfüllt sein müssen. Im Vergleich zur ICD der WHO ist das DSM detaillierter und häufig strenger in der Definition von Störungen. Mit dem DSM-5 wurde im Gegensatz zum DSM-IV das frühere Achsensystem abgeschafft. Stattdessen erfolgt die Diagnosestellung eindimensional, ergänzt durch Schweregrad-Skalen und dimensionale Bewertungen.

ICF

Der 2001 von der **WHO** herausgegebenen **International Classification of Functioning, Disability and Health** (Internationale Klassifikation

Tab. 1.2 Drei- bis fünfstelliger Diagnosecode in der ICD-10 (Beispiele)

Beispiel	Aufschlüsselung				
F10.20	F	1	0.	2	0
	Psychische und Verhaltensstörungen	durch psychotrope Substanzen	durch Alkohol	Abhängigkeitssyndrom	gegenwärtig abstinent
F13.3	F	1	3.	3	
	Psychische und Verhaltensstörungen	durch psychotrope Substanzen	durch Sedativa oder Hypnotika	Entzugssyndrom	
F33.2	F	3	3.	2	
	Psychische und Verhaltensstörungen	affektive Störung	rezidivierende depressive Störung	gegenwärtig schwere Episode ohne psychotische Symptome	
I61.5	I	6	1.	5	
	Krankheiten des Kreislaufsystems	zerebrovaskuläre Krankheiten	intrazerebrale Blutung	intrazerebrale intraventrikuläre Blutung	

der Funktionsfähigkeit, Behinderung und Gesundheit, ICF) liegt das biopsychosoziale Modell von Gesundheit und Krankheit zugrunde (► Kap. 1.1.1). Das Instrument wird oft in Ergänzung der diagnostischen Klassifikationssysteme zur **Beschreibung des funktionalen Gesundheitszustands,** der **Behinderung,** der **sozialen Beeinträchtigung** und der **relevanten Umgebungsfaktoren** eines Menschen angewendet.
Die ICF besteht aus vier Komponenten, die jeweils in Kapitel unterteilt sind:

- **Funktionsfähigkeit und Behinderung:**
  - **Körperfunktionen:** z. B. Sehen, Hören
  - **Körperstrukturen:** z. B. strukturell-anatomische Veränderungen
  - **Aktivitäten und Partizipation:** Leistungsfähigkeit aus individueller und gesellschaftlicher Perspektive, z. B. Fähigkeit zur Selbstversorgung, zur Beziehungsgestaltung usw.
- **Umweltfaktoren:** Kontextfaktoren, die ein Leben mit Krankheit beeinflussen, z. B. Institutionen und Dienste, vorhandene Technologien, Geschlecht, Ethnie, Lebensstil

Die Vorgängerversionen der aktuellen ICF haben die Entwicklung des neunten **Sozialgesetzbuches** (SGB IX) beeinflusst, in dem es um Rehabilitation und Teilhabe von Menschen mit einer Behinderung geht. Allerdings dient die ICF ausdrücklich auch der Funktionsbeschreibung von Menschen ohne Behinderung.

Merke

Die tatsächliche Diagnose ist keine Komponente der ICF.

Merke

- In der **ICD** werden Krankheiten anhand operationalisierter Kriterien einachsig klassifiziert.
- Im **DSM** werden psychische Krankheiten multiaxial auf fünf Achsen klassifiziert.
- In der **ICF** werden Krankheitsfolgen auf den Ebenen Körperfunktion, Aktivität und Partizipation klassifiziert.

1.3.3 Konvergenz und Divergenz von subjektivem Befinden und medizinischem Befund

Am einfachsten ist die Interaktion von Gesundheitssystem und Individuum, wenn sich alle einig sind: Ein Mensch fühlt sich krank, und der Arzt stellt eine entsprechende medizinische Diagnose und leitet die Therapie ein. Oder ein Mensch fühlt sich gesund, geht zur Vorsorgeuntersuchung, und diese erbringt keinen pathologischen Befund. Die **Konvergenz** von subjektivem Befinden und medizinischem Befund entspricht dem verbreiteten Bedürfnis nach Logik und Übereinstimmung und schafft Befriedigung auf beiden Seiten: Die Systeme scheinen verlässlich zu funktionieren.

Anders ist es, wenn Befinden und Befund **divergieren:** Ein Mensch fühlt sich unwohl oder krank, aber der Arzt „findet nichts". Zuweilen spricht man dann von funktionellen Störungen und meint damit meist, dass das Leiden des Patienten in keines der gängigen Diagnoseschemata passt.

Klinik

Mit den in der ICD-10 unter F45 kodierten **somatoformen Störungen** (z. B. Somatisierungsstörung, hypochondrische Störung, autonome Funktionsstörung, anhaltende Schmerzstörung) wird die Erkenntnis verdeutlicht, dass sich auch psychische Störungen in Form von körperlichen Beschwerden äußern können. Dabei besteht seitens der Patienten jedoch oft die Befürchtung, als „verrückt" stigmatisiert zu werden, während sich der Arzt zuweilen mit der Frage konfrontiert sieht, ob er nicht doch etwas übersehen hat.

Auch der umgekehrte Fall führt häufig zu Irritationen und ist nicht selten Ursache der oft beklagten **Non-Compliance** (also einer mangelnden Therapietreue) von Patienten: Ein Mensch fühlt sich wohl und gesund, aber der Arzt teilt ihm mit, dass die Untersuchungen einen behandlungsbedürftigen Befund ergeben haben („Ihr Blutdruck ist zu hoch, deshalb müssen Sie nun dreimal täglich diese Tablette nehmen." – „Aber mir geht es doch gut. Wieso soll ich da Pillen schlucken?").
So kommt es zum Phänomen der **gesunden Kranken** und **kranken Gesunden,** das die Selbstreflexion der Medizin und der Mediziner stets aufs Neue herausfordert.

1.4 Tod, Sterben und Trauer

Schlussstück
Der Tod ist groß.
Wir sind die Seinen
lachenden Munds.
Wenn wir uns mitten im Leben meinen,
wagt er zu weinen
mitten in uns.

Rainer Maria Rilke

1.4.1 Patientenverfügung und Vorsorgevollmacht

In einer Patientenverfügung trifft ein Mensch im Voraus in schriftlicher Form Entscheidungen für eine Situation, in der er aufgrund einer Erkrankung nicht mehr entscheidungsfähig ist. Sie bezieht sich in erster Linie auf **medizinische Eingriffe** und **lebensverlängernde Maßnahmen,** wie z. B. Reanimation, künstliche Ernährung, künstliche Beatmung, Dialyse, Bluttransfusion oder Antibiotikagabe. Oft kann eine Situation allerdings nicht so genau beschrieben und im Voraus eingeschätzt werden, sodass unter Umständen doch Ärzte und Angehörige Entscheidungen anhand des **mutmaßlichen Willens** des Patienten treffen müssen. Zu diesem Zweck ist es hilfreich, wenn auch Ausführungen zu Lebenseinstellung, religiösen Anschauungen oder Wertvorstellungen in die Verfügung aufgenommen und mit Angehörigen, Freunden oder dem Hausarzt besprochen werden. Das Dokument muss datiert und unterschrieben sein, um **Rechtskraft** zu erhalten. Gegebenenfalls sollte die Unterschrift beglaubigt werden. Ein **Widerruf** ist jederzeit formlos (auch mündlich oder durch Verhaltensäußerungen) möglich.
Von der Patientenverfügung zu unterscheiden ist die **Vorsorgevollmacht,** in der ein Mensch bestimmt, wer ihn im Falle seiner eigenen Entscheidungsunfähigkeit vertreten soll. Das kann einen oder mehrere definierte Bereiche (bspw. Gesundheits-, Vermögenssorge) betreffen. Der Bevollmächtigte darf nun in den definierten Bereichen anstelle des Patienten entscheiden, wenn dieser nicht mehr entscheidungsfähig ist. Liegt keine Vorsorgevollmacht vor oder ist ein Themenbereich betroffen, für den keine Vollmacht erteilt wurde, ist die Einrichtung einer **gesetzlichen Betreuung** nötig.

Merke

Die Patientenverfügung legt konkret fest, welche medizinischen Maßnahmen bei einem Patienten durchgeführt werden dürfen und welche nicht!
Der aktuelle Wille eines einwilligungsfähigen Patienten hat immer Vorrang, auch wenn eine Patientenverfügung oder Vorsorgevollmacht vorliegt!

1.4.2 Palliativmedizin, Hospize

Palliative Medizin ist nicht auf die Heilung von Krankheit und Lebensverlängerung, sondern auf die Linderung von Beschwerden und die Förderung von Lebensqualität ausgerichtet. Sie kommt zum Einsatz, wenn die kurative Medizin an ihre

Grenzen stößt. Dazu gehört in erster Linie eine ausreichende **Behandlung der Schmerzen,** ggf. auch mit hochpotenten Analgetika. Mit der Gabe von Morphium, z. B. gegen starke Tumorschmerzen, nimmt man im Rahmen der palliativen Versorgung das Risiko in Kauf, dass es aufgrund einer Atemdepression zum vorzeitigen Eintritt des Todes kommt. Die Grenze zur **indirekten Sterbehilfe** ist in manchen Fällen schwer zu ziehen – als „juristisch sicher" gilt indes eine indikationsgeleitete medizinische Behandlung.

Die WHO (2002) definiert Palliativmedizin (Palliative Care) wie folgt:

„Palliative Care ist ein Ansatz zur Verbesserung der Lebensqualität von Patienten und ihren Familien, die mit Problemen konfrontiert sind, welche mit einer lebensbedrohlichen Erkrankung einhergehen. Dies geschieht durch Vorbeugen und Lindern von Leiden durch frühzeitige Erkennung, sorgfältige Einschätzung und Behandlung von Schmerzen sowie anderen Problemen körperlicher, psychosozialer und spiritueller Art.

Palliative Care:

- *ermöglicht Linderung von Schmerzen und anderen belastenden Symptomen,*
- *bejaht das Leben und erkennt Sterben als normalen Prozess an,*
- *beabsichtigt weder die Beschleunigung noch Verzögerung des Todes,*
- *integriert psychologische und spirituelle Aspekte der Betreuung,*
- *bietet Unterstützung, um Patienten zu helfen, ihr Leben so aktiv wie möglich bis zum Tod zu gestalten,*
- *bietet Angehörigen Unterstützung während der Erkrankung des Patienten und in der Trauerzeit,*
- *beruht auf einem Teamansatz, um den Bedürfnissen der Patienten und ihrer Familien zu begegnen, auch durch Beratung in der Trauerzeit, falls notwendig,*
- *fördert Lebensqualität und kann möglicherweise auch den Verlauf der Erkrankung positiv beeinflussen,*
- *kommt frühzeitig im Krankheitsverlauf zur Anwendung, auch in Verbindung mit anderen Therapien, die eine Lebensverlängerung zum Ziel haben, wie z. B. Chemotherapie oder Bestrahlung, und schließt Untersuchungen ein, die notwendig sind, um belastende Komplikationen besser zu verstehen und zu behandeln."*

Die britische Ärztin **Cicely Saunders** gilt als die Begründerin der modernen **Hospizbewegung** und war ihrer Zeit mit vielen ihrer Ideen voraus:

„Sie sind wichtig, weil Sie eben Sie sind. Sie sind bis zum letzten Augenblick Ihres Lebens wichtig, und wir werden alles tun, damit Sie nicht nur in Frieden sterben, sondern auch bis zuletzt leben können."

Cicely Saunders

Saunders betrachtete die Sterbephase als einen wichtigen Bestandteil des Lebens, in der wesentliche Erfahrungen gemacht werden können. Ihre Vorstellungen verwirklichte sie in dem von ihr gegründeten St. Christopher's Hospice.

Träger von Hospizen in Deutschland sind vor allem Kirchen, gemeinnützige Vereine und Stiftungen. Neben stationären Einrichtungen, die Pflegeheimen ähneln, aber oft einen höheren Personalschlüssel haben, gibt es auch **ambulante Hospizdienste.** Diese unterstützen den Wunsch vieler Menschen, zu Hause und nicht etwa im Krankenhaus oder im Heim sterben zu können.

1.4.3 Phasenmodelle, Trauerverarbeitung

Sterbephasen nach Kübler-Ross

Die Schweizer Psychiaterin **Elisabeth Kübler-Ross** hat die psychische Verarbeitung einer infausten Prognose am Beispiel Todkranker untersucht. Sie stellte hierbei ein **Fünf-Phasen-Modell des Sterbens** auf, in die sich die Verarbeitungsprozesse der Sterbenden einteilen lassen (► Abb. 1.1). Diese Phasen der Trauer müssen nicht zwangsläufig in der typischen Reihenfolge durchlaufen werden. Es kann auch vorkommen, dass Phasen ausgelassen oder mehrfach durchlaufen werden. Parallel zu dem Betroffenen erleben oft auch seine Angehörigen vergleichbare Phasen der Trauer, wobei diese nicht zwangsläufig parallel zueinander verlaufen.

1. **Nicht-wahrhaben-Wollen** („denial"): Der Sterbende oder Trauernde leugnet den Verlust, setzt sich nicht damit auseinander, zweifelt Diagnose und Befunde an und versucht weiterzuleben, als sei nichts geschehen. Für seine Angehörigen ist er in dieser Phase nur schwer zu erreichen. Ihnen wird empfohlen, vor allem zuzuhören, Gesprächsbereitschaft zu signalisieren, zu reagieren statt zu agieren,

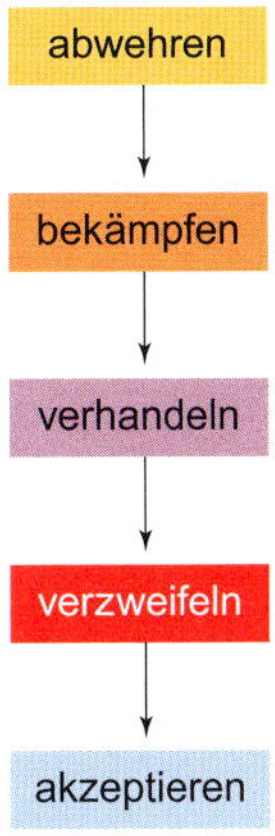

Abb. 1.1 Die fünf Sterbephasen nach Kübler-Ross [L190]

auf Befindensäußerungen einzugehen, die Wahrheit nicht ebenfalls zu verleugnen, aber sie auf schonende Weise zu vermitteln.

2. **Zorn** („anger"): Der Sterbende oder Trauernde lehnt sich auf, grollt allem und jedem, empfindet die große Ungerechtigkeit seines Verlusts und Neid gegenüber denen, die gesund sind, macht Vorwürfe, hinter denen oft Angst und Trauer spürbar werden. Angehörige und Pflegende sollten diese Angriffe nicht persönlich nehmen, Verständnis zeigen und dem Kranken in seinem Bedürfnis nach Selbstbestimmung entgegenkommen.
3. **Verhandeln** („bargaining"): Der Sterbende versucht mit Gott oder den Ärzten um einen Aufschub seines Todes zu „feilschen": „Wenn ich artig bin/alles mitmache/großzügig spende/immer freundlich bin/diese Tabletten nehme/mich mit meinen Feinden versöhne …, darf ich noch ein Jahr länger leben/bei der Geburt meines Enkelkindes dabei sein/wieder gesund werden/noch einmal nach Hause zurückkehren."
   Angehörige sollten weder die Hoffnung nehmen, noch unrealistische Erwartungen wecken, auf die Wünsche des Betroffenen eingehen, sein Verhalten nicht bewerten und ihn – sofern möglich – von Schuldgefühlen entlasten.
4. **Depression** („depression"): Die Trauer bezieht sich sowohl auf das, was nicht mehr ist und was verloren wurde (reaktiv), als auch auf das, was nicht sein wird (vorausschauend). In dieser Phase herrschen Verzweiflung und Hoffnungslosigkeit vor. Angehörige sollten dort Unterstützung und Entlastung anbieten, wo es möglich ist, aufheitern und ermuntern, sofern das ohne Verlust der Authentizität geht, dem Betroffenen aber auch sein Recht auf Trauer zugestehen und diese Gefühle mit ihm teilen und aushalten.
5. **Akzeptanz** („acceptance"): Der Betroffene fügt sich in sein Schicksal, nimmt den Tod als unausweichlich an und kämpft nicht länger. Sein Interesse an der Welt und seine Aktivität nehmen ab. Das Bedürfnis nach Ruhe, Schlaf und Rückzug wird größer. Angehörige erleben dies zuweilen schmerzhaft als Zurückweisung. Ihre Aufgabe ist es, da zu sein, aber auf Forderungen an den Sterbenden zu verzichten und ihrerseits zu akzeptieren. Oft wird dann Schweigen als angemessene Form der Kommunikation empfunden.

Sterbephasen aus medizinischer Sicht

Die Palliativmedizin kennt eine Anzahl von Merkmalen, die auf den nahenden Tod hinweisen. So schwindet in den Tagen des Sterbens oft spürbar die Kraft; der Betroffene zieht sich immer mehr von seiner Umwelt zurück, er ist schläfrig, häufig wie abwesend, und die Sinnesfunktionen lassen nach. Möglicherweise tritt eine vorübergehende Unruhe auf. Manche Menschen zeigen noch einmal eine unerwartete Energie, stehen auf, sprechen mehr als sonst oder essen mit Appetit, was sie vorher nicht mehr getan haben. Dann kann es zu Bewusstseinsveränderungen kommen, zu einer Vermischung von Gegenwart und Vergangenheit und traumartigem Erleben. Kreislauf und Atmung verändern sich, der Puls wird flacher, die Körpertemperatur sinkt. Hunger und Durst lassen nach. Kurz vor dem Tod verändert sich häufig auch das Gesicht: Der Blick geht in die Ferne, die Augen sind eingefallen, der Mund ist geöffnet. Die Atempausen werden immer länger, und schließlich bleibt das Herz stehen.

Ein häufig beobachtetes Phänomen ist, dass Menschen in dem Moment sterben, in dem gerade niemand im Raum ist, als wäre ein Loslassen anders kaum möglich. Häufig bemerken Pflegende auch, dass ein Mensch noch eine Aufgabe lösen muss, ehe er sterben kann, z. B. einen Verwandten noch einmal sehen, sich mit einem Freund versöhnen, das Erbe regeln. Gelingt dies, scheinen Gefühle von Angst und Trauer im Sterben keine Rolle mehr zu spielen.

Alters-, geschlechts- und kulturspezifische Todesvorstellungen

Für die Art und Weise, wie sich Menschen mit dem Tod befassen, spielt nicht nur ihr **religiöser** oder **kultureller Hintergrund** eine Rolle, sondern auch ihr **Lebensalter** und **Geschlecht.** Frauen denken mehr über Sterben und Tod nach als Männer und neigen eher dazu, den Tod nicht nihilistisch als Ende von allem zu sehen. Damit verbunden ist die Hoffnung, dass sich die, die durch den Tod getrennt werden, in irgendeiner Form wieder begegnen werden. Männer beurteilen dies sachlicher und haben meist weniger Angst vor dem Tod als Frauen.

Erst mit 4 oder 5 Jahren beginnen **Kinder** eine Vorstellung vom Tod zu entwickeln. Diese ist anfangs vage, eher auf äußere Erscheinungen bezogen (wer tot ist, bewegt sich nicht mehr, am Grab weinen alle, Oma kommt nicht mehr zu Besuch), wird aber konkret in der Konfrontation mit dem Tod naher Angehöriger, anderer Kinder oder in der unmittelbaren Berührung mit gestorbenen oder getöteten Tieren. Mit der Zeit entsteht ein Bewusstsein der **eigenen Sterblichkeit,** was häufig mit Angst verbunden ist. Für die meisten Schulkinder sind die biologischen und logischen Zusammenhänge des Todes nachvollziehbar, wobei Zusammenhänge mit höherem Lebensalter, schwerer Krankheit oder Unfällen hergestellt werden, die das persönliche Betroffensein in weitere Ferne rücken.

Klinik

Die interdisziplinären Verfahren der **Psychoonkologie** spielen besonders für die Begleitung krebskranker Kinder und ihrer Angehörigen eine wichtige Rolle. Zu ihren Aufgaben gehört es, psychische Begleiterkrankungen und negative soziale Folgen (z. B. Entfremdung von der Peergroup, Verlust des schulischen Anschlusses) zu verhindern bzw. frühzeitig zu erkennen und dagegen vorzugehen. Dies geschieht in erster Linie mit den Mitteln der Psycho- und Sozialtherapie.

Mit zunehmendem Alter zwingt das Leben zur Auseinandersetzung mit dem Tod: Angehörige und Freunde sterben; eigene Krankheiten desillusionieren das unbestimmte Gefühl der eigenen Unverletzlichkeit bzw. Unsterblichkeit; Formalitäten wie der Abschluss einer Lebensversicherung, das Ausfüllen eines Organspendeausweises oder das Verfassen eines Testaments fordern zum Nachdenken über den Tod heraus.

Religion und **Kultur** bieten dafür ganz unterschiedliche Formen an. In den meisten Anschauungen wird der Tod als Verwandlung bzw. als Stufe und nicht als Ende gesehen. Beispielsweise ist für das Christentum der Glaube an die Auferstehung der Toten und das ewige Leben zentral, während man im Hinduismus und Buddhismus von einer Wiedergeburt in veränderter Form ausgeht. Mittelalterliche Darstellungen zeigen, wie der Sterbende seine Seele aushaucht, die dann zum Himmel auffährt. Der personifizierte Tod erscheint zuweilen als unbarmherziger Sensenmann, der zu früh das Lebenslicht auslöscht, zuweilen auch als willkommener Freund, erotischer Verführer, liebevoller Engel oder stummer Begleiter in eine andere Welt.

Abhängig von der Vorstellung, was nach dem Tod kommen mag, ist natürlich auch die Gestaltung des Lebens, wobei in fast allen Kulturen das **Memento mori** (Bedenke, dass du sterben musst) mit dem **Carpe diem** (Nutze den Tag) verbunden ist.

Sterben und Tod aus Sicht des medizinischen Personals

Rolle der Selbsterfahrung

Im Sinne von Elisabeth Kübler-Ross und Cicely Saunders stellen **Hospize** Orte dar, an denen das Sterben selbst bzw. etwas über das Sterben gelernt werden kann, und zwar nicht nur von jenen, die sich im Sterbeprozess befinden, sondern auch von denen, die sie dabei begleiten. Deshalb werden theologischem und medizinischem Personal, pflegenden und trauernden Angehörigen und anderen Interessierten Seminare zur **Sterbebegleitung** angeboten. Diese leiten u.a. zur Selbsterfahrung hinsichtlich eigener Gedanken und Gefühle, Erlebnisse und Fragen im Zusammenhang mit dem Tod an. Die **Sterbemeditation** nach dem Psychologenehepaar Reinhard und Anne-Marie **Tausch** führt in die konkrete Konfrontation mit dem eigenen Tod; dies geschieht durch Imagination der Mitteilung einer tödlichen Diagnose durch den Arzt, der Gestaltung der letzten Lebenswochen oder des Abschieds von Freunden und Angehörigen, und soll eine daraus erwachsende Auseinandersetzung mit dem Leben fördern.

In **Balintgruppen** tauschen sich Ärzte unter Anleitung eines Psychotherapeuten im Sinne einer persönlichen und beruflichen Selbsterfahrung über Erlebnisse und Schwierigkeiten ihres klinischen Alltags aus. Auch hier findet das Nachdenken über den Tod und den Umgang mit Sterbenden Raum.

Prinzipien der ärztlichen Sterbebetreuung

Die Bundesärztekammer veröffentlicht seit 1979 **Richtlinien (Grundsätze) zur ärztlichen Sterbebegleitung.** In der Präambel zur aktuellen Fassung aus dem Jahr 2011 heißt es:

„Aufgabe des Arztes ist es, unter Achtung des Selbstbestimmungsrechtes des Patienten Leben zu erhalten, Gesundheit zu schützen und wiederherzustellen sowie Leiden zu lindern und Sterbenden bis zum Tod beizustehen. Die ärztliche Verpflichtung zur Lebenserhaltung besteht daher nicht unter allen Umständen."

Die Hinterbliebenen

Trauerreaktion

Traurigkeit ist die emotionale Reaktion auf einen Verlust, Trauer ein Teil des Abschiedsprozesses. Die von Elisabeth **Kübler-Ross** dargestellten Phasen des Sterbens lassen sich in etwas modifizierter Form auch als Trauerreaktion bei den Hinterbliebenen erkennen. Nach Verena **Kast** werden vier Phasen unterschieden:

1. Verleugnen, Nicht-wahrhaben-Wollen, Schockstarre
2. Gefühlschaos: Trauer, Angst, Zorn, Schuld; Ruhelosigkeit und Schlafstörungen
3. Suche nach dem Toten und Begegnung mit ihm in allen Dingen: in Gedanken und Bildern, Träumen und Erinnerungen, an gemeinsamen Orten, durch gemeinsame Freunde – dabei steht am Ende immer wieder das Bewusstsein, dass er nicht mehr da ist
4. Akzeptanz des Verlustes, Integration des Verlorenen, Fortsetzung und Neubeginn mit veränderten Selbst- und Welterfahrungen

Häufig kommt es innerhalb der einzelnen Phasen immer wieder zu Rückfällen in die vorherigen. Insgesamt zieht sich der Prozess über mehrere Monate bis wenige Jahre. Der amerikanische Trauerforscher **J. William Worden** stellte vier Aufgaben heraus, die der Trauernde in dieser Zeit im Sinne einer **Trauerarbeit** zu lösen hat:

- Die Wirklichkeit des Todes begreifen, den Verlust als Realität akzeptieren
- Die Vielfalt der Gefühle erfahren, Schmerz, Angst, Wut und Trauer durchleben
- Die durch den Verlust veränderte Umwelt wahrnehmen und in ihr leben, sie gestalten und sich ihr anpassen
- Dem Toten einen Raum zuweisen und sich für neue Erlebnisse und Beziehungen öffnen

Problematische Trauer

Die Trauerreaktion der Hinterbliebenen ist selbst keine Krankheit, sondern eine adäquate Reaktion zur Verarbeitung des Todes einer nahestehenden Person. Jedoch kann eine dysfunktionale Trauerreaktion klinisch relevant werden – dann auch als problematische Trauer, pathologische Trauer, komplexe Trauer oder im Sinne einer psychischen Störung als anhaltende Trauerstörung bezeichnet.

Die „Anhaltende Trauerstörung" (engl.: „prolonged grief disorder") wurde in die ICD-11 als eigene Diagnose aufgenommen und ist in ähnlicher Form auch im DSM-5 enthalten. Sie tritt nach dem Verlust einer nahestehenden Person auf und äußert sich durch:

- Anhaltende Sehnsucht nach dem Verstorbenen oder intensive Beschäftigung mit ihm
- Starke emotionale Schmerzen (z. B. Traurigkeit, Schuldgefühle, Wut, Verleugnung, Gefühllosigkeit) und Schwierigkeiten, den Verlust zu akzeptieren
- Dauer von mindestens 6 Monaten, über das kulturell übliche Maß hinausgehend
- Erhebliche Beeinträchtigung in persönlichen, sozialen oder beruflichen Funktionsbereichen

Eine derartige „problematische Trauer" entwickeln etwa 10–20 % der An- oder Zugehörigen nach einem Todesfall.

Der Weg in die problematische Trauer nimmt seinen Anfang noch vor dem Tod. Prämortale Risikofaktoren wie suboptimale Pflege und Schmerztherapie, unzureichende medizinische Versorgung des Patienten, Versterben im Krankenhaus, jüngeres Alter, niedriger sozioökonomischer Status, präexistente Depressivität oder Angst, vorwegnehmende Trauer und geringe Vorbereitung auf Tod und Verlust erhöhen die Wahrscheinlichkeit von pathologischer Trauer.

Klinik

Gerade beeinflussbare Faktoren wie die Berücksichtigung des Patientenwunsches spielen deshalb in der Medizin eine wichtige Rolle, um solchen problematischen Trauerreaktionen vorzubeugen. Angehörige sollten ermutigt werden, den offenen, wiederholten Austausch mit dem Sterbenden über seine Wünsche und Bedürfnisse in Bezug auf die letzte Lebensphase und das Sterben zu suchen. Dabei spielen die Palliativmedizin und die Wünsche des Sterbenden eine große Rolle.

Dem **Hausarzt,** der den Sterbenden und dessen Familie oft über die gesamte Dauer des Krankheits- und Trauerprozesses medizinisch begleitet, kommt auch eine Bedeutung als Zuhörer und Berater sowie als außenstehendem, aber mitfühlendem Partner zu. Von besonderer Emotionalität geprägt und meist auch für die professionellen Helfer sehr belastend ist der Umgang mit dem Sterben und Tod eines Kindes. Das scheinbar widernatürliche Geschehen macht fassungslos und konfrontiert mehr als alles andere mit der menschlichen Ohnmacht gegenüber dem Tod. Die **verwaisten Eltern** bedürfen oft einer umfassenden Unterstützung, die ihnen über Vereine für Trauerbegleitung, Beratungsstellen und Selbsthilfe- bzw. Angehörigengruppen angeboten wird.

Valeska Kunisch

2 Grundlagen der Psychologie

IMPP-Hits

- Exekutive Funktionen (► Kap. 2.1.4)
- Schlaf und zirkadianer Rhythmus (► Kap. 2.1.5)
- Habituation und Sensitivierung (► Kap. 2.2.3)
- Stressmodelle (► Kap. 2.2.4)
- Gedächtnisklassifikation (► Kap. 2.3.1)
- Amnesie (► Kap. 2.3.4)
- Intelligenztheorien (► Kap. 2.4.2)
- Neurologische Sprachzentren (► Kap. 2.5.3)
- Schmerz (► Kap. 2.6)
- Emotion und Angst (► Kap. 2.7.1)
- Motivkonflikte und Attribution (► Kap. 2.8.1, ► Kap. 2.8.2)
- Persönlichkeit (Big Five) (► Kap. 2.9.5)
- Sexualität (► Kap. 2.7.2)

Die Psychologie erforscht das Erleben, Verhalten und Bewusstsein des Menschen und fragt, warum wir auf bestimmte Weise denken, fühlen und handeln. Sie nutzt Erkenntnisse aus verschiedenen wissenschaftlichen Disziplinen, darunter Biologie, Neurowissenschaften und Sozialwissenschaften, um diese Fragen zu beantworten.

2.1 Biologie und Kognition

Die **Psychobiologie** versucht Fragen der Psychologie aus naturwissenschaftlicher Sicht bzw. mit Kenntnissen und Begriffen der Biologie und Molekularbiologie, Physiologie, Evolutionsforschung, Genetik und Verhaltensforschung zu beantworten. Von Interesse sind dabei u. a.:

- wie Verhalten biologisch determiniert wird,
- welche Funktion und Bedeutung anatomische Strukturen (Gehirn, Nerven) und biologische Faktoren (Neurotransmitter, Hormone) im Hinblick auf Denken, Fühlen und Handeln haben und
- wie zeitliche Entwicklungsprozesse (Wachstum, Lernen) biologisch repräsentiert werden.

2.1.1 Neurobiologie

Den Fragen nach Wissen und Erkenntnis und deren Gestaltung mit den neuropsychobiologischen Möglichkeiten des Gehirns kann man sich von unterschiedlichen Seiten nähern: Von pädagogischem Interesse ist beispielsweise, wie Wissen erworben, verarbeitet und weiterentwickelt wird. Der medizinische Fokus liegt auf der Entstehung, Auswirkung und Behandlung kognitiver Störungen. Ingenieurswissenschaften forschen an der Entwicklung von künstlicher Intelligenz und tragen damit zum Begreifen der natürlichen Intelligenz bei. Noch, so scheint es, lässt sich die Komplexität dessen, was man unter Kognition versteht, mit keinem Modell auch nur ansatzweise erfassen. Und so bleibt es bei der Unterteilung in didaktisch vermittelbare Teilkonstrukte:

- Die **funktionelle Neuroanatomie** beschreibt die Funktion einzelner Hirnbereiche in Bezug auf Wahrnehmen, Denken, Fühlen und Handeln. Ihre Erkenntnisse gewinnt sie zum einen anhand von Funktionsausfällen (z. B. durch Hirnverletzungen), zum anderen durch die Beobachtung des Gehirns bei der Arbeit (z. B. beim Lösen von Aufgaben) mittels bildgebender Verfahren (fMRT, PET). Eine besonders wichtige Rolle für alle kognitiven Prozesse spielt offensichtlich der präfrontale Kortex.
- Die **Neurophysiologie** stellt kognitive Funktionen auf der Ebene von Hormonen, Neurotransmittern und Rezeptoren dar.
- **Neuropsychologische** Forschungen liefern Informationen von der Ergebnisseite her, indem sie z. B. Reaktionszeitmessungen vornehmen, kognitive Leistungstests durchführen, kognitive Fehlleistungen analysieren oder Probanden während des Absolvierens bestimmter Aufgaben zu ihrem kognitiven Erleben befragen.

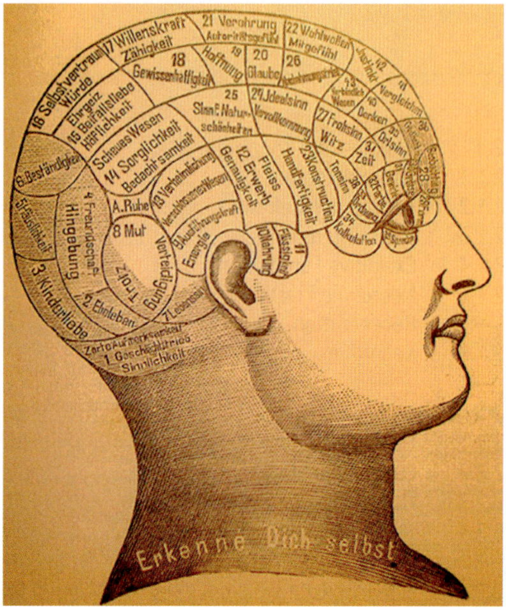

Abb. 2.1 Historische Abbildung der Zuordnung von Gehirnstruktur und psychischer Funktion/Phrenologie [G025]

Es gab Zeiten, in denen man davon ausging, dass das Herz das denkende und fühlende Organ im Menschen ist. Bereits im antiken Griechenland wurde jedoch das Gehirn als Empfänger und Verarbeiter von Sinneseindrücken und Sitz der Intelligenz identifiziert, wobei man den liquorgefüllten Ventrikeln die wichtigste Bedeutung beimaß. Aristoteles interpretierte das Gehirn als eine Art Kühlelement des Körpers, in dessen Windungen die Hitze des Blutes und des Empfindens reguliert wird (▶ Abb. 2.1). Heute ist die Hirnforschung so weit, wesentliche kognitive, emotionale und motorische Funktionen einzelnen Regionen des Gehirns zuordnen zu können. Diese Kenntnisse beruhen zum einen auf medizinischen Beobachtungen („Wie verändert sich das Verhalten und Erleben eines Menschen, dem durch Unfall oder Operation ein Teil des Gehirns verloren gegangen ist?"), zum anderen auf verhaltensbiologischer Forschung unter Verwendung bildgebender Verfahren wie Positronenemissionstomografie (PET) und funktioneller Magnetresonanztomografie (fMRT; „Welcher

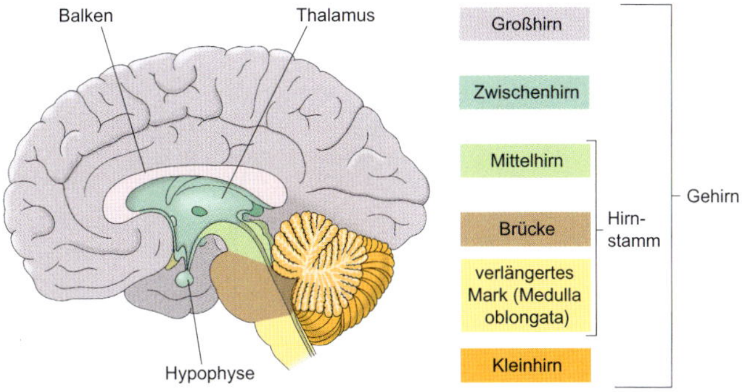

Abb. 2.2 Anatomische Abbildung des Gehirns mit Hirnstamm, Kleinhirn und Großhirn [L190]

Hirnbereich ist besonders aktiv, wenn Menschen rechnen/Angst haben/sich freuen/schlafen/musizieren?“).

2.1.2 Aufbau des Gehirns

Das Gehirn und das Rückenmark bilden zusammen das **Zentralnervensystem** (= ZNS); sie lassen sich in vier unterschiedliche Bereiche einteilen:

- Hirnstamm
- Zwischenhirn
- Kleinhirn
- Großhirn

Das **periphere Nervensystem** (PNS) umfasst das Nervengewebe außerhalb des Gehirns und des Rückenmarks. Eine Unterscheidung zwischen PNS und ZNS erfolgt rein topografisch. Funktionell bilden ZNS und PNS eine Einheit, wobei das PNS Informationen von der Peripherie des Körpers (Lagesinn, Vibration, Motorik) an das ZNS sendet, das wiederum für die zentrale Verarbeitung dieser Reize zuständig ist und die verschiedenen Systeme des Körpers koordiniert.

Im Folgenden werden die Hirnregionen entsprechend ihrer Funktion dargestellt (▸ Abb. 2.2).

Hirnstamm

Der **Hirnstamm** lässt sich in folgende Bereiche einteilen:

- Verlängertes Rückenmark (= Medulla oblongata)
- Brücke (= Pons)
- Mittelhirn (= Mesencephalon)

Die über den Körper aufgenommenen Informationen und Reize gelangen über das **Rückenmark** zur **Medulla oblongata,** dem untersten Abschnitt des Hirnstamms, wo ein Großteil der Nervenbahnen kreuzen. Afferenzen der rechten Körperhälfte gelangen somit in die linke Gehirnhälfte und umgekehrt. In der Medulla oblongata und im kranial davon gelegenen **Pons** befinden sich die Kerne der Hirnnerven III bis XII. Lateral der Pyramiden liegen die **Olivenkerne,** die zwischen Rückenmark, Nucleus (Ncl.) ruber, Kleinhirn und Motorkortex die Bewegung koordinieren. Eine wichtige Funktion für die **Motorik** haben auch die im Pons gelegenen **Brückenkerne,** die zwischen Klein- und Großhirn vermitteln.

Lerntipp

Sehr vereinfacht kann man sich den Hirnstamm wie ein Postzentrum vorstellen, in dem ständig Informationen und Befehle ankommen, die an die richtigen Stellen (Klein-, Zwischen-, Großhirn, Rückenmark, Sinnesorgane, Muskeln) weitergegeben werden müssen.

Kleinhirn

Die wichtigste Funktion des Cerebellums besteht in der **Koordination** und **Feinabstimmung von Bewegungsabläufen.** Dafür steht es in Verbindung mit dem Rückenmark und dem Gleichgewichtsorgan, über die es Informationen über die Lage des Körpers im Raum und seine aktuell durchgeführten Bewegungen erhält, und mit dem Großhirn, von dem Bewegungsentwürfe und -befehle eintreffen. Auch die Sprachmotorik wird über das Kleinhirn reguliert.

Schädigungen des Cerebellums können sich klinisch in einer gestörten Bewegungs- und Sprachkoordination (Ataxie), Blickstabilisierungsstörungen (Nystagmus), die Unfähigkeit, antagonistische Bewegungen wie das „Einschrauben einer Glühbir-

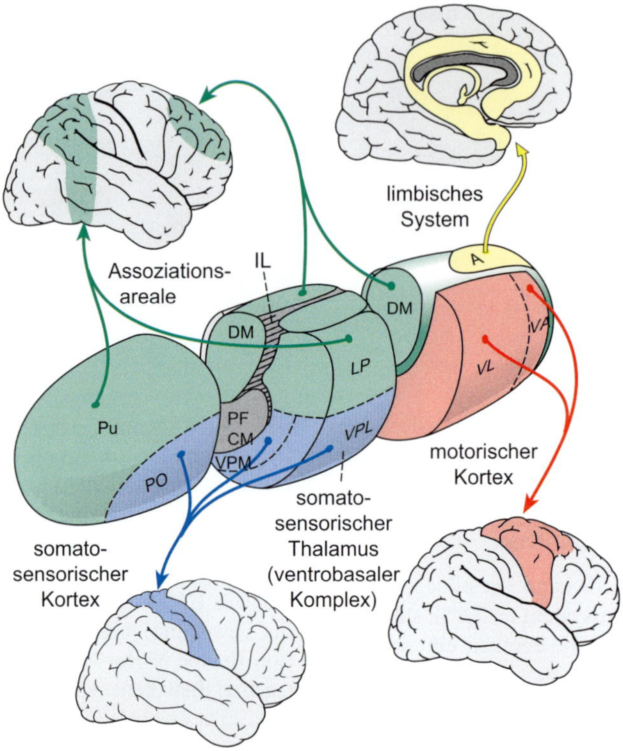

Abb. 2.3 Die wichtigsten Thalamuskerne mit ihren Projektionen zu einzelnen Großhirnrindenbereichen [L106]

ne" schnell hintereinander auszuführen (Dysdiadochokinese), und einem verminderten Muskeltonus bemerkbar machen.

Zwischenhirn

Kranial des Hirnstamms und kaudal des Großhirns liegt das Zwischenhirn, in dem der **Thalamus** das „Tor zum Bewusstsein" bildet (▸ Abb. 2.3). In ihm werden alle sensiblen und sensorischen (mit Ausnahme der olfaktorischen) Informationen ein letztes Mal verschaltet, ehe sie in das Großhirn gelangen. Dabei korrespondieren die **spezifischen Thalamuskerne** jeweils mit einem bestimmten **Kortexareal,** wie z. B. der motorischen Rinde, der somatosensiblen Rinde, der Sehrinde, der Hörrinde oder dem limbischen System. Die **unspezifischen Thalamuskerne** hingegen stehen einerseits in Beziehung zum Hirnstamm und können andererseits eine unspezifische Erregung des Großhirns auslösen, die als Weck- oder Wachreaktion bezeichnet wird. Ihre Koordination erfolgt wesentlich durch die **Formatio reticularis** mit ihrem aufsteigenden retikulären aktivierenden System (ARAS). Das „Tor zum Bewusstsein" stellt eine wichtige Selektionshürde dar, die das Großhirn vor Reizüberflutung schützt.

Der **Hypothalamus** ist das wichtigste vegetative und endokrine Steuerzentrum. Er bildet selbst Releasing-Hormone für die Adenohypophyse (Hypothalamus-Hypophysen-Achse, ▸ Abb. 2.4) und produziert Hormone, die in die Neurohypophyse transportiert werden, hier gespeichert und bei Bedarf ins Blut abgegeben werden. Zahlreiche weitere Kerne sind wichtig für die Thermoregulation, Regulation des Wasserhaushalts und Nahrungsaufnahme, Regulation des zirkadianen Rhythmus und Sexualverhaltens. Die **Ncll. corporis mamillaris** (Mamillarkörper) spielen mit ihren Verbindungen zum Hippocampus und zum Gyrus cinguli eine wichtige Rolle innerhalb des Papez-Neuronen-

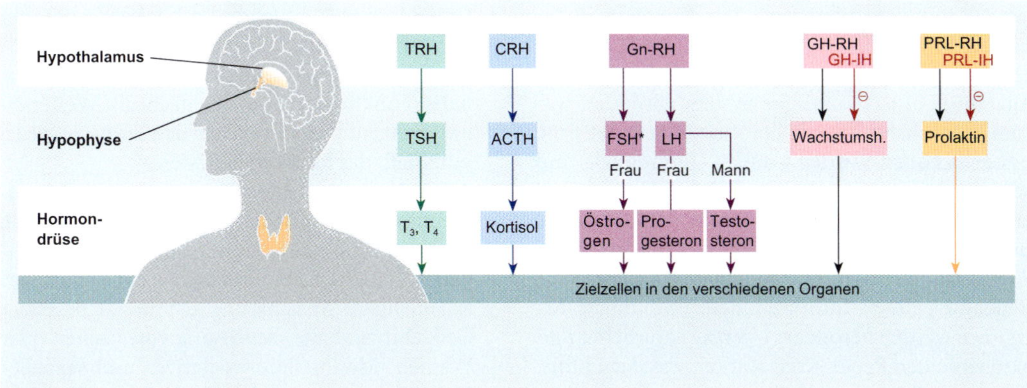

Abb. 2.4 Hypothalamus-Hypophysen-Achse [L190]

kreises im **limbischen System,** das u. a. für Lernvorgänge zuständig ist.
Wesentliche Aufgaben des Hypothalamus werden über die **Hormone der Hypophyse** umgesetzt.

- Hormone der **Adenohypophyse:** Somatotropin, Prolaktin, ACTH, Melanotropin, luteinisierendes Hormon (LH), follikelstimulierendes Hormon (FSH), Thyreoidea-stimulierendes Hormon (TSH)
- Hormone der **Neurohypophyse:** Oxytocin, Vasopressin

Das in der **Epiphyse** synthetisierte Hormon Melatonin vermittelt abhängig vom Licht (Tag und Nacht, aber auch jahreszeitliche Veränderungen) einen zirkadianen Rhythmus an vegetative Hirnzentren und innere Organe.
In den Kernen der **Habenulae,** die als Zügel zwischen Epiphyse und Hypothalamus liegen, werden olfaktorische Reize umgeschaltet. Diese Sinneseindrücke aus der Riechrinde des Großhirns werden an vegetative Zentren des Hirnstamms weitergegeben, wo sie, je nach Art, z. B. Appetit oder Brechreiz verursachen.

Limbisches System

Das **limbische System** ist vor allem für Lernvorgänge, die Gedächtnisbildung und vegetative Regulationen zuständig. Aus funktioneller Sicht besteht es aus:

- Hippocampus mit Fornix und Gyrus dentatus
- Gyrus cinguli
- Gyrus parahippocampalis
- Amygdala
- Corpus mamillare
- Riechhirn
- Indusium griseum

Auch die mit den genannten Regionen in direkter Verbindung stehenden Thalamuskerne werden zuweilen dem limbischen System zugeordnet. Sie sind in den **Papez-Neuronenkreis** eingebunden, der ausgehend vom Hippocampus über die Fornix zu den Corpora mamillaria, den Fasciculus mamillothalamicus, zum Thalamus, zum Gyrus cinguli und wieder zurück zum Hippocampus zieht (► Abb. 2.5). Eine Erweiterung dieses Kreises bezieht auch den Gyrus parahippocampalis ein und hat eine wichtige Funktion bei der Überfüh-

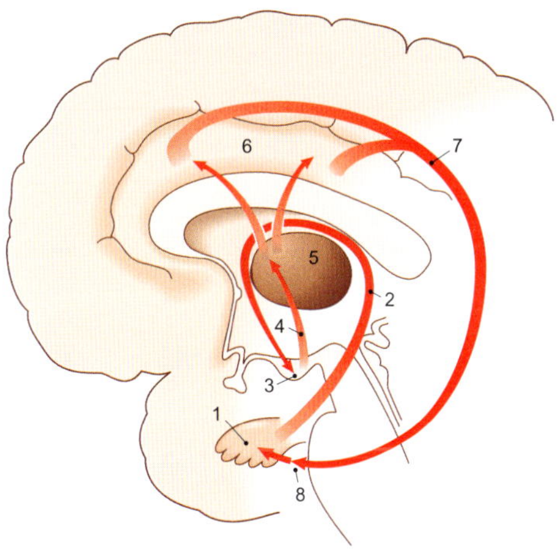

Abb. 2.5 Papez-Neuronenkreis (1: Hippocampus, 2: Fornix, 3: Corpus mamillare, 4: Fasciculus mamillothalamicus, 5: Thalamus, 6: Gyrus cinguli, 7: Cingulum) [T873/L106]

rung von Informationen aus dem **Kurzzeit-** in das **Langzeitgedächtnis.**
Durch die Integration der **Amygdala** und des **Thalamus** in das limbische System wird klar, warum Lerninhalte, die mit Emotionen behaftet sind, besser behalten werden können. Emotionale und sensorische Informationen aus der Umwelt gelangen über den Thalamus zum Hippocampus und anderen Strukturen. Der Hippocampus, die Amygdala und der Gyrus cinguli bewerten die Bedeutung dieser Informationen. Emotionale Ereignisse werden besonders intensiv verarbeitet und aktivieren den Papez-Kreis stärker, was dazu führt, dass diese Erlebnisse nachhaltiger ins Langzeitgedächtnis integriert werden.

Klinik

Kommt es innerhalb des erweiterten Papez-Kreises zu einer Störung, resultieren auffällige **Merkfähigkeitsdefizite:** Neu hinzukommende Inhalte können nur für wenige Minuten behalten werden und geraten dann – da sie nicht in das Langzeitgedächtnisübermittelt werden können – in Vergessenheit. Zeitlich vor der Schädigung aufgenommene Informationen hingegen sind unverändert abrufbar. Kommt es zu einer beidseitigen Schädigung des Hippocampus (z. B. im Rahmen einer entzündlichen Erkrankung), fällt die zeitliche und örtliche Orientierung vollständig aus.
Bereits in einer frühen Phase der **Demenz** vom **Alzheimer-Typ** kommt es zu Rezeptorveränderungen und Neuronenverlust im Hippocampus und benachbarten Regionen. Höchstwahrscheinlich liegt darin eine der Hauptursachen für das charakteristische Symptom des Gedächtnisverlustes, der anfangs vor allem das Kurzzeitgedächtnis betrifft.

Merke

Je öfter die Informationen abgerufen werden, desto öfter durchlaufen sie den Papez-Kreis und werden besser ins Langzeitgedächtnis übertragen. Es gibt digitale Karteikarten, die sich genau dieses Prinzip zunutze machen.

Zusammengefasst lassen sich die Funktionen der einzelnen Bestandteile des limbischen Systems wie folgt benennen:

- **Hippocampus:** bedeutendste Struktur für Lernen und deklaratives (= verbalisierbares) Gedächtnis, Konsolidierung von Gedächtnisinhalten
- **Gyrus cinguli:** psycho- und lokomotorischer Antrieb, vegetative Funktionen
- **Gyrus parahippocampalis** und **Area entorhinalis:** Funktionen für das Gedächtnis, Weiterleitung von Informationen aus den Sinnesorganen innerhalb des limbischen Systems
- **Amygdala:** Verhaltenssteuerung im Zusammenhang mit Affekten, insbesondere Angst, Wahrnehmung des emotionalen Ausdrucks anderer Menschen, emotionales Lernen/emotionale Intelligenz/Speicherung emotional besetzter Gedächtnisinhalte, Auslösung von Lachen oder Weinen, Modulation vegetativer und sexueller Vorgänge
- **Corpus mamillare:** Gedächtnis, Beeinflussung von Verhalten im Zusammenhang mit Affekten und Sexualfunktionen

Klinik

Die Schizophrenie, die durch erhebliche Denkstörungen, Wahnvorstellungen, Halluzinationen und Affektstörungen gekennzeichnet ist, gilt als eine der schwersten psychischen Erkrankungen. Charakteristisch ist die Assoziation der Symptome mit verschiedenen hirnorganischen Veränderungen, was wiederum Rückschlüsse auf die Funktion der einzelnen Regionen zulässt. So besteht zum einen eine Überaktivität der **dopaminergen Zentren** des Mittelhirns, die mit dem limbischen System in Verbindung stehen. Dies vermutet man als Ursache der **Plussymptomatik** der Schizophrenie, also der Wahninhalte und Halluzinationen. Zum anderen besteht eine verminderte Aktivität **glutamaterger Strukturen** in Hippocampus und Gyrus parahippocampalis, was vermutlich der Grund für die **Minussymptomatik** (Affektstarre, Depressivität, Antriebsminderung) ist.

Großhirnrinde

Die Großhirnrinde (= der Neokortex) bildet die äußere Schicht des Großhirns und ist reich an Zellkörpern von **Nervenzellen** (= Neurone). Sie wird auch **graue Substanz** genannt, in Abgrenzung zu der darunterliegenden **weißen Substanz,** die reich an **Axonen** (= Fortsätze der Nervenzellen) ist, was an der klassischen Färbungsmethode liegt.
Funktionell lässt sich der Neokortex in **Primär-, Sekundär-** und **Assoziationsfelder** unterteilen:

- **Primärfelder** sind die Empfangsflächen der über den Thalamus aufgenommenen Sinnesinformationen. Zu ihnen gehören die okzipital

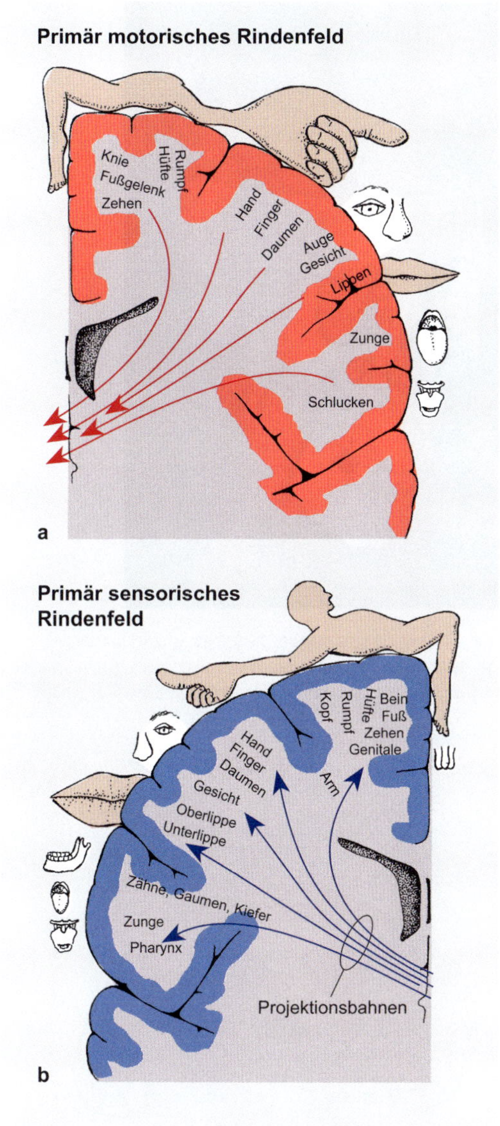

Abb. 2.6 **a** Repräsentation der motorischen Steuerung im Bereich des Gyrus praecentralis in Gestalt des „motorischen Homunkulus" – auch hier korrespondiert die Feinmotorik von Gesicht und Händen mit einer besonders großen Fläche innerhalb des Motorkortex. [L190]

b Repräsentation der sensorischen Wahrnehmung im Bereich des Gyrus postcentralis in Gestalt des „sensorischen Homunkulus" – Gesicht und Hände weisen eine besonders hohe Sensibilität auf und werden entsprechend großflächig repräsentiert. [L190]

gelegene Sehrinde und die temporalen Hörrinden. Der **Gyrus praecentralis** (Motorkortex) ist ein motorisches Primärfeld, von dem aus die pyramidal gesteuerten Bewegungen initiiert werden (▸ Abb. 2.6a, b). Der Gyrus postcentralis enthält den primärsensorischen Kortex.

- Die **Sekundärfelder** liegen benachbart zu den Primärfeldern und dienen der Interpretation und Einordnung der Sinneswahrnehmungen.
- Die **Assoziationsfelder** bilden wahrscheinlich die Grundlage höherer psychischer und kognitiver Funktionen. Sie nehmen Informationen aus den Primär- und Sekundärfeldern auf, verknüpfen diese miteinander und leiten entsprechende Reaktionen bzw. Handlungen ein.

Klinik

Eine der berühmtesten Fallgeschichten der neurowissenschaftlichen Forschung ist die des amerikanischen Eisenbahnarbeiters **Phineas Gage** (1823–1860). 1848 durchstieß bei Sprengarbeiten eine Eisenstange seinen Schädel, indem sie unterhalb des linken Os zygomaticum ein- und oben durch das Os frontale wieder austrat und damit einmal den Frontallappen durchkreuzte (▸ Abb. 2.7). Gage verlor durch diesen Unfall sein linkes Auge, trug eine linksseitige Gesichtslähmung davon und litt für den Rest seines Lebens an einer Epilepsie. Seine sprachlichen und intellektuellen Fähigkeiten erlangte er vollständig zurück, doch führte die schwere Läsion seines Frontalhirns zu einer bemerkenswerten Veränderung seiner Persönlichkeit. Aus dem gewissenhaften und fleißigen Zeitgenossen wurde ein launenhafter, unentschlossener, respektloser, ungeduldiger, von Stimmungen und Trieben geleiteter Mann, den seine Freunde und Kollegen nicht wiedererkannten. Aus diesem Fall wurden viele Rückschlüsse auf die Funktion des **Frontalhirns als Sitz der Persönlichkeit** gezogen, die sich durch spätere gezielte Untersuchungen bestätigen ließen (▸ Kap. 2.7).

Brodmann-Areale

Die Einteilung der Brodmann-Areale geht auf den deutschen Neuroanatomen und Psychiater Korbinian **Brodmann** zurück, der die Großhirnrinde anhand zytoarchitektonischer Merkmale nach ihren Funktionen in ursprünglich 52 Felder unterteilte. Auch heute ist diese funktionelle Zuordnung noch gebräuchlich, auch wenn Brodmann damals nur ein Drittel der Gehirnoberfläche untersuchte und funktionell abbildete, weil durch die Sulci zwei Drittel des Gehirns von außen nicht sichtbar sind (▸ Abb. 2.8).

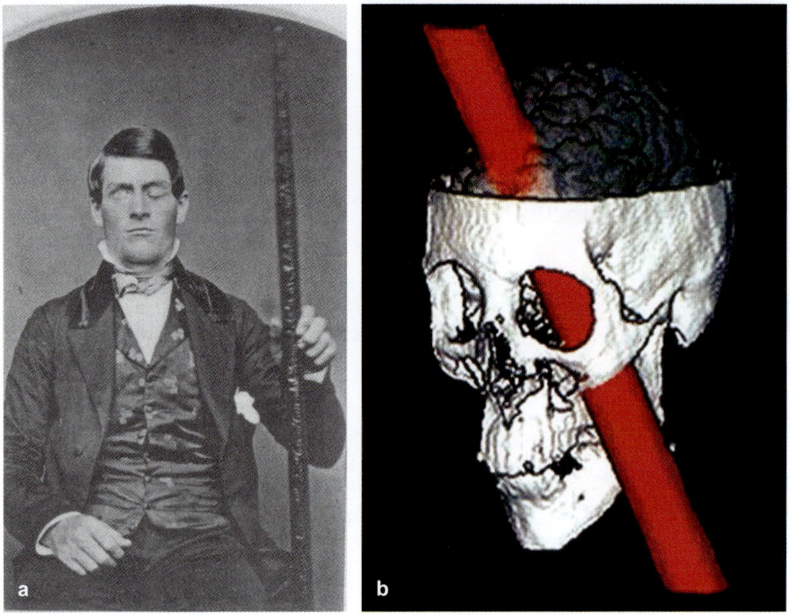

Abb. 2.7 Phineas Gage nach seinem Unfall auf der Baustelle: **a** In der Hand hält er die Eisenstange, die seinen Schädel durchstieß [X333-033]; **b** Weg der Eisenstange durch den Schädel von Phineas Gage, die unterhalb seines linken Wangenknochens in den Schädel ein- und an der Schädeldecke wieder ausgetreten ist. Der originale Schädel wird in der Countway Library der Harvard Medical School aufbewahrt. [G1465 X333-033]

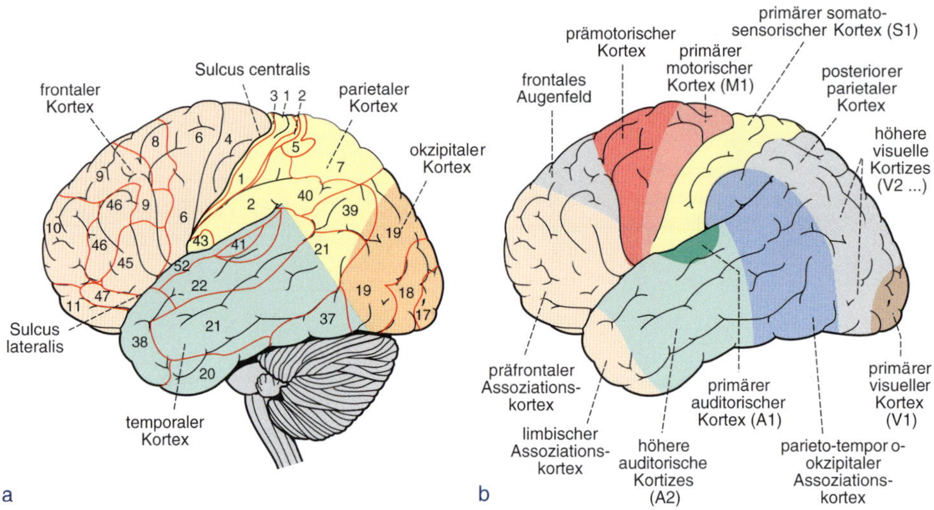

Abb. 2.8 Lateralansicht mit farbiger Markierung des Okzipital-, Parietal-, Frontal- und Temporallappens. Gliederung der menschlichen Hirnrinde nach Brodmann [L106]

Anatomisch wird der Neokortex in Frontal-, Parietal-, Temporal- und Okzipitallappen untergliedert.

▸ Tab. 2.1 führt die wichtigsten Strukturen sowie deren Brodmann-Areal und Funktionen auf.

Tab. 2.1 Die wichtigsten Funktionsareale der Großhirnrinde

	Brodmann	Struktur	Funktion
Frontallappen	BA 4	Gyrus praecentralis (primär-motorischer Kortex)	Initiierung von Willkürbewegung, somatotop gegliedert
	BA 6	Prämotorische Rinde	Planung und Koordination von Bewegungen, zuständig für komplexere Bewegungsmuster
	BA 8	Frontales Augenfeld	Steuerung willkürlicher Augenbewegungen
	BA 44, 45	Motorisches Sprachzentrum (Gyrus fusiformis inferior, Broca-Areal)	Sprachproduktion, insbesondere Grammatik und Bewegungssteuerung der für die Sprachbildung erforderlichen Muskeln, nur in der dominanten Hirnhälfte vorhanden
	BA 6	Frontales Blasenzentrum	Willkürliche Kontrolle von Blasen- und Mastdarmentleerung
		Präfrontaler Kortex	Planung, Entscheidungsfindung, Problemlösen, Emotionsregulation, Selbstkontrolle, Arbeitsgedächtnis, Moral
Parietallappen	BA 1,2,3	Gyrus postcentralis (somatosensible Rinde)	Verarbeitung somatosensorischer Informationen (Berührung, Schmerz, Temperatur, Propriozeption)
	BA 5,7	Posteriorer parietaler Kortex	Wahrnehmung und Orientierung im Raum
	BA 39	Gyrus angularis	Verbindung visueller Informationen mit Sprache; wichtige Funktion für das Lesen und Schreiben
Okzipitallappen	BA 17	Primäre Sehrinde	Bewusstwerdung visueller Informationen
	18, 19	Sekundäre und tertiäre Sehrinde	Weiterverarbeitung komplexerer visueller Informationen, z. B. Erkennung von Bewegungen, Objekten und Gesichtern
Temporallappen	BA 41,42	Primäre Hörrinde	Bewusstwerdung akustischer Informationen
	BA 22	Sekundäre Hörrinde	Interpretation und Verarbeitung akustischer Informationen; in der dominanten Hirnhälfte befindet sich das sensorische Sprachzentrum (Wernicke) für das Sprachverständnis. Auf der nichtdominanten Seite erfolgt die nichtrationale Interpretation von Tönen und Geräuschen, z. B. das Empfinden von Musik

Klinik

Beim **Neglect** wird eine Raum- oder Körperhälfte (meist die linke) unbewusst vernachlässigt, oft nach einer Schädigung der rechten Gehirnhälfte. Betroffene nehmen Reize auf der betroffenen Seite nicht wahr, obwohl keine Sinnesstörung vorliegt.

Das **Auslöschungsphänomen** beschreibt, dass die betroffene Person Reize auf der vernachlässigten Seite nicht wahrnimmt, wenn gleichzeitig ein Reiz auf der gesunden Seite auftritt. Wird jedoch nur eine Seite stimuliert, wird der Reiz richtig erkannt. Die Ursache liegt nicht in einer gestörten Sinneswahrnehmung, sondern in einer Aufmerksamkeitsstörung. Beide Seiten konkurrieren um begrenzte Aufmerksamkeitsressourcen, wobei der ipsiläsionale Stimulus einen Vorteil hat und den gegenüberliegenden auslöscht.

Klinik

Agnosien sind definiert als Störung des visuellen Erkennens trotz intakter Sinnesorgane. Diese Störung tritt auf, wenn die für die Interpretation sensorischer Informationen zuständigen Verarbeitungszentren im Gehirn geschädigt sind. Ursächlich kann ein Schlaganfall oder ein Schädel-Hirn-Trauma sein.
Formen der visuellen Agnosie:

- **Objektagnosie:** Objekte können nicht benannt werden.
- **Prosopagnosie:** Gesichter lassen nicht den Schluss auf die Person zu (Schädigung des Gyrus fusiformis).
- **Topografische Agnosie:** Orte, Wege und Gegenden können nicht erkannt werden.

2.1.3 Lateralisierung

Unter **Lateralisierung** versteht man die überwiegende Zuordnung bestimmter körperlicher und mentaler Funktionen zu einer der beiden **Hirnhemisphären (= Hirnhälften).** Die Sprachproduktion ist überwiegend in der linken Hemisphäre lateralisiert (bei 95 % der Rechtshänder und 70 % der Linkshänder). Des Weiteren gilt die linke Gehirnhälfte bei der Worterkennung und bei mathematischen Operationen als dominant. Die räumliche Wahrnehmung und die Erkennung von Gesichtern hingegen sind fast ausschließlich rechtshemisphärisch lateralisiert.

Merke

Stark vereinfachend lässt sich eine linksseitige Hemisphärendominanz für eher sprachliche, rationale und eine rechtsseitige Hemisphärendominanz für eher nichtsprachliche, emotionale Leistungen beobachten.

Feststellen lassen sich solche Unterschiede z. B., wenn es aufgrund struktureller Hirnschäden zu Funktionsausfällen kommt: Ein Patient mit einem Tumor im linken Frontallappen entwickelt plötzlich Sprachstörungen o. Ä. Auch im Rahmen experimenteller Forschung, z. B. bei der fMRT-gestützten Beobachtung von Probanden, die einen Intelligenztest absolvieren, können laterale Unterschiede festgestellt werden. Dabei ist zu beachten, dass es sich lediglich um Dominanzen, nicht um Ausschließlichkeiten handelt.

Klinik

Als **Apoplex** oder Schlaganfall bezeichnet man eine Durchblutungsstörung des Gehirns, die mit einer substanziellen Schädigung von Nervengewebe einhergeht. Je nach Lokalisation und Ausdehnung des Schadens kann es zu unterschiedlichen Ausfallerscheinungen kommen. Eine **Hemiplegie** (Halbseitenlähmung) entsteht, wenn die motorischen Areale einer Hirnhälfte betroffen sind. Die Lähmung der rechten Körperseite weist auf eine Schädigung der linken Gehirnhälfte hin; andersherum führt eine rechtsseitige Läsion zu einem Ausfall motorischer Funktionen in der linken Körperhälfte.

Klinik

Split Brain, eine Durchtrennung des Corpus callosum (**Kommissurotomie**), wird zuweilen als Ultima Ratio bei therapieresistenter Epilepsie durchgeführt. Anfallsherde können sich so nicht von einer Hirnhälfte in die andere ausbreiten. Der Eingriff hat häufig kaum einschränkende Auswirkungen auf Alltagsaktivitäten. Experimentelle Untersuchungen an Split-Brain-Patienten lassen jedoch Rückschlüsse auf die Funktion und Interaktion von linker und rechter Hemisphäre zu. So bestand ein Versuch im Zeigen von Gegenständen ausschließlich über das linke Gesichtsfeld, das in der rechten Hemisphäre repräsentiert wird. Die Patienten konnten die Gegenstände nicht benennen, da der Transfer zum Sprachzentrum nicht geleistet werden konnte. Dagegen waren sie durchaus in der Lage, mit der rechts gesteuerten linken Hand einen gleichen Gegenstand zu greifen oder Assoziationsaufgaben zu lösen.

2.1.4 Exekutive Funktionen

Unter den exekutiven Funktionen werden zahlreiche „höhere Hirnfunktionen“ zusammengefasst, wie **kognitive Flexibilität,** teils Funktionen des **Arbeitsgedächtnisses, Planen und Durchführe**n von komplexen Handlungen, **Motivation, Problemlösen** und **Inhibition** (= Zurückhaltung, Einschränkung, Handlungsaufschub). Der **präfrontale Kortex** im Frontallappen ist zentral für die meisten exekutiven Funktionen.

Klinik

Der **Wisconsin Card Sorting Test (WCST)** ist ein neuropsychologisches Testverfahren zur Messung der Exekutivfunktionen bei Patienten mit einer Läsion oder Störung im Bereich des Frontallappens. Er misst das abstrakte Denkvermögen und die Fähigkeit zur Neuausrichtung kognitiver Leistungen wie das Problemlösen. Die Testperson muss hierbei Karten nach einem bestimmten System, das ihr vorab nicht verraten wird, zuordnen. Durch Ausprobieren und Feedback muss die Testperson das richtige Sortierkriterium herausfinden. Nach einer bestimmten Anzahl von Karten ändern sich die Regeln, und die Person muss sich umstellen.

Störungen der exekutiven Funktionen

Hirnverletzungen, besonders im präfrontalen Kortex, können zu Störungen der exekutiven Funktionen führen, z. B.:

- **Störungen der Impulskontrolle:** Betroffene zeigen impulsives Verhalten sowie pathologische Aggressivität, die oft in Schüben und ohne erkennbaren Anlass auftritt. Pathologisches Gebrauchsverhalten bringt Patienten oft dazu, unkontrolliert und automatisch die Funktion eines ihnen überreichten Gegenstands auszuführen, ohne dass die Situation dies erfordert oder sie es bewusst steuern können. *Beispiel:* Beim Überreichen einer Zahnbürste beginnt der Betroffene sofort, sich die Zähne zu putzen.
- **Perseverationen:** unkontrollierte Wiederholungen derselben Aktivität oder Aussage, obwohl die Situation oder Anweisung eine andere erfordert. *Beispiel:* Beim Benennen von Gegenständen sagt eine Person immer dasselbe Wort, obwohl neue Objekte präsentiert werden.
- **Apraxie:** Störungen der Ausführung von intentionalen, zielgerichteten Handlungen, obwohl grundlegende motorische Funktionen wie Kraft und Beweglichkeit intakt sind. *Beispiel:* Eine Person weiß, was Winken bedeutet, kann die Geste auf Aufforderung jedoch nicht ausführen.
- **ADHS (= Aufmerksamkeitsdefizit-/Hyperaktivitätsstörung):** Hier sind häufig Exekutivfunktionen wie Impulskontrolle, Aufmerksamkeit, Planung, Organisation und Emotionsregulation beeinträchtigt, was sich in impulsivem Verhalten, Ablenkbarkeit und Schwierigkeiten bei der Strukturierung von Aufgaben äußert.

2.1.5 Neuronale Plastizität und Regeneration

Der Begriff **neuronale Plastizität** bezeichnet die Tatsache, dass das Gehirn zu strukturellen Wandlungen fähig ist. Die Verwendung von Nervenzellen führt – ähnlich wie die Verwendung von Muskelzellen – dazu, dass diese sich in Anatomie und Funktion verändern: Sie wachsen, bilden neue Synapsen aus und passen ihre zellinternen Strukturen bzw. ihre Synapsen den Erfordernissen an. Dies kann Ausmaße annehmen, die sogar makroskopisch sichtbar sind. So ist z. B. der Bereich des Motorkortex, der für die Fingerbewegung zuständig ist, bei professionellen Geigern oft vergrößert. Die Nichtverwendung von Neuronen bzw. neuronalen Verbindungen führt dagegen zu deren Abbau: Erworbene Blindheit verändert die Struktur der Sehrinde.

Neuronale Plastizität ist also die biologische Basis von **Lernen und Gedächtnis.** Aber auch bei der Rehabilitation nach Gehirnverletzungen mit Funktionsausfall spielt sie eine wesentliche Rolle: Im Rahmen des **neuropsychologischen Trainings** können durch speziell angepasstes Üben der beeinträchtigten Funktion (Aufmerksamkeit, Gedächtnis, exekutive Funktion) die Kompensationsprozesse des Gehirns verstärkt werden.

Merke

Die neuronale Plastizität als Fähigkeit von Nervenzellen, sich Veränderungen anzupassen, bleibt lebenslänglich bestehen.

Zur Veranschaulichung dieser Vorgänge wird häufig der Vergleich mit Wegen genutzt: Diesen Text einmal zu lesen, schafft einen neuronalen Trampelpfad, der rasch wieder zuwächst und verschwindet. Ihn mehrfach zu lesen, gedanklich mit anderen Wissensinhalten zu verknüpfen, an Emotionen und Erlebnisse zu koppeln, mit Freunden darüber zu sprechen und den Inhalt anderen zu erklären, formt eine Bundesstraße in Gestalt mehrerer neuer Dendriten. Beim Auswendiglernen und ritualisierten täglichen Aufsagen vor dem Schlafengehen entsteht eine Autobahn, also eine Struktur, an der viele Neurone und ihre Ausläufer beteiligt sind.

Lernen basiert also nicht auf einem Zuwachs an Neuronen, sondern auf ihrer Ausgestaltung und **Differenzierung,** sowohl auf **synaptischer** Ebene als auch durch die Neubildung und Verdickung von **Dendriten.**

Lange Zeit ging man davon aus, dass Nervenzellen nicht zur Regeneration in der Lage sind. Für das periphere Nervensystem wurde diese Ansicht bereits vor längerer Zeit revidiert. Hier weiß man z. B.

um die Möglichkeiten der Neubildung von Nervenfasern entlang der verbliebenen Markscheiden (Schwann-Zellen) nach einer sogenannten **Waller-Degeneration.** Mittlerweile konnte beobachtet werden, dass es unter Umständen auch im ZNS zur Kollateralbildung um verletzte Axone kommt und dass in bestimmten Bereichen (z. B. Hippocampus) sogar ein Neuwachstum von Nervenzellen möglich ist.

Spiegelneurone

Spiegelneurone sind Nervenzellen, die bei alleiniger Beobachtung einer Handlung oder eines Gefühls das gleiche Aktivitätsmuster zeigen wie bei der eigenen Ausführung oder Empfindung des Organismus selbst. Solche Zellen wurden erstmals in den 1990er-Jahren im Gehirn von Makaken entdeckt und später auch beim Menschen nachgewiesen. Diskutiert wird ein möglicher Zusammenhang zwischen Spiegelneuronen und dem Zustandekommen von **Empathie** und die **Imitation,** die bei höheren Säugern fast automatisch stattfindet.

Neurotransmitter und Neuropeptide

Neurotransmitter sind Botenstoffe des Gehirns, die zur Signalübertragung im **synaptischen Spalt** zum Einsatz kommen (Aufbau einer Synapse: ▸ Abb. 2.9). Ein eintreffendes Aktionspotenzial bewirkt die Freigabe von Neurotransmittern aus **Speichervesikeln** des ersten Neurons in den synaptischen Spalt. Von dort aus diffundieren sie zu den Rezeptoren des zweiten Neurons und bewirken dort wiederum die Bildung eines **Aktionspotenzials.** Einige Neurotransmitter werden anschließend inaktiviert und **enzymatisch abgebaut,** andere werden **recycelt** und kehren in die Speichervesikel zurück, um für eine erneute Ausschüttung zur Verfügung zu stehen.

Innerhalb des gesamten Vorgangs kommt es also zur Umwandlung eines elektrischen Signals in ein chemisches und wieder zurück in ein elektrisches Signal. Dieser Umwandlungsprozess kann mit einer **Modulation** (Verstärkung oder Abschwächung) des Signals einhergehen.

Neurotransmitter wirken entweder **exzitatorisch (= erregend)** oder **inhibitorisch (= hemmend)** auf bestimmte Neuronentypen. Weiter können sie nach ihrer chemischen Struktur in **Monoamine, Peptide und Aminosäuren** unterteilt werden. ▸ Tab. 2.2 stellt die wichtigsten mit ihren Hauptfunktionen vor.

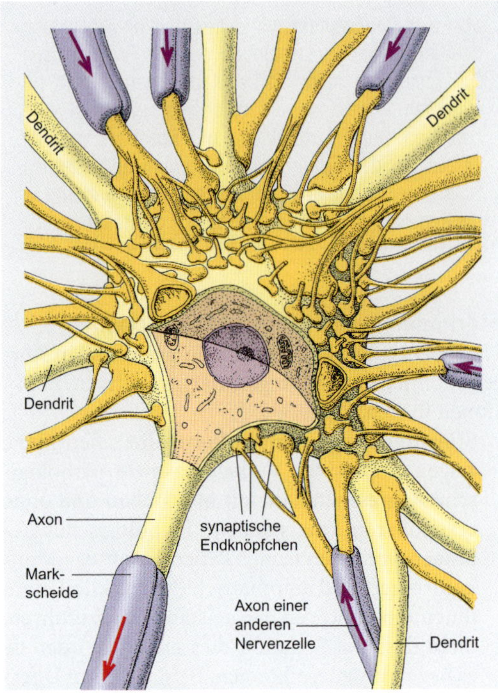

Abb. 2.9 Synapse [L190]

Merke

- Der wichtigste **exzitatorische** (= erregende) Neurotransmitter im Gehirn ist Glutamat.
- Die wichtigsten **inhibitorischen** (= hemmenden) Neurotransmitter sind GABA und Glycin.

Weitere Neurotransmitter sind z. B.:

- die Monoamine Octopamin, Melatonin, Dimethyltryptamin und Tyramin
- die Peptide Dynorphin, Substanz P, Neurokinin A und B, Neuropeptid S, Neuropeptid Y, Vasopressin, Somatostatin
- die Aminosäuren Aspartat, Cystein und Homocystein
- lösliche Gase wie Stickstoffmonoxid (NO) und Kohlenstoffmonoxid (CO)

Klinik

Beim **Morbus Parkinson** kommt es zu einem Untergang der Zellen in der Substantia nigra, wodurch es im limbischen System zu einem Mangel an Dopamin kommt. Klassisch wird die Parkinson-Krankheit mit Levodopa (= L-Dopa) behandelt. Dieser Stoff kann vom

Tab. 2.2 Die wichtigsten Neurotransmitter und ihre Funktion

	Neurotransmitter	Funktion
Monoamine	Adrenalin	• Stresshormon, Sympathomimetikum • Wichtigste Funktion: Bereitstellung von Energie für eine Kampf- oder Fluchtreaktion • Insgesamt kreislaufstabilisierende Wirkung, bspw. durch einen Anstieg von Blutdruck und Herzfrequenz
	Noradrenalin	• PNS: Neurotransmitter des Sympathikus • ZNS: u. a. Beteiligung an der Neurotransmission im limbischen System in Form von aktivierenden Einflüssen (Wachheit und Aufmerksamkeit) • Mangel → depressives Verhalten • Überschuss → manisches Verhalten
	Dopamin	• **„Glückshormon":** Verstärkerwirkung im limbischen Motivations- und Belohnungssystem • Mangel in der Substantia nigra: mit der **Parkinson-Erkrankung** assoziiert • Überschuss scheint für einige Symptome der **Schizophrenie** verantwortlich zu sein
	Serotonin	• Beeinflusst u. a. emotionale Prozesse, **Schmerzverarbeitung, Gedächtnis** und vegetative Funktionen wie **Schlaf-Wach-Rhythmus,** Körpertemperatur, Ernährung und Sexualität und peripher die Darmmotorik • Mangel → vermuteter Zusammenhang mit depressiven Erkrankungen: Die antidepressive und anxiolytische Wirkung von **Serotonin-Wiederaufnahmehemmern (SSRI)** ist durch ihre Erhöhung der Verweildauer von Serotonin im synaptischen Spalt zurückzuführen. • Überschuss → Unruhe und Halluzinationen
	Histamin	• Modulierende Wirkung als Co-Transmitter • wirkt auf Magen, ZNS, Bronchien und Gefäßtonus sowie Gefäßpermeabilität, insbesondere im Rahmen der allergischen Sofortreaktion • Beteiligt an Schlaf-Wach-Rhythmus, Lernprozessen, Regulation des Herz-Kreislauf-Systems
Cholinerges System	Acetylcholin	• Vermittelt die Übertragung zwischen erstem und zweitem Neuron im PNS und ZNS • PNS: wichtigster Neurotransmitter zwischen zweitem Neuron und motorischer Endplatte • ZNS: große Bedeutung für kognitive Prozesse, Lernen und Gedächtnisfunktion • Mangel: z. B. bei Morbus Alzheimer
Neuropeptide	Endorphine	• Körpereigene Opioide (**endo**gene M**orphine**) mit verstärkender Wirkung auf dopaminerge Neurone • Ausschüttung in Situationen, die mit großer körperlicher Anstrengung, Schmerz oder Verletzung einhergehen → schmerzlindernder und euphorisierender Effekt
Aminosäuren	Glutamat	• Wichtigster erregender Neurotransmitter und Co-Transmitter im ZNS • Beteiligung an Lernvorgängen und Gedächtnisbildung sowie Motorik
	GABA (Gamma-Aminobuttersäure)	• Wichtigster hemmender Neurotransmitter und Co-Transmitter im ZNS • Häufig antagonistische Wirkung zu Glutamat • Beteiligung an Schlaf und Emotionsregulation, anxiolytische, antikonvulsive, analgetische und blutdruckstabilisierende Wirkung • Schlafmittel wie Barbiturate und Benzodiazepine binden an GABAerge Rezeptoren und verstärken so die Wirkung des Neurotransmitters
	Glycin	• Hemmender Neurotransmitter, insbesondere in Hirnstamm und Rückenmark • Modulierender Einfluss auf Gedächtnis und Aufmerksamkeit
Purine	Adenosin	• Hemmend • Wirkt im Hypothalamus schlaffördernd

Gehirn in Dopamin umgewandelt werden. Bei einer Überdosierung kann es zu schizophrenen Symptomen kommen. Parkinson-Krankheit und **Schizophrenie** hängen beide mit dem Dopaminspiegel bzw. den Rezeptoren zusammen: Bei Parkinson gibt es einen Mangel, bei Schizophrenie einen Überschuss an Dopamin.
Noradrenalin und Serotonin steuern emotionale Prozesse, den Schlaf-Wach-Rhythmus und das schmerzhemmende System. Im Rahmen von **depressiven Erkrankungen** geht man von einer reduzierten Aktivität noradrenerger und serotonerger Neurone aus. Dieser Mangel führt zu den Leitsymptomen der Depression wie gedrückter Stimmung, Interessenverlust, Antriebsverlust. Pharmakologisch wird deshalb die antidepressive Wirkung von **Serotonin-Wiederaufnahmehemmern (SSNRI)** ausgenutzt, welche die Verweildauer von Serotonin und Noradrenalin im synaptischen Spalt verlängern.
Drogen wie Kokain, Amphetamin und verschiedene Halluzinogene erhöhten u.a. die Dopaminkonzentration im synaptischen Spalt. Dieser Überschuss an Dopamin führt zu einer verstärkten Stimulation des Dopamin-vermittelten Belohnungssystems und darüber zu psychischer Abhängigkeit.

Schlaf

Schlaf ist ein Zustand einer verminderten Aktivation und eines verminderten Bewusstseins, den wahrscheinlich alle Wirbeltiere in mehr oder weniger regelmäßigen Abständen erleben. Er dient der **Regeneration** der körperlichen und geistigen Leistungsfähigkeit dient. Mit zunehmendem Alter verringert sich die Gesamtschlafdauer. Neugeborene schlafen noch etwa 14–17 Stunden pro Tag, während Jugendliche 8–10 Stunden, Erwachsene 7–9 Stunden und Senioren noch etwa 7–8 Stunden schlafen.
Beim Menschen lassen sich unterschiedliche **Schlafstadien** nachweisen, die durch spezifische Muster im **EEG** gekennzeichnet sind (► Abb. 2.10). Die verschiedenen Wellen können anhand ihrer Frequenz unterschieden werden:

- Beta-Wellen: 14–30 Hz
- Alpha-Wellen: 8–13 Hz
- Theta-Wellen 4–7 Hz
- Delta-Wellen: 0,1–4 Hz

Eine sogenannte **Alpha-Blockade (= Berger-Effekt)** tritt auf, wenn der normale Alpha-Rhythmus beim Öffnen der Augen unterbrochen wird und es zum Wechsel zu Beta-Wellen kommt.

Pro Nacht werden in der Regel 4–5 Schlafzyklen durchlaufen, die jeweils etwa 90 min dauern und in einem **Hypnogramm** dargestellt werden können (► Abb. 2.11). Jeder Zyklus besteht aus REM- und Non-REM-/NREM-Schlaf. Dabei überwiegt in der ersten Schlafhälfte der Non-REM Schlaf und im weiteren Verlauf nimmt der REM-Schlaf zu. Früher wurden der Schlaf in die Stadien I–IV und den REM-Schlaf eingeteilt. Diese Einteilung ist mittlerweile veraltet und in ► Tab. 2.3 nur der Vollständigkeit halber aufgeführt. Üblich ist heute die Benennung nach Stadium N1–N3 und REM-Schlaf, wobei die früheren Stadien III und IV zum Stadium N3 zusammengefasst sind.

Non-REM-Phase

Der Non-REM-Schlaf (NREM-Schlaf) wird in drei Stadien eingeteilt und ist durch ein **synchronisiertes EEG** gekennzeichnet. Mit zunehmender Schlaftiefe werden die Frequenzen der EEG-Wellen kleiner, die Amplitude wird größer und das EEG zunehmend synchroner.
Die Schlafstadien werden in aufsteigender Reihenfolge bis zum Stadium N3 durchlaufen, danach werden sie umgekehrt durchlebt bis zum Eintritt des REM-Schlafs. Bei totalem Schlafenzug wird zunächst der Tiefschlaf (Stadium N3) und anschließend der REM-Schlaf nachgeholt.

REM-Phase

Man trennt **REM-Schlaf** von allem anderen Schlaf, der als NREM-Schlaf zusammengefasst wird. Schnelle Augenbewegungen („rapid eye movements“) verleihen ihm seinen Namen. REM-Schlaf wird auch als **paradoxer Schlaf** bezeichnet, da ein Ansteigen der vegetativen Funktionen (Blutdruck, Atem- und Herzfrequenz) mit einer Atonie der Skelettmuskulatur einhergeht. Neben dieser Atonie kommt es zu Myoklonien (= unwillkürliche Muskelzuckungen). Das EEG ähnelt dem des Wachzustands mit einem **desynchronisierten Muster.**
Erwachsene verbringen etwa 20 % der gesamten Schlafzeit im REM-Schlaf, wobei dieser in der zweiten Nachthälfte anteilig deutlich länger wird. Da bei Neugeborenen der Anteil des REM-Schlafs mit 50 % sehr viel höher ist als bei Erwachsenen, wird eine Bedeutung für die Reifung des ZNS diskutiert. Auch für die Gedächtniskonsolidierung ist der REM-Schlaf wichtig. Träume kommen im REM-Schlaf deutlich häufiger vor,

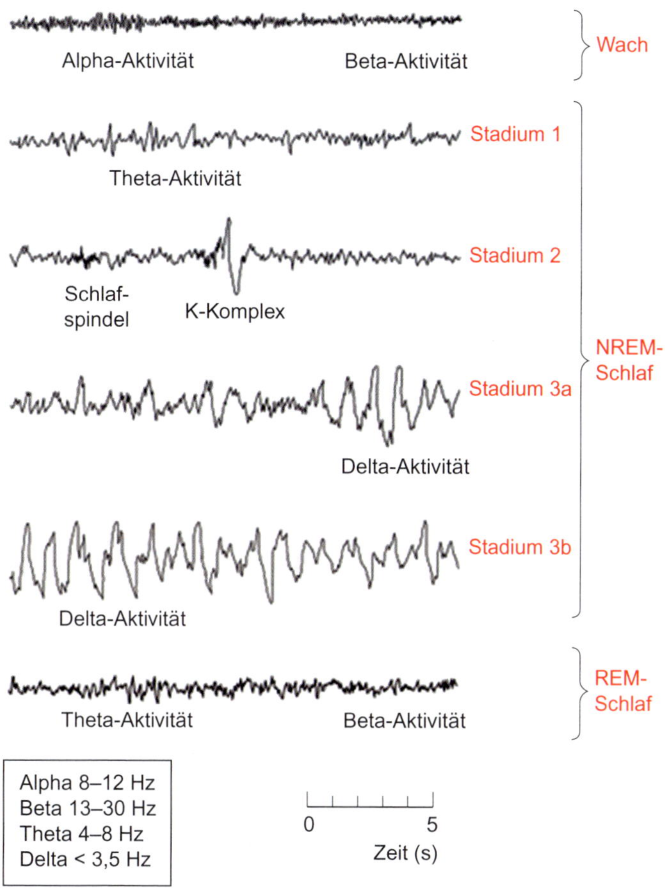

Abb. 2.10 EEG-Registrierungen im Wachzustand, während der Schlafstadien 1–4 und im REM-Schlaf. Mit α, β, σ, δ sind die charakteristischen EEG-Frequenzen der Stadien gekennzeichnet; S = Schlafspindeln, K = K-Komplex. [L106]

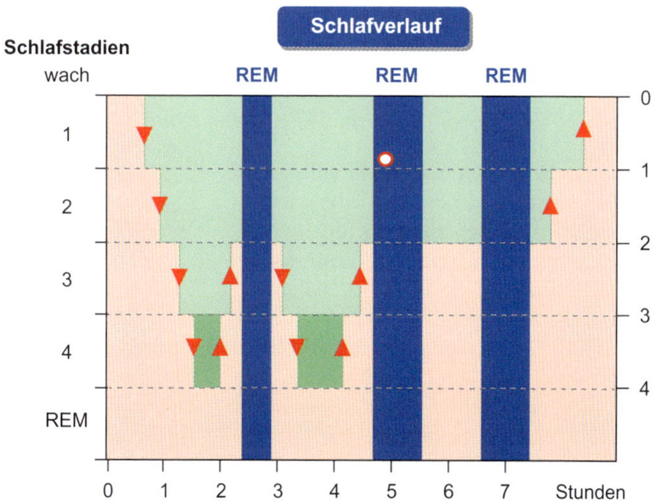

Abb. 2.11 Hypnogramm. Die Schlafstadien 1–4 werden mehrfach durchlaufen. Paradoxe Schlafphasen mit Rapid Eye Movements (REM-Phasen) unterbrechen die orthodoxen Schlafphasen etwa alle 90 min. [L157]

Tab. 2.3 Die verschiedenen Schlafphasen

Schlafphase	EEG-Befund	Erläuterung
Wachphase	Betawellen	• Gesteigerte Aufmerksamkeit
	Alphawellen	• Entspannter Wachzustand bei geschlossenen Augen
Stadium N1 (Stadium I)	Alphawellen Thetawellen	• Einschlafphase • Verringerter Muskeltonus
Stadium N2 (Stadium II)	Thetawellen Schlafspindeln K-Komplexe	• Schlafbeginn • Zunehmende Weckschwelle
Stadium N3 (Stadium III)	Synchronisiertes EEG Deltawellen 20–50 %	• Maximale Reduktion des Muskeltonus • Rhythmische Aktionspotenzialbildung im Thalamus • Tiefschlafstadium • Hohe Weckschwelle
Stadium N3 (Stadium IV)	Synchronisiertes EEG Deltawellen > 50 %	
REM-Phase (Rapid-Eye-Movement-Phase)	Vor allem Betawellen	• „Traumschlaf" • Hohe Weckschwelle • Maximale Reduktion des Muskeltonus bei gleichzeitig hoher Aktivität der Augapfelmuskulatur • Dauer: 10–30 min, im Verlauf der Nacht zunehmend

sind länger und werden besser erinnert als in den anderen Schlafphasen.
Merkmale der REM-Schlafphase sind:
- Hohe Weckschwelle
- Traumschlaf
- Tonusverlust der quergestreiften Muskulatur
- Schnelle Augenbewegungen („rapid eye movements")
- Erhöhte Atem- und Herzfrequenz sowie erhöhter Blutdruck
- Parasympathische Reaktionen: enge Pupillen (Schlafmiosis), Penis- bzw. Klitoriserektion
- Desynchronisiertes EEG mit Phasen von Theta-Wellen

Schlafentzug

Die Funktion des Schlafs ist noch nicht vollständig aufgeklärt. Sicher ist allerdings, dass jeder Mensch Schlaf benötigt. Totaler Schlafentzug führt zu Beeinträchtigungen in den Bereichen **Aufmerksamkeit und Gedächtnis.** Nach einem Schlafentzug kommt es in den nachfolgenden Nächten zu einer Verlängerung der Gesamtschlafzeit mit erhöhtem REM-Schlaf-Anteil, die jedoch keineswegs den gesamten entgangenen Schlaf abbildet. Selektiver REM-Schlaf-Entzug führt zu gesteigerter **Reizbarkeit, Hyperaktivität und Konsolidierungsschwächen.** Bei selektivem REM-Schlaf-Entzug kommt es in den darauffolgenden Nächten zu einer kompensatorischen Erhöhung des REM-Anteils (sogenannter **REM-Rebound**).
Schlafentzug wird bei der Behandlung von Depressionen als Therapiemethode (**Wachtherapie**) angewandt. Meist wird dabei selektiv nur die zweite Nachthälfte ausgesetzt. Eine Verbesserung des Gleichgewichts der Neurotransmitter ist die Folge. Bei einer bipolaren Störung kann allerdings ein Umschlag (= Switch) der depressiven in die manische Verstimmung erfolgen.

Merke

Ein – sowohl quantitativ als auch qualitativ – dauerhaft zu geringer Schlaf stellt ein Gesundheitsrisiko dar. Zahlreiche negative Auswirkungen wurden nachgewiesen: Schwächung des Immunsystems, erhöhtes Risiko für Herzerkrankungen, Typ-2-Diabetes und Fettleibigkeit.

Schlafstörungen

Etwa 25 % der Bevölkerung leiden unter **Schlafstörungen.** Ein- und Durchschlafstörungen werden als **Insomnien** (= Hyposomnien) bezeichnet, während das erhöhte Bedürfnis nach Schlaf als **Hypersomnie** klassifiziert wird. **Parasomnien** sind Verhaltensstörungen, die im Schlaf oder beim Übergang vom Wach- in den Schlafzustand auftreten. Auch Atmungsstörungen können den Schlaf beeinträchtigen. Schlafstörungen werden oft als erhebliche psychische Belastung empfunden, nicht zuletzt, da sie zumeist am Tage mit einer erhöhten **Erschöpfung** einhergehen. Die Konzentrationsfähigkeit und Aufmerksamkeit sind vermindert, das Unfallrisiko steigt. Liegt eine Schlafstörung von mehr als 4-wöchiger Dauer vor, ohne dass ein Auslöser (z. B. Stress, Schmerzen, Lärm, Kaffee) eruiert werden kann, sollte eine medizinische Abklärung im **Schlaflabor** erfolgen.

Einige Beispiele für Schlafstörungen:

- **Nachtangst (Pavor nocturnus):** Die Betroffenen erwachen mit einem Schreckensschrei, haben erhöhte vegetative Aktivität und verschiedene Körperbewegungen. Hinzu kommt, dass der Erwachte sich in einem Stadium der Desorientiertheit befindet, wodurch die Beruhigungsversuche anderer Personen meist erfolglos bleiben. Insbesondere Kleinkinder sind mit einer Prävalenz von 35 % betroffen, Erwachsene nur noch vereinzelt.
- **Schlafwandeln (Somnambulismus):** Umherwandeln während des Schlafs ohne Reaktion beim Aufweckversuch. Die Betroffenen haben daran nach dem Aufwachen keine Erinnerung. Es betrifft überwiegend Kinder im Vorschulalter und selten Erwachsene.
- **Narkolepsie:** Bei dieser Art von Hypersomnie bestehen exzessive Tagesschläfrigkeit und Kataplexien (= emotionsbedingter Verlust des Muskeltonus). Die Kataplexien können im Alltag ein hohes Verletzungsrisiko bergen.
- **Obstruktives Schlafapnoe-Syndrom (OSAS,** „obstructive sleep apnea syndrome"): Das Schlafapnoe-Syndrom ist eine Atmungsstörung, bei der Atemstillstände (= Apnoen) während des Schlafs auftreten, die die betroffene Person meist nicht aufwecken, aber in ein früheres Schlafstadium zurückwerfen. Klinisch äußert sich dies meist in Form von Schnarchen, Tagesmüdigkeit bis hin zum Sekundenschlaf und Aufmerksamkeitsstörungen. Die Therapie besteht aus Behandlung der Risikofaktoren (z. B. Übergewicht, eingeschränkte Nasenatmung, Einnahme von Sedativa oder Alkohol vor dem Schlafengehen). Wenn das nicht ausreicht, ist die Anwendung einer nächtlichen **Atemtherapie** mittels CPAP-Maske (CPAP: „continuous positive airway pressure") angezeigt.
- **Bruxismus:** unbewusstes, meist nächtliches Zähneknirschen und Aufeinanderpressen der Schneide- und Mahlzähne. Ursächlich sind meist Stress, Rauchen und komorbide psychische Erkrankungen. Als Therapie wird häufig eine Aufbissschiene verschrieben.

Frauen zeigen eine höhere Prävalenz von Insomnie und Parasomnien, Männer dagegen eine höhere OSAS-Prävalenz.

Schlaf und Immunologie

Schlaf und Immunität sind bidirektional miteinander verbunden. Die Aktivierung des Immunsystems beeinflusst unseren Schlaf, und Schlaf wiederum wirkt sich auf unsere Immunabwehr aus. Bei Krankheit gelangen Pathogene in unseren Körper und lösen eine Entzündungsreaktion aus, bei der schlafregulierende Substanzen wie Interleukin-1 (IL-1) und Tumornekrosefaktor (TNF) produziert werden. Bei milder Immunaktivierung nimmt vor allem der NREM-Schlaf zu, der zur Wiederherstellung der Immunhomöostase wichtig ist. Bei stärkerer Immunreaktion kann REM-Schlaf sogar unterdrückt werden, um die Immunantwort zu priorisieren. Extreme Immunaktivierung hingegen kann sowohl den NREM- als auch den REM-Schlaf stören, was zu Schlaffragmentierung und Tagesmüdigkeit führt. Zudem ist bekannt, dass T-Zellen als Teil des erworbenen Immunsystems bei Schlafmangel u. a. weniger Adhäsion zu anderen Zellen haben, was die Abwehr von fremden Zellen erschwert. Die genauen Mechanismen dieses Zusammenhangs sind Gegenstand aktueller Forschung.

Klinik

COVID-19 hat gezeigt, wie stark Schlaf, Immunsystem und **Fatigue** miteinander verknüpft sind. Während der akuten Infektion können entzündungsfördernde Zytokine wie IL-1 und TNF den NREM-Schlaf fördern und den REM-Schlaf unterdrücken, um die Immunabwehr zu stärken. Bei Patienten mit Long-COVID, die oft unter chronischer Fatigue und Schlafstörungen leiden, wird vermutet, dass anhaltende Immunaktivierung, neuroinflammatorische Prozesse und dadurch gestörter Schlaf eine zentrale Rolle spielen. Die Betroffenen berichten häufiger von OSAS, chronischer Insomnie, Hypersomnie und einer Verschiebung des zirkadianen Rhythmus. Warum Frauen häufiger von Long-COVID betroffen sind, welche Rolle der Schlaf genau bei dieser Erkrankung spielt und welche Präventions- und Therapiemöglichkeiten bestehen, wird aktuell erforscht.

Lerntipp

Die Schlafstadien werden vom IMPP immer wieder gefragt:

- **Stadium N1 (Einschlafphase):** niederfrequente ϑ-Wellen und α-Wellen, Vertexzacken als physiologische Entsprechung des Einschlafmoments
- **Stadium N2 (Leichter Schlaf):** ϑ-Wellen, Schlafspindeln und K-Komplexe
- **Stadium N3:**
  - **Mittlerer Schlaf:** mindestens 20 % δ-Wellen
  - **Tiefschlaf:** über 50 % δ-Wellen bei synchronisiertem EEG
- **REM-Schlaf (paradoxer Schlaf):** niederamplitudiges, desynchronisiertes EEG mit ϑ-Wellen (sogenannte Sägezahnwellen), Traumschlaf

Zirkadiane Uhr

Der Schlaf des Menschen folgt, wie viele andere physiologische Prozesse, einem **zirkadianen Rhythmus** (lat. „circa-dian": „um den Tag herum"), also einem 24-Stunden-Rhythmus. Dieser Rhythmus wird durch die **Innere Uhr** reguliert, die sowohl von **endogenen Taktgebern** als auch **exogenen Zeitgebern** bestimmt wird. Der wichtigste endogene Taktgeber ist der **Nucleus suprachiasmaticus (SCN)** im Hypothalamus. Über spezielle Ganglienzellen in der Retina, die Licht wahrnehmen, erhält der SCN durch den Tractus retinohypothalamicus Informationen über die aktuelle Tageszeit und verbindet so die innere mit der äußeren Uhr.

Die molekularbiologischen Grundlagen der inneren Uhr, die auf einem komplexen Netzwerk aus Genen und Proteinen basieren, wurden 2017 mit dem Nobelpreis für Medizin ausgezeichnet, der an Jeffrey Hall, Michael Rosbash und Michael Young verliehen wurde. Zu den wichtigsten exogenen Zeitgebern zählt das Tageslicht, das den zirkadianen Rhythmus synchronisiert. Ohne diese äußeren Reize würde der menschliche Körper einem natürlichen Rhythmus folgen, der leicht über 24 Stunden hinausgeht (etwa 25 Stunden).

Die genetische Veranlagung beeinflusst das individuelle Leistungsvermögen im Tagesverlauf. Während einige Menschen Frühaufsteher (**„Lerchen"**) sind, bevorzugen andere spätes Aufstehen und Arbeiten in den Abendstunden (**„Eulen"**) (► Abb. 2.12). Wenn äußere Zeitgeber wie Schule oder Arbeit stark von der inneren Uhr abweichen, spricht man von einem **sozialen Jetlag,** der negative Auswirkungen auf die Gesundheit und das Wohlbefinden haben kann.

Die **Chronobiologie** befasst sich mit den Arten und Wirkungen biologischer Zeitgeber bzw. der zeitlichen Organisation von Lebewesen. Neben den zirkadianen Rhythmen gibt es auch solche, die ein ganzes Jahr umfassen. Besonders deutlich wird dies bei Tieren, die Winterschlaf halten, bestimmte Brunftzeiten haben oder bei Vögeln, die im Winter in den Süden fliegen. Von medizinischem Interesse ist die Chronobiologie z. B. im Zusammenhang mit den möglichen Folgen von Schichtarbeit, Zeitumstellung oder dem Wirkoptimum von Medikamenten. **Psychische Erkrankungen** gehen in der Regel mit einer Störung der biologischen Rhythmen und des Schlafs einher.

2.1.6 Kognition

Mit dem Begriff Kognition (lat. „cognitus": bekannt, „cognoscere": erkennen) werden bewusste und unbewusste Denkprozesse wie **Wahrnehmen, Bewerten, Erkennen und Verstehen** beschrieben. Dazu gehören u. a. Lernen, Erinnern, Aufmerksamkeit, Sprache, Planung, Orientierung, Reflexion und Introspektion, Glaube und Wille, Erwartung und Motivation.

Der **Kognitivismus** betrachtet – im Gegensatz zum Behaviorismus – eher die inneren Bedingungen des Lernens und versucht, die sogenannte Blackbox zwischen Reizaufnahme und Verhalten zu beleuchten.

Merke

- Der **Behaviorismus** erklärt Verhalten als Reaktion auf äußere Gegebenheiten und Reize.
- Der **Kognitivismus** beschäftigt sich mit den inneren Vorgängen des Wahrnehmens, Denkens, Verstehens und Erinnerns.

Wahrnehmung

Als Wahrnehmung werden die Aufnahme und Verarbeitung von Reizen bezeichnet. Dabei bezieht sich die **äußere (exterozeptive)** Wahrnehmung auf alle Informationen, die aus der Umwelt kommen. Sie wird über die Sinnesorgane realisiert. Die **innere (interozeptive)** Wahrnehmung empfängt und verarbeitet Informationen des Ichs wie Gedanken, Gefühle und Stimmungen.

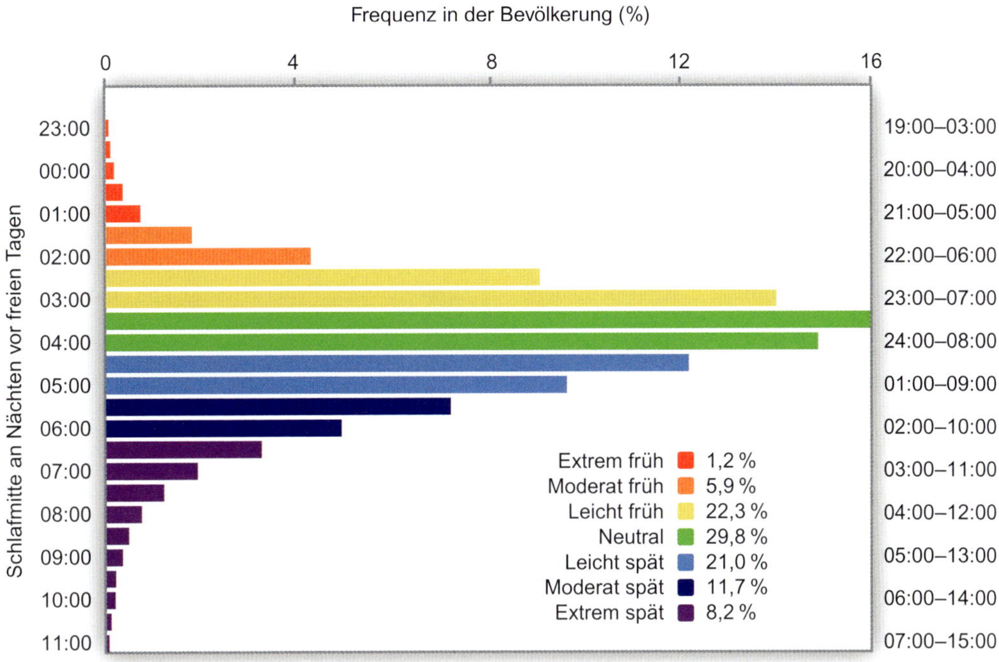

Abb. 2.12 Chronotypen-Verteilung: Die Mehrheit der Bevölkerung geht zwischen 23:00 Uhr und 1:00 Uhr schlafen und erwacht nach ca. 8 Stunden zwischen 7:00 Uhr und 9:00 Uhr. [H111-001]

Wahrnehmung wird als ein **subjektiver Prozess** verstanden, der von individuellen Eigenschaften wie z. B. der Sensibilität der Sinnesorgane, der geistigen Reflexionsfähigkeit, der inneren Resonanz sowie von Erfahrungen und Einstellungen abhängig ist. Der Vorgang des Wahrnehmens lässt sich in folgende Schritte gliedern:

- Reizleitung von der Aufnahme durch die Sinnesorgane zur kortikalen Bewusstwerdung
- Erfassung zunächst im großen Zusammenhang (ein Mensch, ein Raum, ein Bild, ein Wald)
- Erfassung von Details (der Gesichtsausdruck des Menschen, ein einzelnes Möbelstück im Raum, der Bildinhalt, einzelne Bäume)
- Bewusste Verarbeitung des Wahrgenommenen durch Einordnung in bisheriges Wissen und Erfahrungen, Kategorisierung, Fokussierung, Beurteilung usw.

Subliminale Wahrnehmung

Sublim (lat. „sub limen“) bedeutet „unterhalb der Grenze“. Unter subliminaler Wahrnehmung versteht man die Aufnahme und Verarbeitung von Informationen **unterhalb der Bewusstseinsebene.** Unter bestimmten Umständen beeinflussen diese Wahrnehmungen jedoch Fühlen, Denken und Handeln. Zuweilen tauchen sie in Träumen oder als Intuition oder Bauchgefühl wieder auf. Als Alltagserfahrung wird in diesem Zusammenhang meist das sogenannte Cocktailparty-Phänomen erklärt: Innerhalb eines großen Stimmengewirrs, wie es z. B. auf einer solchen Party auftreten kann, ist es möglich, die Aufmerksamkeit ganz gezielt auf einen Gesprächspartner zu lenken und alles andere als „Hintergrundrauschen“ gewissermaßen auszublenden. Fällt in diesem Hintergrund aber ein Reizwort (z. B. der eigene Name oder der eines geliebten Menschen), dringt dies aus der sublimen Wahrnehmung ins Bewusstsein und lenkt die Aufmerksamkeit automatisch auf das andere Gespräch. Die Möglichkeiten der **unterbewussten Informationsvermittlung** sind u. a. auch für die Werbung von Interesse. So werden immer wieder Versuche durchgeführt, in denen Probanden für einen Zeitraum unterhalb der Schwelle bewusster Wahrnehmung (ca. 30 ms) ein visueller Reiz, wie

z. B. das Bild eines bestimmten Produkts, dargeboten wird. Anschließend wird ihnen eine Vielzahl von Produkten gezeigt, aus der sie eines auswählen sollen. In der Mehrheit der Fälle entscheiden sie sich dann tatsächlich für das zuvor gezeigte Produkt.

Auch die Wahrnehmung von Atmosphäre oder Stimmung erfolgt meist subliminal, ebenso die der Anziehung oder Ablehnung zwischen zwei Menschen.

Subliminale Wahrnehmung hat verschiedene Merkmale:

- **Große Kapazität:** Im Rahmen unbewusster kognitiver Verarbeitungsprozesse können viele Reize gleichzeitig verarbeitet werden.
- **Schnelligkeit:** Die Reize werden schnell wahrgenommen und unbewusst verarbeitet.
- **Kontinuität:** Die unbewussten kognitiven Verarbeitungsprozesse finden ununterbrochen statt.
- **Anstrengungslos:** Sie findet ohne kognitive Anstrengung statt.
- **Automatisch:** d. h., auch unabhängig von kognitiver Leistungsfähigkeit wie z. B. Intelligenz oder Alter.

Aufmerksamkeit

Unter Aufmerksamkeit versteht man die bewusste Hinwendung zu einem Objekt, Gedanken oder Gefühl. Die **Dauer** und **Intensität** dieser aufmerksamen Bewusstheit bezeichnet man als **Konzentration.** Durch Aufmerksamkeit gelingt es dem Organismus, aus der unendlichen Vielzahl von Reizen, denen er ständig ausgesetzt ist, die für ihn und sein Handeln und Leben wichtigen auszuwählen. Einige Ereignisse (ein lauter Knall, ein Blitz, alles, was unmittelbare Gefahr bedeutet) erzwingen Aufmerksamkeit. Meist erfolgt eine automatische (Blick-)Hinwendung. Anschließend wird entschieden, ob der Reiz relevant ist oder nicht.

Klinik

Merkmal einiger psychischer Störungen (z. B. Schizophrenie, Manie, schwere Depression) und/oder neurologischer Erkrankungen (z. B. Schädel-Hirn-Trauma, Schlaganfall, neurodegenerative Erkrankungen) sind **Aufmerksamkeits- und Konzentrationsstörungen,** aufgrund derer es dem Betroffenen nicht gelingt, sich innerhalb seiner selbst und seiner Umwelt zu strukturieren und gezielte Handlungen auszuführen.

Solche Störungen können unterschiedliche **Aspekte der Aufmerksamkeit** betreffen:

- Aktivierung
- Dauer (Konzentration)
- Fokussierung
- Räumliche Selektivität
- Flexibilität, z. B. Teilung oder Umlenkung

Die **Aufmerksamkeitsdefizit-/Hyperaktivitätsstörung (ADHS)** kann bereits im frühen Kindesalter auftreten und äußert sich in **mangelnder Aufmerksamkeit** sowie **Hyperaktivität und Impulsivität.** Es gibt laut DSM-IV einen Mischtyp sowie Typen mit einer stärkeren Ausprägung einzelner Symptome. Früher wurde ADHS überwiegend bei Jungen diagnostiziert, heute geht man von einem ausgeglichenen Geschlechterverhältnis aus, wobei Mädchen allerdings oft unterdiagnostiziert bleiben. Dies liegt einerseits an der unterschiedlichen Symptomausprägung (Jungen weisen eher impulsive, Mädchen eher unaufmerksame Symptome auf), andererseits an traditionellen Geschlechterrollen und Erwartungen an Frauen, die Symptome zu verbergen. In der Entwicklung der Störung spielen genetische Faktoren sowie vorgeburtliche und geburtliche Schädigungen eine große Rolle. Noch bis ins Erwachsenenalter hinein stellt das Vorhandensein einer ADHS einen Risikofaktor für die Entstehung weiterer Komorbiditäten dar (vor allem antisoziale Persönlichkeitsstörung, ► Kap. 2.11.9).

2.2 Aktivierung

Unter **Aktivierung** versteht man die **physiologische Angeregtheit** eines Organismus und damit seine Bereitschaft zu körperlicher und geistiger Leistungsbereitschaft. Sie wird beeinflusst durch äußere und innere Faktoren und neuronal wesentlich durch das **aufsteigende retikuläre aktivierende System** (ARAS) gesteuert. Der niedrigste Aktivationsgrad liegt im Schlaf oder Koma vor, der höchste in der z. B. panischen Übererregtheit. Robert **Yerkes und** John D. **Dodson** postulierten 1908 einen Zusammenhang zwischen Aktivation und kognitiver Leistungsfähigkeit, der sich grafisch als umgekehrtes U darstellen lässt (► Abb. 2.13). Beste Ergebnisse werden demnach in einem Bereich mittlerer Erregtheit erzielt. Eine niedrige Aktivation geht mit Trägheit und Langeweile, eine hohe mit Anspannung und Stress einher. In beiden Fällen sind keine optimalen Leistungen möglich. Der Grad der Aktivation lässt sich über unter-

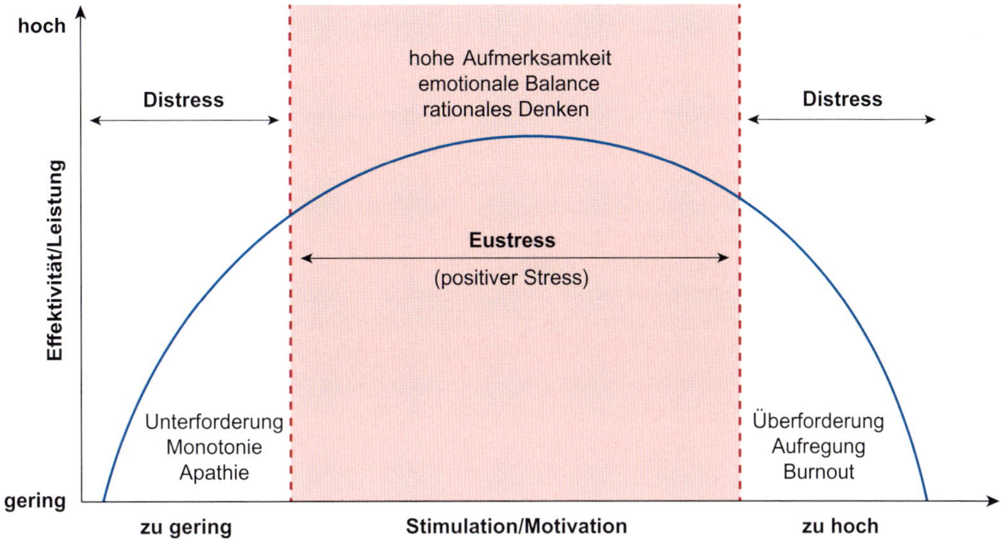

Abb. 2.13 Yerkes-Dodson-Modell [E1184/L143]

schiedliche **physiologische Parameter** wie Blutdruck, Herzfrequenz, elektrodermale Aktivität, Muskelspannung oder spezifische Muster im EEG ermitteln.
Von der Aktivation bzw. Erregung ist das **Bewusstsein** zu unterscheiden. Dieses reicht von Traum- und Rauschzuständen über Tiefschlaf zu Schläfrigkeit, Wachheit und gesteigertem Bewusstsein, wie es z. B. durch die Wirkung bestimmter Drogen oder Meditation entsteht.

2.2.1 Orientierungsreaktion

Zu einer raschen, meist kurzfristigen Erhöhung der Aktivation kommt es im Rahmen der sogenannten Orientierungsreaktion. Diese folgt auf die Darbietung eines Reizes und beinhaltet Folgendes:
- Unterbrechung des aktuellen Verhaltens
- Ausrichtung der Sinnesorgane auf die Reizquelle (z. B. Blickwendung)
- Zunahme der Herzfrequenz
- Weitung der Pupillen
- Anstieg der Hautleitfähigkeit, Abnahme des Hautwiderstands
- Überwiegend β-EEG und α-Blockade
- EEG-Veränderungen (P-300 Komponente, Desynchronisation)
- Erhöhung des Muskeltonus

Nach dieser ersten reflexhaften Reaktion erfolgt eine Orientierung auf kognitiver Ebene, die über das weitere Verhalten entscheidet. Pawlow beobachtete den Vorgang im Rahmen seiner Untersuchungen an Hunden und sprach von der Orientierungsreaktion als einer „Was-ist-das?"-Reaktion.

2.2.2 Defensivreaktion

Anders als die Orientierungsreaktion, die eine Hinwendung zum Reiz darstellt, ist die Defensivreaktion durch Abwendung und Flucht bzw. Abwehr und Angriff gekennzeichnet. Sie erfolgt als Antwort auf einen starken, potenziell bedrohlichen Reiz und geht ebenfalls mit einer Aktivationszunahme und den entsprechenden psychophysiologischen Veränderungen einher.

2.2.3 Habituation und Sensitivierung

Habituation heißt Gewöhnung. Literarisches Beispiel dafür ist die Geschichte vom Wetterhahn, der hoch oben auf einem Kirchturm installiert war. Jahrein, jahraus war er stumm gewesen, aber eines Tages krähte er plötzlich. Die Menschen im Dorf waren erstaunt und liefen zusammen (Orientierungsreaktion!), schauten zur Kirchturmspitze hinauf und trauten ihren Ohren nicht. Zum zweiten Mal krähte der Wetterhahn, doch da war das Erstaunen nicht mehr ganz so groß. Die Leute wandten sich wieder ihren Tätigkeiten zu, unterhielten sich, schauten nur noch kurz auf. Als der Hahn zum dritten Mal krähte, hatten sich alle daran gewöhnt.

Wiederkehrende gleichförmige und als nicht bedrohlich eingestufte Reize lösen also eine immer schwächere und schließlich gar keine **Orientierungsreaktion** mehr aus. **Defensivreaktionen** dagegen habituieren deutlich langsamer, da der Auslösereiz immer wieder Flucht oder Angriff erfordert.

Unter **Dishabituation** versteht man die Verhinderung bzw. Aufhebung einer Gewöhnung dadurch, dass ein fremder Reiz zwischengeschoben oder der Abstand zwischen zwei gleichen Reizen unvorhersehbar variiert wird.

Das Gegenteil von Habituation ist die **Sensitivierung:** Die wiederholte Darbietung eines Reizes führt nicht zu einer Abnahme, sondern zu einer Zunahme der Reaktion. Dies betrifft insbesondere unangenehme, schädigende und schmerzhafte Reize. So nimmt z. B. bei vielen Menschen mit der Häufigkeit von Blutabnahmen die Angst davor zu.

Klinik

Bei der **posttraumatischen Belastungsstörung** bleibt die Habituation aus. Ein auch nur entfernt an das traumatisierende Ereignis erinnernder Reiz verursacht immer wieder eine Defensivreaktion mit einem extremen Erregungsanstieg.

2.2.4 Stress(reaktion)

Für die Medizin und Psychologie erforschte der österreichische Wissenschaftler und Mediziner Hans **Selye** 1936 den Stress, den er als triadische Reaktion des Körpers auf Belastung beschrieb und in zahllosen Tierversuchsreihen nachwies. Als **Stress(reaktion)** wird in der Psychologie die **körperliche und seelische Reaktion** eines Organismus auf eine innere oder äußere Belastung bezeichnet. Das Reizereignis selbst wird **Stressor (= Stressfaktor)** genannt. Ob etwas als Stressor wirkt oder nicht, hängt in hohem Maße von den individuellen Bewältigungsmöglichkeiten ab. Selye unterscheidet u. a. zwischen **Eu-** und **Distress.**

Merke

- **Eustress:** positiv bewerteter Stress; Anforderungen können bewältigt werden (z. B. Verliebtheit, Urlaubsreise, Vorweihnachtszeit).
- **Distress:** negativ bewerteter Stress; Anforderungen können nur schwer bewältigt werden und stellen eine große Belastung dar (z. B. Prüfung, Ehestreit, Verkehrsunfall).

Stress als Ungleichgewicht zwischen äußeren Anforderungen und persönlichen Bewältigungsmöglichkeiten ruft sowohl physiologische als auch psychische Reaktionen hervor. Stressoren bedrohen die physische und psychische **Homöostase** (= Prozess der Aufrechterhaltung eines Gleichgewichtszustands) des Individuums. Im homöostatischen System des Körpers sind für zahlreiche Faktoren Sollwerte (Körpertemperatur, Blutdruck etc.) hinterlegt, deren Einhaltung die Aufrechterhaltung des Gleichgewichts ermöglicht. Im Folgenden werden die verschiedenen Anpassungsreaktionen an Stress sowie einige Stressmodelle vorgestellt.

Merke

- **Stress** im alltäglichen Sprachgebrauch: belastende Situation
- **Stress** in der Psychologie/Medizin: Reaktion auf belastende Situation
  Stressor = Reizereignis

Homöostase-Allostase-Modell

Der Körper reagiert auf Stress mit der Ausschüttung verschiedener Hormone (bspw. **Glukokortikoide, Katecholamine, Schilddrüsenhormone**) sowie einer Aktivierung des **Sympathikus** (► Abb. 2.14).

Durch Anpassungsreaktionen bzw. eine **Sollwertverschiebung (Allostase)** kann das **Gleichgewicht zwischen Individuum und Umwelt (sog. Homöostase)** aufrechterhalten werden. Die physiologischen Veränderungen (z. B. erhöhter Kortisolspiegel) als Reaktion auf Stress sind kurzfristig nötig und hilfreich, um adäquat auf Reize reagieren zu können.

Bei länger anhaltendem Stress kann sich der allostatische Zustand allerdings auch negativ auf die Gesundheit auswirken und somatische Schädigun-

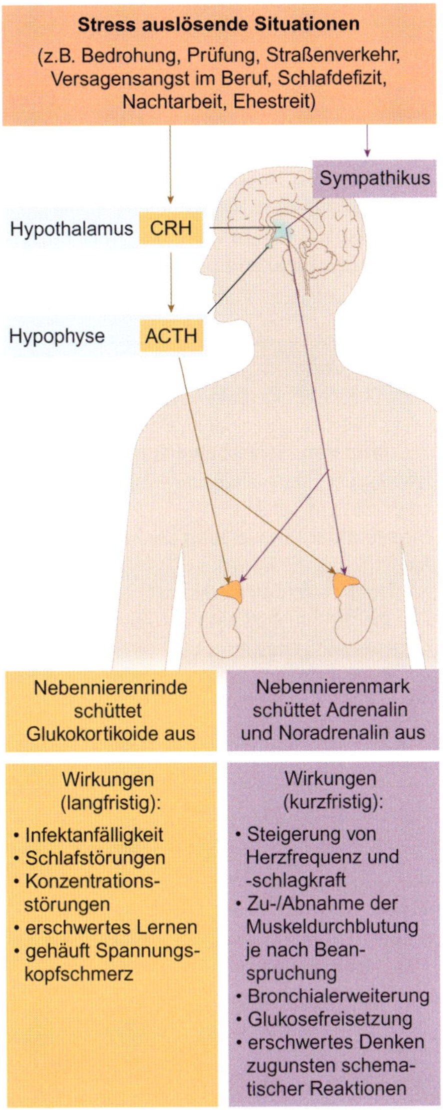

Abb. 2.14 Übersicht über die Reaktionsketten bei der Stressreaktion [L190]

gen zur Folge haben. In unserem modernen Leben gibt es viele Umstände, die chronischen Stress hervorrufen können. So sind z. B. Stressreaktionen wie die Ausschüttung von Botenstoffen zur Bewältigung einer akuten körperlichen Bedrohung nur wenig geeignet, um eine andauernde psychosoziale Belastung zu meistern.

Klinik

Bei **chronischem Stress** kommt es zu einer insgesamt erhöhten Kortisolausschüttung. Der Tagesrhythmus der Kortisolkonzentration im Blut flacht ab: Am Morgen besteht eine geringere und am Nachmittag und Abend eine höhere Kortisolkonzentration als im Normalfall. Durch das zusätzliche Kortisol wird das Immunsystem zunächst gestärkt. Nach einer gewissen Zeit findet allerdings eine Anpassung der Rezeptoren und damit der Reaktion des Körpers auf das Kortisol statt: Das Immunsystem kollabiert nach der vermehrten Anstrengung und bleibt auch nach dem Wegfall des Stressors noch einige Zeit beeinträchtigt.

Merke

- Unter **Homöostase** versteht man den Gleichgewichtszustand eines offenen dynamischen Systems.
- **Allostase** geht über die Homöostase hinaus und bezeichnet die langfristigen Anpassungsstrategien eines Systems durch Sollwertverschiebung.
- Im **Homöostase-Allostase-Modell** werden kurz- und langfristige Adaptationsprozesse im Zusammenhang mit Stress beschrieben.

Transaktionales Stressmodell nach Lazarus

Für die Arten von Stress- oder Krankheitsbewältigung wurde der Begriffe **Coping** geprägt (engl. „to cope": zurechtkommen, bewältigen). Der amerikanische Psychologie Richard S. **Lazarus** veröffentlichte 1974 das **transaktionale Stressbewältigungsmodell (= kognitives Stressmodell),** wonach eine Situation nicht grundsätzlich als stressreich definiert werden kann. Erst die subjektive Bewertung durch die betroffene Person macht sie zum Stressor (▸ Abb. 2.15). *Beispiel:* Medizinstudierende sollen einen Vortrag halten. Studentin Svenja hält gerne Vorträge und freut sich darauf. Student Boris macht es Angst, vor Menschen zu sprechen: Er bewertet den Vortrag als Stressor.

Den **Bewertungsprozess** teilte Lazarus in drei Stufen ein. Zunächst verarbeitet die Person die Umweltreize (z. B. Seminarleiter spricht) und unterzieht das Ergebnis (z. B. Aufforderung, einen Vortrag zu halten) einer **primären Bewertung.** Die Situation wird dementsprechend als positiv („Ich liebe Vorträge"), irrelevant („Das betrifft nur Erstsemester") oder gefährlich („Da könnte ich mich blamieren") eingestuft. Wird die Situation als bedrohlich eingestuft, erfolgt eine **sekundäre Bewertung** mittels der persön-

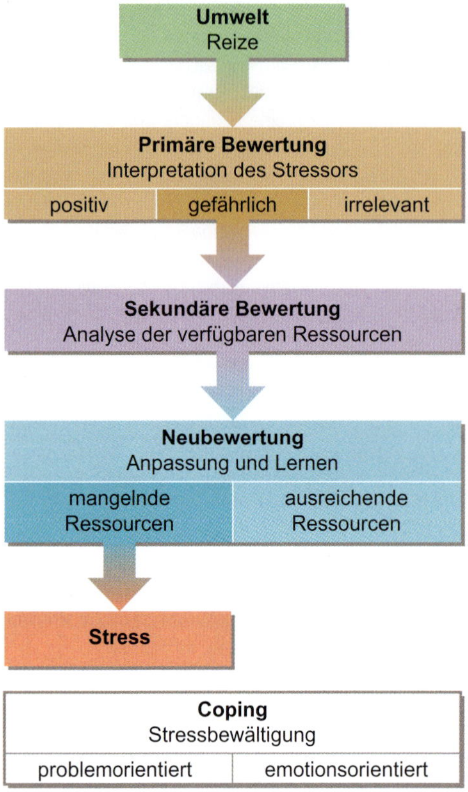

Abb. 2.15 Transaktionales Stressbewältigungsmodell nach Lazarus [L231]

lichen Ressourcen und Bewältigungsmöglichkeiten, die zur Verfügung stehen. Anschließend findet eine Neubewertung der Gesamtsituation statt. Genügen die Bewältigungsressourcen, um die bedrohliche Situation zu meistern, wird diese nun nicht mehr als gefährdend betrachtet („Das Thema beherrsche ich gut"). Werden die Ressourcen als ungenügend zur Bewältigung eingestuft, entsteht negativer Stress („Ich verstehe nicht einmal die Fragestellung").

Stressbewältigung bezeichnet man als **Coping.** Nach Lazarus gibt es zwei unterschiedliche Copingmechanismen, die auch gleichzeitig eingesetzt werden können:

- **Problemorientiert:** Dabei stehen die Informationssuche über die Situation und die aktive Bewältigung des Stressors im Vordergrund. *Beispiel:* Zum Seminarleiter gehen und nachfragen.
- **Emotionsorientiert:** Hier liegt der Schwerpunkt auf der Regulation der durch die Situation ausgelösten Gefühle. *Beispiel:* Die letzten Vorträge habe ich auch irgendwie überstanden.

Häufig werden die Copingstrategien je nach Erfolg bewertet als

- **adaptiv,** also funktional, langfristig hilfreich, lösungsorientiert, oder
- **maladaptiv,** dysfunktional, nur kurzfristig wirksam, ablenkend und überdeckend.

Lerntipp

Das Coping-Modell von Lazarus wird häufig vom IMPP gefragt. Danach erfolgt die Einschätzung von Stressoren auf verschiedenen Stufen der kognitiven Bewertung:

- Zur **primären Stressbewertung** zählt die Bewertung der Stressoren als irrelevant, günstig/positiv oder belastend/gefährlich.
- Die **sekundäre Bewertung** beinhaltet die eigenen Möglichkeiten zur Bewältigung.
- Als **Neubewertung** bezeichnet man die erneute Prüfung der Situation nach der Ausführung der eigenen Bewältigungsversuche.

Stress entsteht also erst, wenn das Ereignis als relevant bedrohlich eingeschätzt wird und die eigenen Bewältigungsmöglichkeiten als unzureichend empfunden werden.

Allgemeines Adaptationssyndrom nach Selye

Mit dem **allgemeinen Anpassungssyndrom (= allgemeines Adaptationssyndrom)** versuchte Selye, diese kurzfristige Erhöhung der Widerstandskraft und die langfristige negative Auswirkung von Stressoren aller Art zu beschreiben. Er ging davon aus, dass die Reaktion, unabhängig von der Art des Stressors, dieselbe ist:

- **Alarmphase:** Als Reaktion auf den Stressor begibt sich der Körper in einen Zustand erhöhter Aktivierung und somit gesteigerter Leistungsbereitschaft. Dazu findet sowohl eine Sympathikusaktivierung zur kurzfristigen Reaktion als auch eine erhöhte Ausschüttung von ACTH (= adrenokortikotropes Hormon) zur mittelfristigen Reaktion statt.
- **Widerstandsphase:** Die Widerstandskraft des Körpers steigt. Als Folge der ACTH-Ausschüttung wird nun mehr Kortisol vom Körper ausgeschüttet. Gleichzeitig hat das Individuum eine erhöhte Resistenz gegenüber Stress.

- **Erschöpfungsphase:** Die Energiereserven sind erschöpft. Das Immunsystem dekompensiert, und es besteht eine vermehrte Infektanfälligkeit aufgrund andauernder Immunsuppression. Regenerative (Wundheilung, Wachstum) und reproduktive (Sexualität) Funktionen sistieren.

Klinik

Früher galt der **Herzinfarkt** als typische Managerkrankheit. Heute ist dauerhafter Stress nicht mehr das Merkmal dieser Berufsgruppe allein: In fast allen Arbeitsbereichen wirkt sich wirtschaftlicher und sozialer Druck mehr oder weniger stark auf die **Gesundheit von Arbeitnehmern** aus. Die psychophysiologische Verknüpfung von Stress und Sympathikusaktivität äußert sich klinisch z. B. in einem dauerhaft erhöhten Blutdruck. Meist trifft (beruflicher) Stress mit weiteren gesundheitsschädigenden Lebensstilkomponenten zusammen (Bewegungsmangel, unausgewogene Ernährung, erhöhter Nikotin- und Alkoholkonsum), wodurch sich das Risiko für Herz-Kreislauf-Erkrankungen potenziert.

Psychoneuroendokrines Stressmodell

Die **Psychoendokrinologie** beschäftigt sich mit der wechselseitigen Beeinflussung psychischer (Verhalten, Befinden, Motivation) und hormoneller Phänomene. Die **Psychoimmunologie** untersucht darüber hinaus, inwiefern immunologische Prozesse psychisch beeinflusst werden.
James P. **Henry** postulierte in den 1980er-Jahren in seinem auf Selyes Annahmen aufbauenden **Stressmodell** die These, dass die **emotionale Bewertung** von Stress (Angst, Wut, Trauer, Freude usw.) Einfluss auf die Stressreaktion nimmt. Darin beschreibt Henry den Zusammenhang zwischen Stresssituationen, Emotionen und endokrinen Reaktionsmustern. Er geht davon aus, dass je nach der emotionalen Komponente eines Stressors eine spezifische Reaktion des Individuums und endokrine Reaktion des Körpers auftritt. Das Modell unterscheidet:

- **Furcht:** In Vorbereitung auf eine Flucht wird vermehrt Adrenalin ausgeschüttet.
- **Wut:** In Vorbereitung auf einen Kampf werden vermehrt Noradrenalin und Testosteron ausgeschüttet.
- **Depression:** Die vermehrte Ausschüttung von Kortisol und die reduzierte Ausschüttung von Testosteron sorgen für soziale Unterordnung.

Etwa zeitgleich entwickelte der amerikanische Physiologe Walter **Cannon** sein **Homöostase-Modell,** in dem er die Stressreaktion als Versuch beschrieb, das innere Gleichgewicht gegenüber veränderten Umweltbedingungen zu erhalten oder wiederherzustellen. Er prägte zudem den Begriff der **Fight-or-Flight-Response** (Kampf-oder-Flucht-Reaktion) als Antwort auf akuten Stress.

Stimulus- und individualspezifische Reaktionen

Stressreaktionen können auch danach unterschieden werden, wie sie variieren:

- **Stimulusspezifische (= reizspezifische) Reaktion:** Ein bestimmter Stimulus führt bei unterschiedlichen Personen zu einer stabilen physiologischen Reaktion. *Beispiel:* Bei einem lauten Geräusch reagieren alle Personen mit einer Orientierungsreaktion.
- **Individualspezifische Reaktion:** Eine bestimmte Person reagiert auf alle Reize mit einer bestimmten Reaktion. *Beispiel:* Frau K. entwickelt in allen Situationen mit hohem Belastungscharakter gastrointestinale Probleme.

Lerntipp

Stimulus- vs. individualspezifische Reaktion:

- **Stimulusspezifische Reaktionen** lassen sich bei ca. zwei Drittel der Menschen nachweisen und sprechen eher für das **psychoneuroendokrine Modell** nach Henry.
- **Individualspezifische Reaktionen** hingegen treten bei ca. einem Drittel der Menschen auf und sprechen eher für das **allgemeine Anpassungssyndrom** nach Selye.

Stress-Puffer-Modell der sozialen Unterstützung

Das Stress-Puffer-Modell der sozialen Unterstützung postuliert, dass **sozialer Rückhalt als protektiver Faktor** (Schutzfaktor) wirkt. Tritt bei einem Individuum Stress auf, der schädliche Auswirkungen haben könnte, neutralisiert soziale Unterstützung diese schädlichen Effekte. Dieser Puffereffekt kommt aber nur zum Tragen, wenn eine Stressbelastung vorliegt. Die Merkmale sozialer Unterstützung lauten diesem Modell zufolge:

- **Emotionaler Rückhalt** – *Beispiel:* Die Familie muntert die traurige Mutter auf.

- **Anerkennung** – *Beispiel:* Die Kollegen sind stolz auf den hart arbeitenden Chef.
- **Information** – *Beispiel:* Freunde bringen eine Adressliste von Psychotherapeuten.
- **Instrumenteller Rückhalt** (praktische und materielle Hilfe) – *Beispiel:* Der Nachbar schaufelt Schnee für den Erkrankten.

Merke

Das **Stress-Puffer-Modell** sozialer Unterstützung nimmt an, dass sozialer Rückhalt **nur bei Stress eine protektive Wirkung** hat. Das **Haupteffektmodell** sozialer Unterstützung hingegen besagt, dass **soziale Unterstützung generell protektiv** wirkt, unabhängig davon, ob Stress vorliegt oder nicht.

Stress-Diathese-Modell

Nach dem **Stress-Diathese-Modell,** auch **Vulnerabilitäts-Stress-Modell** genannt, besitzt jeder Mensch ein eigenes Vulnerabilitätsniveau, also einen individuellen Grad an Anfälligkeit für bestimmte psychische Erkrankungen. Die Kombination aus erhöhter Vulnerabilität (Diathese, Anfälligkeit) und Stress führt zum Krankheitsausbruch. Die Begriffe Diathese und Vulnerabilität werden hierbei gleichgesetzt.

Merke

Das **Gegenteil von Vulnerabilität** oder psychischer Krankheitsanfälligkeit ist die **Resilienz.** Resilienz bezeichnet die **psychische Widerstandskraft** eines Individuums, seine Fähigkeit, trotz widriger Bedingungen psychisch gesund zu bleiben.

2.3 Gedächtnis

Wann hat Mama Geburtstag? Wie hieß der letzte deutsche Kaiser? Was ist 5 × 5? Wann habe ich eigentlich zuletzt Sport gemacht? Wie geht dieser blöde Verschluss auf?

Alltag und Wissen existieren nicht ohne **Erinnern** – ein Mensch ganz ohne Gedächtnis ist kein Mensch. Die Fähigkeit, Informationen nicht nur aufzunehmen und unmittelbar zu verarbeiten, sondern auch zu behalten und zu einem späteren Zeitpunkt wieder abzurufen, ist existenziell. Wirklich nachvollziehbar ist es wahrscheinlich nicht, in welcher Weise es gelingt, in der organischen Materie Gehirn etwas so durch und durch Anorganisches wie Zeit und Erleben festzuhalten. Dass es funktioniert, ist dagegen so normal und selbstverständlich, dass man sich üblicherweise kaum Gedanken darüber macht.

Man kann das Gedächtnis nach der Dauer und den Inhalten klassifizieren. Beide Systeme schließen sich nicht gegenseitig aus.

2.3.1 Gedächtnisklassifikation

Nach Dauer

- **Sensorisches Gedächtnis (= Ultrakurzzeitgedächtnis):** bis zu 2 Sekunden. Die aus den Sinnesorganen eintreffenden Informationen werden zur Enkodierung nur wenige Millisekunden bis Sekunden gehalten. Erreichen die Bilder oder Geräusche bis dahin keine gezielte Aufmerksamkeit, so werden sie wieder vergessen, bei Aufmerksamkeit gelangen sie ins Bewusstsein (bzw. ins Kurzzeitgedächtnis; ► Abb. 2.16).
- **Kurzzeitgedächtnis:** ca. 20 Sekunden. Im Kurzzeitgedächtnis werden die Informationen nur in originaler Form weiter gehalten (z. B. beim kurzen Merken einer Telefonnummer, bis diese ins Handy übertragen wurde; ► Abb. 2.16), während im **Arbeitsgedächtnis** eine aktive Verarbeitung der Informationen stattfindet (z. B. das Zusammenrechnen von zwei abgelesenen Preisen). Die Kapazität ist nach George Miller auf durchschnittlich 7 ± 2 Informationseinheiten (sog. „chunks“) begrenzt, wie z. B. für das Merken deutscher Städte. Der präfrontale Kortex ist zentral für das Kurzzeit- und Arbeitsgedächtnis.
- **Gedächtniskonsolidierung:** Speicherung und Verarbeitung, Überführung von Inhalten aus dem Kurz- in das Langzeitgedächtnis über Tage bis Monate; „Lernen“ im eigentlichen Sinne, z. B. für eine Psychologieklausur.
- **Langzeitgedächtnis:** Dauer und Kapazität sind unbegrenzt! Zunächst werden die Informationen im Hippocampus durch Langzeitpotenzierung (= Konsolidierung) zwischengespeichert, bevor sie von dort in den Assoziationskortex übertragen und in Form von synaptischen Veränderungen festgehalten werden (► Abb. 2.16). Insbesondere Informationen, die als wichtig eingestuft wurden oder mit starken Emotionen verbunden sind, bleiben in Erinnerung. Aber auch interessante

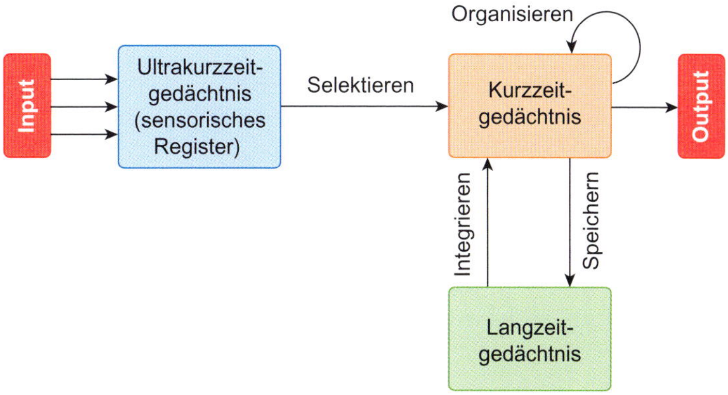

Abb. 2.16 Informationsverarbeitung des Arbeitsgedächtnisses von der Wahrnehmung bis zur dauerhaften Speicherung im Langzeitgedächtnis [L143]

Assoziationen und häufige Wiederholung bzw. Übung vermitteln den Transfer vom Kurz- in den Langzeitspeicher. Verantwortlich dafür ist der gesamte Neokortex, wobei unterschiedliche Areale besonders involviert sind:
- Motorischer Kortex für das Speichern von Bewegungsabläufen (Schwimmen, Fahrradfahren, Besteck benutzen)
- Sehrinde für das Speichern von Bildern
- Hörrinde für das Speichern von Tönen (Melodien, Stimmen etc.)

Klinik

Die **Demenz** wird als eine **Störung vieler höherer kortikaler Funktionen** beschrieben. Dazu zählen Gedächtnis, Denken, Orientierung, Auffassung, Rechnen, Lernfähigkeit, Sprache und Urteilsvermögen. Auch eine Störung der **Impulskontrolle und der Motivation** kann damit einhergehen, während das Bewusstsein nicht getrübt ist. Zunächst ist das Kurzzeitgedächtnis stärker betroffen als das Langzeitgedächtnis.
Ab dem 65. Lebensjahr steigt das Risiko, an einer Demenz zu erkranken, deutlich an. Bei den über 90-Jährigen liegt die Inzidenz schon bei 30 %. Der Verlauf der Demenz lässt sich durch nichtmedikamentöse und medikamentöse Therapien abschwächen und verlangsamen, jedoch nicht aufhalten oder revidieren. Die Lebenserwartung sinkt nach der Diagnose nicht durch die Demenz selbst, sondern durch sekundäre Erkrankungen.
Die häufigste Form der Demenz tritt bei der **Alzheimer-Krankheit** auf. Diese stellt eine neurodegenerative Erkrankung dar, bei der eine Gehirnatrophie zu erkennen ist.

Nach Inhalt

Innerhalb des Langzeitgedächtnisses unterscheidet man je nach Art der Gedächtnisinhalte (Fakten, Handlungen) folgende Gedächtnisformen (▸ Abb. 2.17):
- **Explizites Gedächtnis (= deklaratives Gedächtnis, „Was"):** Gedächtnisinhalte, die bewusst abgerufen und beschrieben werden können.
  - **Episodisches Gedächtnis („erlebt"):** Sowohl autobiografische Erinnerungen an Erlebnisse aus dem eigenen Leben als auch Episoden des öffentlichen Lebens fallen in diese Kategorie. *Beispiele:* der 18. Geburtstag, die erste Fahrstunde, die Corona-Pandemie, Ausbruch des Angriffskrieges auf die Ukraine
  - **Semantisches Gedächtnis („erlernt"):** Faktenwissen über bestimmte Fachbereiche und allgemeine Kenntnisse über die Welt, das Leben und die Menschen. *Beispiele:* Physikumswissen, Hauptstädte
- **Implizites Gedächtnis (= non-deklaratives Gedächtnis, prozedurales Gedächtnis, „Wie"):** unbewusstes Gedächtnis (Handlungen, Bewegungsabläufe, kognitive Fähigkeiten), dessen Inhalte dem Bewusstsein nur sehr beschränkt zugänglich sind und daher auch nur schwer verbalisiert werden können. *Beispiele:* Fahrrad fahren, bekannte Bilder erkennen, bekannte Rätsel lösen
  - **Habit-Gedächtnis:** Fertigkeiten und Gewohnheiten. *Beispiele:* Laufen, Skifahren
  - **Priming-Gedächtnis:** Ein an der Ausbildung des impliziten Gedächtnisses

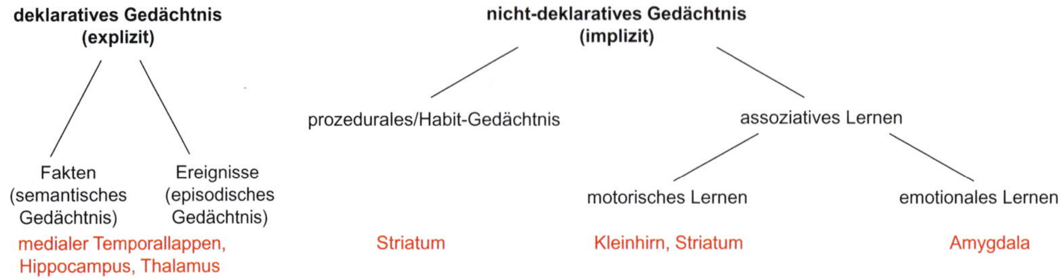

Abb. 2.17 Gedächtnisklassifikation und ihre Strukturen [L143]

beteiligter Prozess, bei dem die vorherige Darbietung eines Reizes die Reaktion auf einen nachfolgenden Reiz beeinflusst und erleichtert. *Beispiel:* Einem Probanden werden verschiedene Gegenstände genannt, die alle weiß sind (Schnee, Papier, Wolke, Porzellan). Daraufhin wird er gefragt: „Was trinkt die Kuh?" In vielen Fällen antworten die Probanden Milch, da sie – unter dem Einfluss des unbewusst wahrgenommenen Bahnungsreizes „weiß" – zuerst an Milch anstatt an Wasser denken.
- **Assoziatives oder perzeptuelles Gedächtnis:** Einordnung von Informationen in größere (assoziative) Zusammenhänge und Bewertung neuer Inhalte in den Kategorien „neu" und „bekannt". *Beispiele:* Verknüpfung des Geräuschs von raschelndem Laub mit „Herbst" oder die Klassifizierung einer Kombination aus Motor und vier Rädern als Auto.

Bezüglich der Gedächtniskonsolidierung lässt sich zwischen **expliziten** und **impliziten** Inhalten unterscheiden:

- **Explizite Gedächtnisinhalte** (z. B. Ereignisse, Lernstoff, räumliche Zusammenhänge, Zahlen und Fakten) werden über den **Hippocampus** und die anderen Strukturen des Papez-Neuronenkreises (► Kap. 2.1.2) vom Kurz- in das Langzeitgedächtnis überführt. Aus pathologischen Veränderungen resultieren entsprechende Störungen der Merkfähigkeit für neue Inhalte.
- **Implizite Gedächtnisinhalte** (z. B. erlernte emotionale und vegetative Reaktionen) werden in erster Linie über die **Amygdala** konsolidiert. **Motorische Fertigkeiten** und Handlungsabläufe als gewohnheitsmäßige, erlernte Reaktionen auf bestimmte Reize werden über die **Basalganglien** (vor allem das Striatum) und den motorischen und sensorischen Kortex sowie das Kleinhirn vermittelt.

Merke

Der **Zeigarnik-Effekt** besagt, dass ungeklärte Aufgaben und Probleme besonders gut in Erinnerung bleiben.

2.3.2 Gedächtniserwerb

Die Art und Weise, wie das Hier und Jetzt der Welt in eine später abrufbare Erinnerung verwandelt und damit gewissermaßen reproduzierbar und vor dem Verschwinden bewahrt wird, ist noch längst nicht vollständig verstanden. Die derzeit gängigen Hypothesen sehen das biophysiologische Korrelat der Speicherung bzw. Retention von Gedächtnisinhalten in elektrischen, chemischen und schließlich strukturverändernden Mechanismen. Dabei gibt es keinen „Gedächtnisort" im Gehirn. Vielmehr wird **Gedächtnis** – vergleichbar mit dem Internet – als **Netzwerk** verstanden: Nicht die Größe oder Leistungsfähigkeit der Neurone, sondern die **Vielfalt ihrer Verbindungen,** der Synapsen, ist für die Funktionen des Wissens und Erinnerns entscheidend. Häufig genutzte Verbindungen werden gestärkt, während selten genutzte mit der Zeit verschwinden.

Neuropsychologisch werden beim Wissens- bzw. Gedächtniserwerb vier **Techniken** unterschieden:

- **Enkodierung:** Eine aufgenommene Information wird dahingehend verändert, dass sie sich sinnvoll in das bestehende Wissenssystem einfügt; Assoziationen werden hergestellt. *Beispiel:*

Verknüpfung der Namen, die man sich merken möchte, mit Tieren, die denselben Anfangsbuchstaben haben.
- **Organisation:** Die aufgenommenen Informationen werden systematisiert und geordnet. *Beispiel:* Die Tatsache, dass der Lebensgefährte die neue Frisur bemerkt hat, wird anders gespeichert, als der zeitgleich im Radio laufende Wetterbericht und der Inhalt der philosophischen Lektüre.
- **Wiederholung:** Die Information wird mehrfach dargeboten, um besser gemerkt zu werden. *Beispiel:* Die Hauptstadt von Liberia heißt Monrovia. Die Hauptstadt von Liberia heißt Monrovia. Die Hauptstadt von Liberia heißt Monrovia. Die Hauptstadt von Liberia heißt Monrovia. Die Hauptstadt von Liberia heißt Monrovia. Die Hauptstadt von Liberia heißt Monrovia. Die Hauptstadt von Liberia heißt Monrovia. Die Hauptstadt von Liberia heißt Monrovia.
- **Elaboration:** Die Information wird aufmerksam und gründlich durchdacht, wirklich verstanden und nicht nur auswendig gelernt. *Beispiel:* Den Satz *„Fremd ist der Fremde nur in der Fremde“ (Karl Valentin)* kann man lesen und vergessen. Man kann aber auch versuchen, ihn in seiner Bedeutung wirklich zu verstehen, kann ihn mit eigenen Erlebnissen verknüpfen, Argumente dafür und dagegen sammeln und ihn innerlich diskutieren, um ihn dann im entscheidenden Moment wahrscheinlich zu erinnern.

Merke

Das Gedächtnis bedient sich dreier Mechanismen:
- **Enkodierung:** Abspeichern von Informationen im Gedächtnis
- **Konsolidierung** (Retention): Einordnung der Information in das Ultrakurz-, Kurz- oder Langzeitgedächtnis
- **Abruf:** Wiedergabe der gespeicherten Information zu einem anderen Zeitpunkt

2.3.3 Vergessen

Um in der Welt zurechtzukommen, braucht es neben der Fähigkeit des Erinnerns auch die des Vergessens, so wie es neben der Bindung auch das Loslassen-können braucht. Anders sind Bewegung und Wachstum höchstwahrscheinlich nicht möglich.

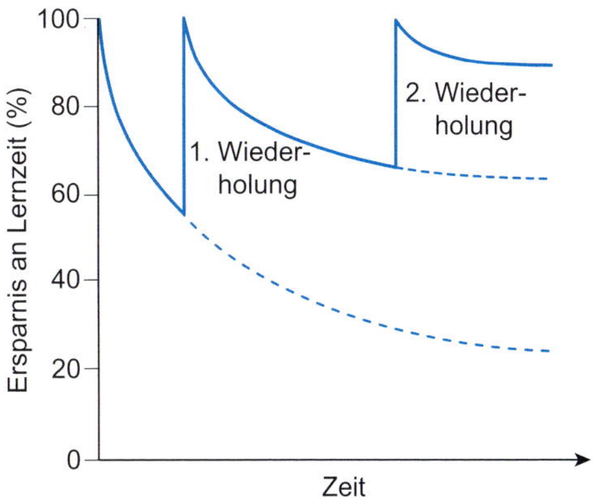

Abb. 2.18 Die Vergessenskurve nach Ebbinghaus beweist, wie effektiv das Lernen mit Wiederholungen ist. [L143]

Die Neurobiologie geht davon aus, dass die Funktion des Langzeitgedächtnisses auf den Verbindungen zwischen Neuronen beruht. Wiederholung festigt sie, während Nichtbenutzung offenbar zu einer **Inaktivierung der Synapsen** führt. Dass die neuronalen Verbindungen im Zusammenhang mit dem Vergessen nicht völlig gekappt werden, schließt man daraus, dass sich einmal Gelerntes rascher wieder lernen lässt als Neues.

Hinsichtlich des neuropsychologischen Phänomens Vergessen gibt es mehrere Theorien:
- **Theorie des Spurenverfalls:** Gedächtnisinhalte verblassen und verschwinden im Laufe der Zeit. In einigen Experimenten wurden Vergessenskurven erstellt (► Abb. 2.18), die einen Zusammenhang zwischen der prozentualen Menge der vergessenen Inhalte und der Zeit aufzeigen. Die Erfahrung, dass manche Erinnerungen so gut wie gar nicht verblassen, während andere relativ schnell verloren gehen, widerspricht dieser Theorie jedoch.
- **Theorie der Interferenz:** Gedächtnisinhalte überlagern einander.
  - **Retroaktive Interferenz:** Früher Gelerntes kann schlechter erinnert werden, wenn neuer Lernstoff hinzukommt. Je größer die Ähnlichkeit der Lerninhalte, desto ausgeprägter ist das Vergessen.
  - **Proaktive Interferenz:** Das Lernen neuer Inhalte erschwert die Speicherung der davor gelernten Inhalte. Das alte Wissen wird durch das neue überlagert.

- **Theorie des gestörten Abrufs:** Gedächtnisinhalte werden nicht gelöscht, zuweilen ist aber der Zugang zu ihnen gesperrt bzw. der Abruf nicht möglich, z. B. weil ein mit der Information assoziierter Kontext fehlt. In diese Theorie wird die Erfahrung von „Es liegt mir auf der Zunge" eingeordnet oder die Empfehlung erteilt, einen Weg zurückzugehen, um etwas, das einem entfallen ist, wieder zu erinnern.
- **Verdrängungstheorie:** Gedächtnisinhalte werden aus psychodynamischen Gründen (z. B. zum Schutz vor Schuld- und Schamgefühlen, Angst und Trauer) verdrängt und damit dem bewussten Erinnern entzogen.

Lerntipp

Das IMPP fragt gerne Inhalte zur Interferenz:
- **Proaktive Hemmung:** Bereits gelernte Inhalte erschweren das Lernen des neuen Materials.
- **Retroaktive Hemmung:** Früher Gelerntes verhindert die Aufnahme von neuem Wissen.

2.3.4 Amnesie

Mneme ist in der griechischen Mythologie die Muse der Erinnerung. Eine Störung der zeitlichen oder inhaltlichen Beeinträchtigung der Erinnerung nennt man **Amnesie.** Alle Arten von Amnesie können in ihrem Schweregrad stark variieren und in einem gewissen Zeitraum nach der Schädigung wieder verschwinden. Mögliche Ursachen sind Schädel-Hirn-Trauma, Schlaganfall oder Demenz. Man unterscheidet:
- **Retrograde Amnesie:** Geschehnisse, die kurz vor dem den Gedächtnisverlust verursachenden Ereignis stattgefunden haben, können nicht mehr erinnert werden.
- **Anterograde Amnesie:** Erlebnisse, die nach dem auslösenden Ereignis stattfinden, können nicht mehr in das Gedächtnis aufgenommen werden.
- **Kongrade Amnesie:** Das auslösende Ereignis selbst kann nicht erinnert werden, alle anderen Gedächtnisleistungen sind intakt.
- **Globale Amnesie:** Kombination aus retrograder und anterograder Amnesie.
- **Dissoziative Amnesie:** Nur bestimmte Ereignisse, die z.B. in Verbindung mit einem (psychischen) Trauma stehen, können nicht erinnert werden.

Klinik

Konfabulationen sind frei erfundene, objektiv falsche Begebenheiten oder Informationen, die keinen Bezug zur Realität haben, die der Betroffene jedoch in dem Moment für wahr hält. Damit sind sie von Lügen abzugrenzen, bei denen der Betroffene weiß, dass die Aussagen falsch sind. Konfabulationen können aus verschiedenen Gründen auftreten:
- **Korsakow-Syndrom:** eine spezielle Art der Amnesie, meist stärker anterograd ausgeprägt, die durch einen Thiaminmangel, gehäuft bei Alkoholabhängigen durch Mangelernährung, auftritt. Fragen nach Ereignissen aus dem Lebenslauf führen häufig zu Konfabulationen. So kann ein Patient seinen Aufenthalt im Ausland mit einer Begründung ausschmücken, die nahe Verwandte als eindeutig falsch darstellen.
- **Split-Brain-Patienten:** Bei diesen Personen wurde das Corpus callosum (= Balken), das die weiße Gehirnsubstanz beider Hemisphären miteinander verbindet, durchtrennt. Dadurch können rechte und linke Gehirnhälfte nicht mehr ausreichend kommunizieren. Dies führt u. a. dazu, dass Aktionen der linken Körperhälfte, die von der rechten Hemisphäre gesteuert werden, nicht mehr mit sprachlichen Aussagen, die in der linken Hemisphäre generiert werden, in Einklang gebracht werden können. So kann die linke Hand z. B. nach einem Buch greifen und der Patient beschreiben, dass er lesen will, obwohl er das Buch dann zum Beschweren eines Briefes benutzt.

2.4 Intelligenz

Der Begriff **Intelligenz** ist nicht eindeutig definiert. Das so bezeichnete Konstrukt umfasst kognitive, aber auch emotionale und soziale Fähigkeiten und wird mit Einsicht, Abstraktionsfähigkeit, Verstand und Verständnis in Verbindung gebracht. Intelligenz befähigt Menschen, Probleme zu lösen, sich an veränderliche Umweltbedingungen anzupassen, Erfahrungen zu sammeln und aus ihnen zu lernen.

2.4.1 Intelligenzformen

Nach Howard **Gardner** lassen sich folgende Formen von Intelligenz unterscheiden:
- **Sprachliche Intelligenz:** Fähigkeit, Sprache zu lernen und souverän mit ihr umzugehen, umfassender Wortschatz und präzise Anwendung zur verbalen Beschreibung von Gedanken, Gefühlen und Wirklichkeiten

- **Mathematische Intelligenz:** Fähigkeit zur Logik und Problemlösung, Erkennen von Gesetzmäßigkeiten und Prinzipien
- **Räumliche Intelligenz:** Fähigkeit zur Erfassung und Darstellung räumlicher Zusammenhänge sowohl im Großen (Luftfahrt, Seefahrt) als auch im Kleinen (bildende Kunst, Chirurgie)
- **Musikalische Intelligenz:** Fähigkeit im Umgang mit Tönen, Klang und Rhythmus, sowohl rezipierend als auch produzierend
- **Kinästhetische (körperliche) Intelligenz:** körperliche Geschicklichkeit, Ausdruckskraft und Koordinationsfähigkeit (z. B. bei Tänzern, Akrobaten, Schauspielern)
- **Emotionale Intelligenz:**
  - **Interpersonale Intelligenz:** Fähigkeit zur Erfassung und Beeinflussung fremder Gefühlszustände, Gedanken und Absichten, Empathievermögen
  - **Intrapersonale Intelligenz:** Fähigkeit zur Erfassung und Beeinflussung eigener Gefühlszustände, Gedanken, Motive, Stärken und Schwächen; „Selbsterkenntnis" bzw. Introspektionsfähigkeit
- **Existenzielle Intelligenz:** Fähigkeit zur Erfassung und Bearbeitung existenzieller, philosophischer, religiöser, „übersinnlicher" Probleme und Zusammenhänge
- **Naturalistische Intelligenz:** Fähigkeit zum geschickten Umgang mit der Natur und nichtmenschlichen Lebewesen, rasche Auffassung biologischer Zusammenhänge und Abenteuersinn

2.4.2 Intelligenztheorien

Hinsichtlich der Frage, was Intelligenz ist, existiert eine Vielzahl von teils aufeinander aufbauenden, teils einander widersprechenden Theorien. Zu den bekanntesten gehören:

- **Zwei-Faktoren-Theorie (= Generalfaktorenmodell) nach Spearman:** Annahme eines *g*-(general-)Faktors, der für allgemeine geistige Fähigkeiten wie Geschwindigkeit, Flexibilität, geistiges Fassungsvermögen usw. steht und eines *s*-(specific-)Faktors, der einzelne Begabungen (sprachlich, mathematisch, musisch usw.) darstellt. Eine Person mit hohem *g* und nur geringem *s* zeigt also in allen Bereichen eine konstant hohe Intelligenz, während eine Person mit geringem *g* und teilweise hohem *s* nur in manchen Intelligenzbereichen überdurchschnittlich abschneidet.
- **Primärfaktorenmodell (= Mehrfaktorenmodell) nach Thurstone:** Unterscheidung von sieben Einzelfaktoren der Intelligenz (= Primärfaktoren):
  - Räumlich-visuelle Fähigkeiten
  - Erkennen von Prinzipien und Zusammenhängen
  - Gedächtnisleistung
  - Mathematische Fähigkeiten
  - Logik
  - Wortflüssigkeit
  - Sprachliches Verständnis
- **Theorie der fluiden und kristallinen Intelligenz nach Cattell:** Cattell unterscheidet in seinem Modell zwischen zwei Intelligenzformen
  - **Kristalline Intelligenz:** Aufgaben und Probleme werden anhand des Wissens, der Fähigkeiten und Fertigkeiten, die ein Mensch im Laufe seines Lebens erwirbt, gelöst. Sie bleibt im Alter bestehen.
  - **Fluide Intelligenz:** beinhaltet Fähigkeiten ohne spezielles Wissen wie Auffassungsgabe, geistige Geschwindigkeit und Flexibilität. Sie nimmt im Alter ab.
- **Theorie der multiplen Intelligenzen nach Gardner:** Existenz mehrerer voneinander unabhängiger Intelligenzen (siehe oben)

2.4.3 Intelligenztests

Aufbauend auf den unterschiedlichen Intelligenztheorien existieren unterschiedliche Intelligenztests. Am weitesten verbreitet sind die Untersuchungen zur Bestimmung des sogenannten **Intelligenzquotienten (IQ).** Solche Intelligenztests (z. B. WAIS-IV; siehe unten) beziehen sich auf den Durchschnittswert in einer Vergleichsgruppe (z. B. einer Altersgruppe). Es wird von einer **Normalverteilung** ausgegangen, wobei der Mittelwert als ein IQ von 100 Punkten und eine Standardabweichung mit 15 Punkten definiert ist. Entsprechend haben etwa zwei Drittel der Untersuchten einen IQ zwischen 85 und 115. Das IQ-Konzept geht auf Alfred **Binet** zurück, der die intellektuelle Leistungsfähigkeit bei Kindern untersuchte und spezifische Tests für jede Altersgruppe erstellte. Auf diese Weise unterschied er Lebensalter und Intelligenzalter.
Nach wie vor werden Intelligenztests gestaffelt nach Altersstufen normiert. Einige sind so kon-

Tab. 2.4 Hamburg-Wechsler-Intelligenztest

Verbalteil	Allgemeines Wissen, z. B.: Wie heißt der gegenwärtige Bundeskanzler?
	Allgemeines Verständnis, z. B.: Was bedeutet das geflügelte Wort „mit allen Wassern gewaschen sein"?
	Rechnerisches Denken, z. B.: Wie viel bleiben von 20 Euro übrig, wenn Sie 10 Euro für ein Buch, 2 Euro für Schokolade und 3 Euro für eine Cola ausgeben?
	Gemeinsamkeiten finden, z. B.: Was haben eine Katze und ein Hund gemeinsam?
	Zahlenspanne, Abfrage einer einmalig vorgesagten Zahlenfolge
	Wortschatz, z. B.: Was bedeutet „reüssieren"?
Handlungsteil	Zahlen-Symbol-Test: Zuordnung von Zahlen zu Symbolen und Ergänzung in einer entsprechenden Tabelle
	Bilder ergänzen: Benennen eines fehlenden Elements in einem Bild, z. B. Haus ohne Haustür
	Mosaiktest: Nachlegen von Mustern mit farbigen Würfeln
	Bilder ordnen: Bildung der richtigen Reihenfolge aus Einzelteilen einer Bildergeschichte
	Figuren legen: Zusammensetzen einer Figur aus einzelnen Puzzleteilen

struiert, dass sie unabhängig von Sprache (z. B. für Kinder von Migranten) und Allgemeinwissen funktionieren.

- Einer der ältesten und in der Klinik gebräuchlichsten Intelligenztests ist die **Wechsler Adult Intelligence Scale (WAIS,** auch: Hamburg-Wechsler-Intelligenztest für Erwachsene/HAWIE bzw. für Kinder/HAWIK). Er beruht auf der **Zwei-Faktoren-Theorie** nach Spearman und ist in einen Verbal- und einen Handlungsteil unterteilt (► Tab. 2.4).
- Der **Intelligenz-Struktur-Test 2000 (I-S-T 2000R)** besteht aus neun Aufgabengruppen und einer Prüfung von Allgemeinwissen. Die Aufgaben umfassen: Satzergänzungen, Analogien, Gemeinsamkeiten, Zahlenreihen, Figurenauswahl, Würfelaufgaben, Rechenaufgaben ohne verbalen Anteil, Vorzeichenaufgaben und Matrizenaufgaben. Damit beruht er auf dem **Primärfaktorenmodell** nach Thurstone.
- Ein in allen Kulturen und Bildungsschichten einsetzbarer Test ist der **Culture Fair Intelligence Test (CFIT),** für den weder sprachliche noch mathematische Kenntnisse zur Lösung erforderlich sind. Altersabhängig werden unterschiedliche Subtests angewandt, z. B. Substitutionen, Labyrinthe, Klassifikationen, Ähnlichkeiten und Matrizen. Er beruht auf dem **Modell der fluiden und kristallinen Intelligenz** nach Cattell.

2.5 Sprache

Ähnlich schwer zu beantworten wie die Frage, ob zuerst das Ei oder die Henne da war, ist die nach dem Zusammenhang zwischen Denken und Sprache. Zweifellos sind zumindest höhere kognitive Funktionen an die Fähigkeit des Beschreibens durch Worte gebunden. Abstrakte Begriffe, für die es keine Möglichkeit der direkten Visualisierung gibt (z. B. Liebe, Zeit, Moral), existieren nur, weil sie mittels Sprache „denkbar" sind. Aber so, wie für das Denken die Fähigkeit des sprachlichen Ausdrucks notwendig zu sein scheint, kann Sprache ihrerseits nur denkend erworben werden.

Das Phänomen Sprache lässt sich unter ganz unterschiedlichen Gesichtspunkten betrachten, die durch eine Vielzahl von Wissenschaftszweigen repräsentiert werden. Dazu gehören u. a.:

- Allgemeine Sprachwissenschaft (u. a. Beschäftigung mit der Herkunft und Geschichte von Sprache)
- Angewandte Sprachwissenschaft (u. a. Beschäftigung mit neurologischen und soziologischen Aspekten von Sprache)
- Theoretische Sprachwissenschaft (z. B. Computerlinguistik)
- Soziologie und Sprache (u. a. Beschäftigung mit Dialekten und Sprache als Identifikationsinstrument sozialer Gemeinschaften)

- Psychologie und Sprache (u. a. Beschäftigung mit Spracherwerb und Sprachverlust)
- Philosophie und Sprache (z. B. Semiotik, Grammatik)

2.5.1 Sprachverständnis

Sprachverständnis ist definiert als die Fähigkeit, den Sinn und die Bedeutung sprachlicher Äußerungen (sowohl mündlicher als auch schriftlicher oder gestischer) mithilfe von Semantik (Bedeutungslehre) und Syntax (Grammatik) zu erfassen und in den Kontext eines Vorwissens („Weltwissens") einzuordnen.

2.5.2 Sprachproduktion

Der Begriff Sprachproduktion umfasst alle Prozesse, die mit der Vorbereitung und Verwirklichung sprachlicher Äußerungen verbunden sind, sowohl mündlich als auch schriftlich oder durch Gebärden (► Abb. 2.19). Der niederländische Psycholinguist Willem **Levelt** entwickelte hierzu ein Modell, das die Komplexität des Vorgangs der Sprachproduktion verdeutlicht.

2.5.3 Neurologische Sprachzentren

Der französische Arzt und Anthropologe Paul **Broca** untersuchte Mitte des 19. Jahrhunderts einen Mann, der als Monsieur Tan in die Geschichte einging. Mit Anfang 30 hatte er aus ungeklärter Ursache seine Fähigkeit zum Sprechen verloren und war lediglich in der Lage, das Wort „Tan" zu sagen – dies allerdings mit unterschiedlichen Betonungen und unterschiedlichem Ausdruck. Broca konnte also davon ausgehen, dass der Patient durchaus in der Lage war, Sprache zu verstehen und sprachlich zu denken. Als Monsieur Tan mit 51 Jahren starb, untersuchte Paul Broca sein Gehirn und identifizierte anhand der vorgefundenen strukturellen Schädigung ein Areal im **Gyrus frontalis inferior** als Ort der **motorischen Sprachbildung.** Es wurde nach ihm als **Broca-Areal** bezeichnet und befindet sich bei den meisten Menschen in der **dominanten Hirnhemisphäre.**

Ein Zeitgenosse Brocas war der im oberschlesischen Tarnowitz geborene Carl **Wernicke,** der bereits im Alter von 26 Jahren seine Entdeckung eines **sensorischen Sprachzentrums** bzw. einer durch dessen Zerstörung entstandenen **sensorischen Aphasie** veröffentlichte. Das nach ihm benannte **Wernicke-Areal** befindet sich –ebenfalls in der **dominanten**

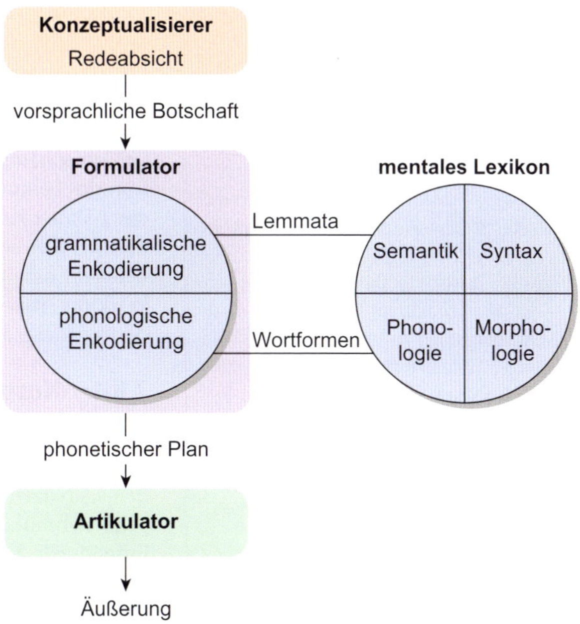

Abb. 2.19 Modell der Sprachproduktion nach Levelt [L231]

Hirnhälfte – im **Gyrus temporalis superior.** Es scheint wesentliche Bedeutung für das **Sprachverständnis** zu haben.

Merke

- Br**o**ca = m**o**torisches Sprachzentrum
- W**e**rnicke = s**e**nsorisches Sprachzentrum

Klinik

Als **Aphasie** (Sprachlosigkeit) bezeichnet man die durch eine strukturelle Hirnschädigung erworbenen Störungen der Sprachproduktion und/oder des Sprachverständnisses.
Als Ursachen kommen u. a. Schlaganfall, Hirnblutung, Schädel-Hirn-Trauma, Hirntumoren oder entzündliche Erkrankungen des Gehirns infrage. Abhängig davon, welches Areal betroffen ist, resultieren unterschiedliche Symptome:

- **Broca-Aphasie:** Läsion des Broca-Sprachzentrums; verlangsamte, stockende Sprache, viele Pausen, große Anstrengung bei der Sprachproduktion, Verlust der Grammatik („Telegrammstil"), Wortfindungsstörungen, lautliche Veränderung von Wörtern. Das Sprachverständnis ist erhalten und damit auch ein Verständnis für die Störung, was von Betroffenen oft als sehr belastend erlebt wird.
- **Wernicke-Aphasie:** Läsion des Wernicke-Sprachzentrums; Verlust des inhaltlichen Sprachverständnisses. Das eigene Sprechen ist flüssig, grammatikalisch richtig, aber inhaltlich unverständlich und unzusammenhängend, durchsetzt von Wiederholungen, Nachahmungen und Wortneuschöpfungen. Mit dem Verlust des Sprachverständnisses sind auch erhebliche Einschränkungen des Denkens verbunden. Oft ist den Betroffenen ihre Störung nicht bewusst.
- **Globale Aphasie:** umfangreichere Hirnläsionen unter Einbeziehung beider Sprachzentren; sowohl das Sprachverständnis als auch die Sprachproduktion sind gestört. Betroffene sind häufig nur noch in der Lage, Laute zu produzieren, ohne dass diese eine inhaltliche Bedeutung zu haben scheinen. Verbale Anweisungen werden nicht mehr verstanden.
- **Amnestische Aphasie:** kleinere Läsionen im Bereich des Temporal- und/oder Parietallappens, ohne dass eines der beiden Sprachzentren komplett zerstört ist; es liegt eine Sprachfindungsstörung vor, die durch Umschreibungen und Füllwörter kompensiert wird.
- **Leitungsaphasie:** verursacht durch eine Läsion des Fasciculus arcuatus, der das Wernicke- mit dem Broca-Zentrum verbindet; das Nachsprechen unbekannter Worte und längerer Sätze gelingt nicht, während Sprachproduktion und -verständnis intakt sind.
- **Transkortikale Aphasie:** verursacht durch eine z. B. entzündliche Hirnerkrankung, ohne dass eines der beiden Sprachzentren komplett zerstört ist; Hauptmerkmal ist die Echolalie, das ständige Nachsprechen von Gehörtem, während die selbstständige Sprachproduktion gestört ist.

2.6 Schmerz

Die Schmerzdefinition der WHO lautet:

„Schmerz ist ein unangenehmes **Sinnes- und Gefühlserlebnis,** *das mit einer* **tatsächlichen oder drohenden Gewebeschädigung** *verknüpft ist oder mit Begriffen einer solchen Schädigung beschrieben wird."*

Der Begriff **„Sinneserlebnis"** meint z. B., dass der Schmerz als brennend, stechend, bohrend oder reißend empfunden werden kann. Zum anderen geht es hier auch um die Schmerzstärke, die etwa mit einer Zahl von 0 bis 10 geschätzt werden kann. Mit dem Begriff **„Gefühlserlebnis"** wird auf die emotionalen Anteile des Schmerzes eingegangen, der z. B. als quälend, mörderisch oder erschöpfend beschrieben werden kann.
Verbunden mit dem **akuten Schmerz** ist eine tatsächliche oder potenzielle **Gewebeschädigung,** die durch eine entsprechende Schmerzreaktion verhindert oder minimiert werden soll. **Chronische Schmerzen** können ohne feststellbare Gewebsschädigung auftreten, und die Schutzfunktion des Schmerzes rückt in den Hintergrund. Ab einer Dauer von 3 Monaten spricht man von chronischen Schmerzen, die ein eigenständiges Krankheitsbild darstellen und für deren Entstehung die Wirkung psychischer Begleitumstände weiter in den Vordergrund tritt.

2.6.1 Nozizeption

Die subjektive Wahrnehmung von Schmerz wird als **Nozizeption,** die beteiligten Rezeptoren werden als **Nozizeptoren** bezeichnet. Hinsichtlich der Wahrnehmung von Schmerz bestehen große interindividuelle Unterschiede. Die Erklärungsansätze reichen von sozialen Normen („Ein Mann muss das aushalten!") über Kontrollmöglichkeiten („Ich will dieses Tattoo") bis hin zur Bewertung der Ursache der Schmerzen.

Merke

- **Interozeption:** Wahrnehmung aus und über eigene Körperabschnitte
- **Viszerozeption:** Wahrnehmung von Organen und Organtätigkeiten
- **Propriozeption:** Wahrnehmung von Körperlage und -bewegung im Raum

2.6.2 Mechanismen von Schmerz

- **Nozizeptiver Schmerz:** Schmerzen, die durch eine tatsächliche oder drohende Schädigung von nichtneuralem Gewebe entstehen und auf die Aktivierung von Nozizeptoren zurückzuführen sind
- **Neuropathischer Schmerz:** Schmerzen, die durch eine Läsion oder Erkrankung des somatosensorischen Nervensystems verursacht werden
- **Noziplastischer Schmerz:** Schmerzen, die durch eine veränderte Nozizeption entstehen
- **Gemischter Schmerz:** Schmerzen, die durch das Zusammenwirken verschiedener Mechanismen entstehen

2.6.3 Besondere Schmerzformen

Bei einer mechanischen Reizung peripherer Nerven kann es zu **projiziertem Schmerz** kommen. Die subjektive Schmerzwahrnehmung projiziert nämlich durch die Reizung im Versorgungsgebiet des betroffenen Nervs. Ein typisches Beispiel ist das Kribbeln im kleinen Finger und Ringfinger, wenn man sich den sogenannten Musikantenknochen stößt; hier ist der **N. ulnaris** im Sulcus n. ulnari betroffen.
Übertragener Schmerz entsteht durch den viszerokutanen Reflexbogen im Rückenmark. Die Nervenendigungen sowohl der inneren Organe (viszeraler Schmerz) als auch der Haut (somatischer Schmerz) konvergieren auf Höhe des Cornu posterius (Hinterhorn). Von dort werden die Sensationen gemeinsam Richtung ZNS weitergeleitet. Das Gehirn kann daraufhin nicht mehr unterscheiden, ob der Schmerz aus dem Organ oder dem Dermatom entspringt. **Head-Zonen** sind Hautareale, in denen übertragene Schmerzen aufgrund von Organerkrankungen auftreten.

2.6.4 Messung von Schmerzen

Da die Wahrnehmung von Schmerzen von Mensch zu Mensch so stark schwankt, ist auch die Schmerzmessung problematisch. Zu den erfolgreichsten Methoden gehören Fragebögen und Schmerzskalen:

- **Visuelle Analogskala (VAS):** Bei diesem sehr häufig eingesetzten Verfahren bestimmt der Patient sein Schmerzempfinden auf einer Skala mit den beiden Polen „kein Schmerz" und „unerträgliche Schmerzen". Die subjektive Markierung des Patienten kann dann in Zahlenwerte (z. B. 6 von 10 Punkten) übertragen werden.
- **Numerische Rating-Skala (NRS):** Patienten können direkt Zahlenwerte angeben, z. B. auf einer Skala von 0 bis 10.
- **Adjektivlisten:** Der Patient soll seinen Schmerz in Dimensionen wie Schärfe (schneidend, brennend usw.) und Rhythmik (pochend, pulsierend usw.) anhand vorgegebener Adjektive beschreiben. Ein Beispiel ist das *McGill Pain Questionnaire.*
- **Multidimensionaler Schmerzfragebogen (MPI):** Dieser Fragebogen eignet sich vor allem für die zusätzliche Erfassung psychosozialer Begleiterscheinungen von chronischen Schmerzen.
- **Quantitative Sensorische Testung (QST):** Das QST umfasst standardisierte Tests, die die Empfindlichkeit des Patienten auf thermische, mechanische Reize und Schmerzreize messen. Hierdurch wird versucht, Schmerz **objektiv** zu erfassen. Dieses Messverfahren wird insbesondere bei neuropathischen Schmerzen eingesetzt.

2.6.5 Schmerzkomponenten

Man unterscheidet folgende Komponenten des Schmerzes:

- **Sensorisch-diskriminative Schmerzkomponente:** Charakteristika wie Lokalisation, Intensität, Art und Dauer
- **Affektive Schmerzkomponente:** emotionale Reaktion, die durch den Schmerz ausgelöst wird (Wut, Angst etc.)
- **Vegetative Schmerzkomponente:** vegetative Begleiterscheinungen des Schmerzes (Übelkeit, hoher Blutdruck etc.)
- **Motorische Schmerzkomponente:** Schutzreflexe und Schonhaltungen, die als Reflexe auf den Schmerz auftreten

- **Kognitive Schmerzkomponente:** bewusste Bewertung des Schmerzes auf Basis der vier vorhergehenden Komponenten, die dann häufig zu verbalen und nonverbalen (Mimik, Gestik) Schmerzäußerungen führt

Klinik

Als **Phantomschmerzen** bezeichnet man die vermeintlichen Sinneswahrnehmungen einer amputierten Gliedmaße. Die Ursachen sind unbekannt. Infrage kommen **Informationsvermittlungsfehler** auf der Ebene peripherer, spinaler und/oder zerebraler Strukturen. Nach einer Amputation treten bei über 50 % der Patienten Phantomsensationen auf. Die Behandlung ist schwierig und muss individuell auf den Patienten abgestimmt werden. Neben schmerzlindernden Medikamenten (Analgetika) kommen physikalische Verfahren, Psychotherapie und alternative medizinische Methoden zum Einsatz. Die Möglichkeit der Behandlung des Phantomschmerzes an einer virtuellen Extremität befindet sich in der Erprobung.

2.6.6 Schmerztherapie

Bei Schmerzen, die nicht auf Medikamente anzusprechen scheinen, und bei chronischen Schmerzen werden psychologische Schmerztherapien angewandt. Beispiele für **verhaltenstherapeutische Verfahren:**

- **Entspannungstechniken:** Mithilfe von progressiver Muskelrelaxation, autogenem Training, Selbsthypnose oder Hypnose kann ein Zustand herbeigeführt werden, in dem die Muskelspannung abnimmt und der Schmerz als geringer empfunden wird.
- **Kognitive Verhaltenstherapie:** Schmerzfördernde Gedanken (z. B. Katastrophisieren: „Dieser Schmerz ist so stark, dass ich nichts anderes mehr machen kann, und er wird mich umbringen“) sollen nach Psychoedukation erkannt und durch adaptivere Alternativen ersetzt werden.
- **Operantes Konditionieren:** Schmerzlinderndes Verhalten wird verstärkt, und schmerzsteigerndes oder -erhaltendes Verhalten gelöscht. Als Beispiel kann die zeitkontingente Medikamenteneinnahme dienen: Medikamente werden immer zu einer festen Zeit und nicht nach Bedarf eingenommen, damit es nicht über eine Verstärkung zu einer Abhängigkeit kommt.

2.6.7 Schmerzgedächtnis

Eine Hypothese bei der Erforschung chronischer Schmerzen betrifft die Annahme von **Lerneffekten** auf **zellulärer Ebene,** die sich durch eine Modifikation der **Genaktivität** manifestieren (sogenanntes Schmerzgedächtnis). Wird eine Nervenzelle durch wiederholten Schmerz immer wieder gereizt, kommt es zu einer Art negativem „Lerneffekt“, einer dauerhaften Potenzierung der synaptischen Übertragung von Schmerzinformationen und Veränderungen der ZNS-Strukturen. Wissenschaftler gehen davon aus, dass dort, wo Lernprozesse stattfinden, theoretisch auch ein Neu- oder Umlernen funktionieren muss. Die (z. B. durch Analgetika unterstützte) wiederholte Erfahrung, dass der erwartete Schmerz ausbleibt, kann demnach zu einer „Überschreibung“ des Schmerzgedächtnisses führen. In der praktischen Umsetzung verlangt dies ein hohes Maß an Motivation vonseiten des Patienten sowie umfassender medizinischer und psychotherapeutischer Unterstützung.

2.6.8 Dysfunktionale Kognitionen und maladaptives Schmerzverhalten

Der Entwicklung **chronischer Schmerzen** liegen nicht selten dysfunktionale Kognitionen, also ungünstige Gedanken im Rahmen der Schmerzverarbeitung, zugrunde. Dazu gehören:

- Kognitiv gesteigerte Ängste („Schmerz ist gefährlich“, „Das wird nie wieder gut“)
- Daraus resultierendes Vermeidungsverhalten („Ich bin gefährdet und muss mich schonen“)
- Autoaggressive Durchhalteparolen („Reiß dich zusammen“, „Ein Indianer kennt keinen Schmerz“)
- Bagatellisierungen („Wird schon wieder“), einhergehend mit Überaktivität und Überforderung

Über den Weg der zunehmenden psychischen Anspannung kann es dann auch zu körperlichen Verspannungen und letztlich zu einer Zunahme der Schmerzen kommen.

Rückenschmerz

Rückenschmerzen gehören zu den weltweit häufigsten Schmerzsyndromen, von denen über 80 % der Bevölkerung mindestens einmal im Leben betroffen sind. Sie können akut (Dauer < 6 Wochen) oder chronisch (Dauer > 12 Wochen) auftreten und entstehen durch ein komplexes Zusammen-

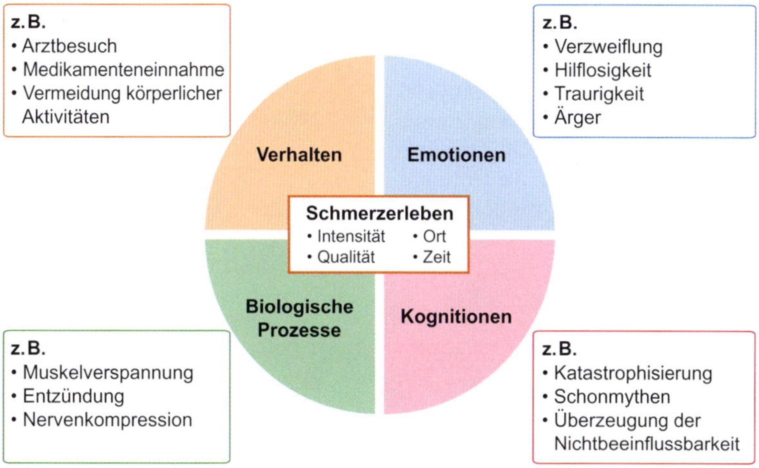

Abb. 2.20 Biopsychosoziales Modell der Entstehung chronischer Schmerzen. Neben biologischen Faktoren tragen insbesondere Gefühle und Überzeugungen zur Chronifizierung bei, begünstigen ein bestimmtes Verhalten und erhalten sich gegenseitig aufrecht. [L143]

spiel von körperlichen, psychologischen und sozialen Faktoren (▸ Abb. 2.20). Neben der individuellen Belastung führen Rückenschmerzen zu erheblichen Kosten für das Gesundheitssystem. Allein in Deutschland verursachen sie durch direkte und indirekte Kosten, insbesondere Arbeitsunfähigkeit, eine jährliche Belastung von etwa 18 Milliarden Euro.

Rückenschmerzen lassen sich in **spezifische** und **unspezifische Rückenschmerzen** unterteilen:

- **Spezifische Rückenschmerzen** haben eine nachweisbare organische Ursache (z. B. Fraktur, Tumor oder entzündliche Erkrankung).
- **Unspezifische Rückenschmerzen,** die den Großteil der Fälle ausmachen, weisen hingegen keine eindeutig identifizierbare strukturelle Ursache auf.

Unspezifische Rückenschmerzen sind besonders anfällig für eine Chronifizierung, wenn psychosoziale Risikofaktoren übersehen werden. Daher sollten in der Diagnostik nicht nur körperliche, sondern auch psychologische und soziale Aspekte frühzeitig berücksichtigt werden, um langfristige Verläufe zu vermeiden. Die wichtigste Maßnahme der Therapie ist dabei die Aufnahme bzw. Aufrechterhaltung von körperlicher Aktivität; Bettruhe dagegen kann die Rückenschmerzen verstärken.

Ein zentraler Aspekt in der Versorgung von Rückenschmerzpatienten ist die quartäre Prävention. Dazu gehört die Vermeidung unnötiger medizinischer Maßnahmen ohne therapeutischen Nutzen, die zu einer iatrogenen Fixierung und Chronifizierung führen können. So sollte beispielsweise eine sofortige MRT-Diagnostik bei unspezifischem Rückenschmerz ohne neurologische Defizite vermieden werden, da sie harmlose Zufallsbefunde liefern kann, welche die subjektive Krankheitsüberzeugung der Patienten verstärken.

Risikofaktoren, die eine **Chronifizierung** bedingen, sind u. a.:

- **Psychische Faktoren:** depressive Symptomatik, negativer Stress (Distress), Angst vor Bewegung
- **Verhalten:** passives Schmerzverhalten (Schonhaltung, Inaktivität) oder überaktives Schmerzverhalten (beharrliche Arbeitsamkeit trotz Schmerzen)
- **Berufliche Faktoren:** körperliche Schwerarbeit, monotone Körperhaltung, geringe Arbeitsplatzkontrolle

Gleichzeitig ist es essenziell, sogenannte Red Flags frühzeitig zu identifizieren, die auf eine ernsthafte zugrunde liegende Erkrankung hinweisen und eine rasche Behandlung erfordern. Dazu gehören Anzeichen für einen Tumor oder eine Infektion, Hinweise auf eine Fraktur oder eine Aortendissektion.

2.7 Psychologie des Individuums

2.7.1 Emotion

„Emotionen sind kein Luxus, sondern ein komplexes Hilfsmittel im Daseinskampf", stellte der portugiesische Neurowissenschaftler António **Damásio** fest und postuliert in seinen Büchern die Untrennbarkeit von Körper und Geist. **Emotionen** stellen vielleicht das Bindemittel zwischen beiden und den Ausdruck der Seele dar.

Definition

Der Begriff Emotion leitet sich von lat. „ex motio" ab, was so viel bedeutet wie „aus der Bewegung oder Erregung heraus", und kann in diesem Zusammenhang als **psychische Reaktion auf neurophysiologische Reizungen** verstanden werden. Eine einheitliche Definition steht bisher noch aus. Einigkeit besteht über die Existenz **unterschiedlicher emotionaler Qualitäten** und Intensitäten und das Auftreten physiologischer und kognitiver Veränderungen infolge eines aktuellen emotionalen Erlebens. In der Verhaltenstherapie werden Emotionen als psychische Bewertung ganz bestimmter Gedanken betrachtet. So ist z. B. eine Bewertung wie „etwas ist schön" mit Freude, das Wahrnehmen eines Verlustes mit Trauer und das Erleben von Ungerechtigkeit mit Zorn verbunden.
Zur Entstehung und Bedeutung von **Angst** gibt es unterschiedliche Theorien:

- Psychoanalyse: Angst ist Ausdruck eines inneren Konflikts.
- Behaviorismus: Angst ist eine gelernte emotionale Reaktion auf bestimmte Reize.
- Kognitivismus: Angst ist die Folge der kognitiven Bewertung „gefährlich".

Angst kann ein **momentaner Zustand** sein (State) oder als **Persönlichkeitseigenschaft** (Trait) überdauern. Menschen mit einer dispositionellen Angst neigen eher zu furchtsamem Verhalten und haben ein erhöhtes Risiko für die Entwicklung einer Angststörung.
Abzugrenzen sind darüber hinaus Stimmung und Affekt:

- Als **Stimmung** bezeichnet man länger andauernde und eher nicht objektbezogene Gefühlszustände wie z. B. gute Laune, depressive Verstimmung, andauernde Gereiztheit.
- Ein **Affekt** ist eine plötzliche intensive Gefühlsregung, die weitgehend frei von kognitiver Kontrolle erfolgt und mit sicht- und/oder spürbaren körperlichen Phänomenen einhergeht, z. B. Erröten, Zittern, Herzfrequenzanstieg.

Klinik

Angst wird als angemessene und sinnvolle emotionale Reaktion auf das Erleben von Bedrohung, Gefahr bzw. potenzieller Schädigung verstanden. Hätte die Maus keine Angst vor der Katze, würde sie vermutlich nicht vor ihr weglaufen und alsbald verspeist werden. Angst dient also gewissermaßen dem Schutz des Individuums, sofern ihr Auftreten eine entsprechende Reaktion („fight or flight") in Gang setzt. Zuweilen kann Angst allerdings auch übermächtig und lähmend sein oder in Situationen auftreten, in denen keine tatsächliche Gefahr besteht. In letzterem Fall spricht man von einer **Angststörung.**
Furcht ist eine Form von Angst, die sich auf eine reale Bedrohung bezieht und damit rational begründet und angemessen ist. Sie wird auch als Realangst bezeichnet. Im Gegensatz dazu gilt die **Phobie** als eine nicht rational begründete und unangemessene Angst vor einem konkreten Objekt. Eine Phobie liegt vor, wenn sich die Angst auf ein konkretes Objekt bzw. eine konkrete Situation bezieht. Üblicherweise resultiert aus ihr ein Vermeidungsverhalten. Weitverbreitet ist die z. B. die Spinnen- und die Schlangenphobie. Bei der **Agoraphobie** treten Angst und Panikattacken in Situationen auf, bei denen die Betroffenen befürchten, nicht entkommen zu können – etwa beim Verlassen des Hauses, in Menschenmengen, bei der Nutzung öffentlicher Verkehrsmittel oder in engen Räumen.

Klassifikation

Nach António **Damásio** werden **primäre und sekundäre Emotionen** unterschieden. Die Fähigkeit zur Empfindung und Äußerung primärer Emotionen ist angeboren, wobei hierbei dem Mandelkern (Amygdala) eine wichtige Funktion zukommt.
Paul Ekman benannte sieben **primäre Emotionen,** die kulturübergreifend anhand einer charakteristischen Mimik erkennbar sind (► Abb. 2.21): Freude, Angst, Trauer, Wut, Ekel und Überraschung. Später ergänzte er seine Theorie durch die siebte Basisemotion Verachtung.
Sekundäre Emotionen entwickeln sich im Laufe des Lebens als Mischung primärer Gefühle in Verbindung mit Kognitionen und sind damit kulturabhängig. Subjektive Bewertungen, Erfahrungen und Lernprozesse führen zu einer Differenzierung der Gefühlspalette, auf der

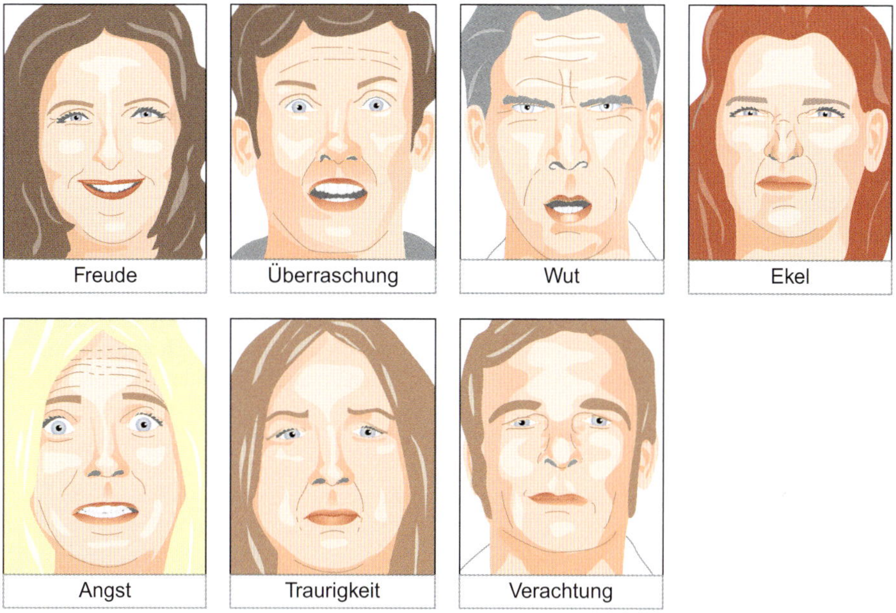

Abb. 2.21 Die sieben Basisemotionen nach Paul Ekman [L138]

sich dann auch Regungen wie Eifersucht, Neid, Dankbarkeit, Schadenfreude, Stolz, Misstrauen, Unbehagen usw. finden.

Die emotionale Bewertung des Gesichtsausdrucks primärer und sekundärer Emotionen erfolgt über die Amygdala im limbischen System.

Heute klassifiziert man Gefühle auch anhand ihrer **sicht- und spürbaren Komponenten:**

- **Subjektives Gefühlserleben:** individuelle Wahrnehmung des emotionalen Zustands – Wie fühlt sich die Emotion für die betroffene Person an?
- Expressive Komponente: äußerlicher Ausdruck von Gefühlen durch Mimik, Gestik, Körpersprache – Wie werden Gefühle nach außen hin dargestellt und von außen wahrgenommen?
- **Physiologische Komponente:** körperliche Begleitphänomene im Zusammenhang mit Emotionen wie Zittern, Herzklopfen, Parästhesien, Schwitzen, Erröten usw. – Wie werden Emotionen körperlich „kodiert"?
- **Kognitive Komponente:** kognitive Bewertung von Gefühlen – Wird eine Emotion als angenehm, belastend, positiv, negativ usw. interpretiert?
- **Verhaltensbezogene Komponente:** Reaktion auf ein Gefühl – Welches Verhalten löst die Emotion aus (z. B. Flucht, Anziehung, Angriff)?

Emotionstheorien

Mithilfe von Emotionstheorien versucht man zu erklären, was Emotionen sind, wie sie entstehen und wie sie sich auswirken. Heute geht man von komplexeren Zusammenhängen aus, doch lassen sich anhand der folgenden drei Theorien wichtige Schritte der Emotionsforschung nachvollziehen.

- **James-Lange-Theorie:** Emotionen entstehen als Begleitreaktion bzw. Interpretation körperlicher Erscheinungen, die ihrerseits reflexartig durch emotionsauslösende Ereignisse entstehen:
  - Wenn es donnert, zittere ich. Wenn ich zittere, habe ich Angst.
  - Wenn ich meinen Geliebten sehe, spüre ich ein Kribbeln in der Magengegend. Wenn ich ein Kribbeln in der Magengegend spüre, freue ich mich.
- **Cannon-Bard-Theorie:** Emotionen und körperliche Erscheinungen treten gleichzeitig als Folge einer Wahrnehmung auf. Dabei sind beide Reaktionen unabhängige Folgen auf einen wahrgenommenen Reiz und bedingen sich gegenseitig nicht:
  - Wenn es donnert, schlägt mein Herz schneller, und habe ich Angst.

- Wenn ich meinen Geliebten sehe, schlägt mein Herz schneller, und freue ich mich.
- **Schachter-Singer-Theorie** (Kognitions-Aktivations-Theorie): Emotionen sind die Folge der kontextabhängigen kognitiven Bewertung einer unspezifischen körperlichen Erscheinung. Die autonome Erregung wird hierbei als eine notwendige, aber nicht hinreichende Bedingung für ein emotionales Erleben erachtet, da die Attribuierung zu den Ursachen einer solchen Erregung aus Situationsmerkmalen und Kognitionen erfolgt:
  - Wenn ich bemerke, dass ich zittere und kurz zuvor der Donner gegrollt hat, interpretiere ich meinen Zustand als Angst.
  - Wenn ich bemerke, dass ich zittere und dabei gerade auf dem Weg zum Telefon bin, um meinen Geliebten anzurufen, interpretiere ich meinen Zustand als aufgeregte Vorfreude.

Merke

- James-Lange: Reiz → Wahrnehmung → körperliche Reaktion → Emotion
- Cannon-Bard: Reiz → Wahrnehmung → körperliche Reaktion und Emotion
- Schachter-Singer: Reiz → körperliche Reaktion → kognitive Bewertung → Emotion

Spezifische Emotionen

Für eine eindeutige Diagnosestellung müssen bei phobischen und bei Angststörungen stets die beiden folgenden Kriterien erfüllt sein:

1. Die psychischen oder vegetativen Symptome müssen primäre Manifestationen der Angst sein und dürfen nicht auf anderen Symptomen wie Wahn oder Zwangsgedanken beruhen.
2. Es muss eine Vermeidung der phobischen Situation bzw. des phobischen Stimulus bestehen. Zusätzlich muss ein für die jeweilige Angststörung spezifisches Kriterium erfüllt sein.

Die soziale Phobie betrifft Männer und Frauen gleichhäufig, wohingegen andere Angststörungen etwas häufiger bei Frauen auftreten (2 : 1).

Klinik

Einen Überblick über die wichtigsten phobischen Störungen und Angststörungen gibt ► Tab. 2.5.

Merke

Zu den wichtigsten **Angststörungen** gehören die Panikstörung (episodisch paroxysmale Angst) und die generalisierte Angststörung.
Zu den wichtigsten **phobischen Störungen** zählen die Agoraphobie, soziale Phobie und die spezifischen (isolierten) Phobien.

Emotionen und ihre neuropsychobiologische Grundlage

Der **Hypothalamus** gilt als das Kontrollzentrum für grundlegende psychobiologische Prozesse wie Ernährung, Wachheit und Schlaf, Sexualität, Temperatur und Kreislauf, Angriff, Flucht oder Verteidigung. Seinen Aufgaben entsprechend ist er sowohl mit emotionalen (limbisches System) als auch mit vegetativen (Hirnstamm) und endokrinen (Hypophyse) Funktionszentren verbunden und vermittelt deren Interaktion. Insbesondere Emotionen, die Flucht- oder Angriffsverhalten auslösen (Angst und Aggression), werden über den Hypothalamus gesteuert: Eine entsprechende Reizung bewirkt die Ausschüttung von ACTH aus der Hypophyse, was wiederum die Freisetzung von Stresshormonen wie Kortisol nach sich zieht.
Die **Amygdala** als Teil des limbischen Systems scheint vor allem an der Angstregulation beteiligt zu sein. Eine Schädigung kann dazu führen, dass das betroffene Individuum keine Angst mehr hat und in gefährlichen Situationen nicht flieht, obwohl es die Bedrohung kognitiv wahrnimmt. Darüber hinaus ist die Amygdala eng mit dem olfaktorischen System verbunden, weshalb Geruch und Emotionen eng miteinander verbunden sind.
Das **mesolimbische System** ist für die Verarbeitung angenehmer, lustvoller Empfindungen und Belohnungen zuständig. Der wichtigste Neurotransmitter ist in diesem Zusammenhang **Dopamin.** Aktivitäten und Substanzen, die das Belohnungssystem triggern, sind potenzielle Suchtmittel im Sinne des psychischen Grundbedürfnisses nach Lustgewinn und Unlustvermeidung.
Der **Hippocampus** ist die Schnittstelle zwischen Emotionen und Gedächtnis und damit z. B. auch an der Konditionierung von Gefühlen (z. B. Entwicklung einer Angststörung) beteiligt. Dieser Zusammenhang zeigt auch, warum emotionsbehaftete Gedächtnisinhalte besser erinnert werden können (vgl. ► Kap. 2.1.2, limbisches System).

Tab. 2.5 Phobische Störungen und Angststörungen

Störung	Merkmale
Panikattacke	Anfallsartige Angst, häufig verbunden mit einer ausgeprägten vegetativen Begleitsymptomatik: Zittern, Schwitzen, Tachykardie, Brustschmerzen, Atemnot, Schwindel, Parästhesien, Übelkeit; sie beschränkt sich nicht auf eine spezifische Situation oder besondere Umstände und sind deshalb nicht vorhersehbar, oft entsteht sekundär auch die Angst, zu sterben oder wahnsinnig zu werden
Generalisierte Angststörung	„Frei flottierende", nicht an bestimmte Objekte oder Situationen gebundene ungerichtete Angst; es bestehen Befürchtungen wie Sorgen über ein zukünftiges Unglück, motorische Spannung sowie vegetative Übererregbarkeit
Akute Belastungsreaktion	Vorübergehende psychische Reaktion auf eine schwere körperliche oder emotionale Belastung; in der Regel beginnt die Symptomatik kurze Zeit nach dem belastenden Ereignis und klingt relativ schnell wieder ab, normale Reaktion auf ein „unnormales" Ereignis
Agoraphobie	Angst in engen Räumen, auf offenen Plätzen, in Menschenmengen, an Orten ohne Fluchtmöglichkeit, Befürchtungen, das Haus zu verlassen, allein mit Bus, Bahn oder Flugzeug zu reisen; mit der Angst, keine Fluchtmöglichkeit zu haben, gehen Symptome wie Herzrasen, Zittern oder Schwitzen einher
Soziale Phobie	Angst vor Ablehnung, prüfender Beobachtung durch andere oder Blamage in sozialen Kontakten; geht mit Symptomen wie Erröten, Zittern oder Übelkeit einher und führt zur Vermeidung sozialer Situationen
Spezifische Phobie	Auf ein Objekt oder eine eng beschriebene Situation gerichtete konkrete Angst wie Höhen, Donner, Dunkelheit, Fliegen, geschlossene Räume, Urinieren auf öffentlichen Toiletten oder bestimmte Tiere wie Spinnen
Posttraumatische Belastungsstörung	Bis zu 6 Monate nach einem traumatischen, emotional belastenden Ereignis auftretende Reaktion, Erschütterung des Selbst- und Weltverständnisses; typisches Symptom: Flashbacks
Sekundäre Traumatisierung	Wenn jemand mit dem Trauma eines anderen Menschen konfrontiert wird, etwa durch physische Präsenz am Ort des Traumas oder nur durch Erzählungen des primär Traumatisierten

Im **präfrontalen Kortex (PFC)** erfolgen die kognitive Verarbeitung und bewusste Kontrolle von Emotionen: Lernt ein Patient z. B. im Rahmen einer Verhaltenstherapie seine Flugangst zu überwinden, führt dies nicht in erster Linie zu Veränderungen in der Amygdala, sondern im PFC.

Merke

Stark vereinfacht lässt sich sagen:
- Primäre Gefühle – unbewusst – Amygdala und Hypothalamus
- Sekundäre Gefühle – bewusst – limbisches System einschließlich PFC

Emotionen sind immer auch mit einer Aktivierung des **vegetativen Nervensystems** verbunden (► Abb. 2.22).

Klinik

Posttraumatische Belastungsstörung (PTBS)

Unter einer **posttraumatischen Belastungsstörung (PTBS)** versteht man eine verzögerte Reaktion auf ein belastendes Ereignis mit außergewöhnlicher Bedrohung oder katastrophenartigem Ausmaß, das bei fast jedem eine tiefe Verzweiflung hervorrufen würde. Beispiele solcher Ereignisse sind Naturereignisse oder von Menschen verursachte Katastrophen, Unfälle, Tod, Folter, Terrorismus oder Vergewaltigung. Typische Merkmale sind das wiederholte Erleben des Traumas in sich aufdrängenden Erinnerungen, sogenannten **Nachhallerinnerungen (Flashbacks),** Träumen oder Albträumen, ein Gefühl des Betäubtseins und emotionaler Stumpfheit, Gleichgültigkeit gegenüber anderen Menschen, Freudlosigkeit, Vermeidung von Situationen und Stimuli, die an das Ereignis erinnern könnten, sowie vegetative Übererregtheit mit Vigilanz-

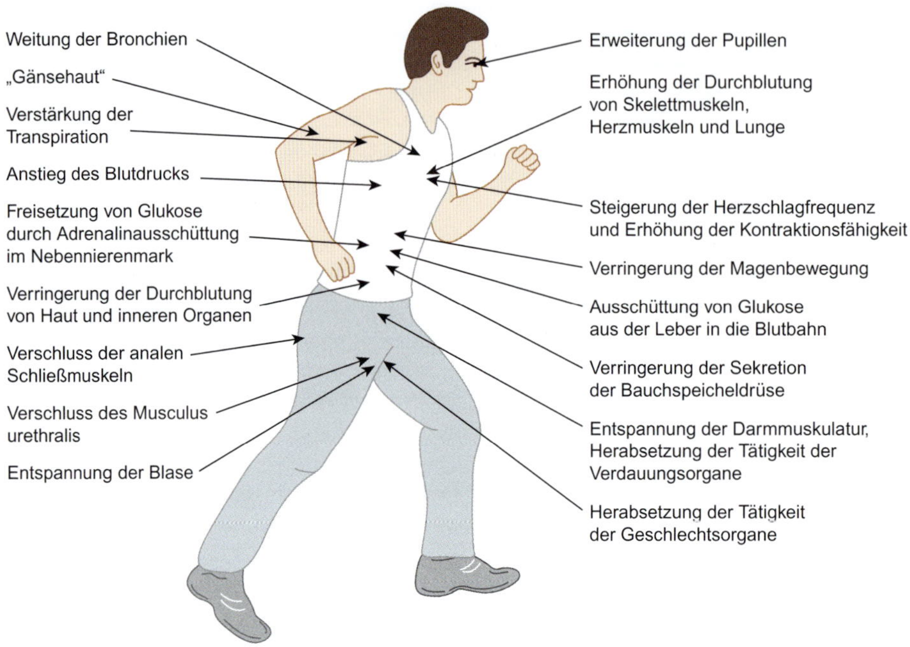

Abb. 2.22 Vegetative Reaktionen im Zusammenhang mit emotionaler Erregung (insbesondere Angst, Aggression, Stress) [L231]

steigerung, übermäßige Schreckhaftigkeit und Schlafprobleme. Angst und Depressionen mit Suizidgedanken können auftreten. Der Beginn folgt dem traumatischen Ereignis mit einer Latenz, die wenige Wochen bis Monate dauern kann.

Flashbacks äußern sich in Form des Wiedererlebens bestimmter Sinneseindrücke, die während eines traumatischen Erlebnisses bestanden. Häufig werden diese durch einen Schlüsselreiz ausgelöst, woraufhin die Betroffenen die Situation erneut durchleben. *Beispiel:* Das Opfer eines Verkehrsunfalls wird beim Laut einer Hupe in die Unfallsituation zurückversetzt.

Wirkung von Emotionen auf das Gedächtnis

Unter anderem aufgrund der Erfahrungen mit posttraumatischen Belastungsstörungen geht man davon aus, dass Erlebnisse, die von extrem starken Emotionen begleitet sind, nicht in der üblichen Weise vom Gedächtnis aufgenommen werden. Die Abstrahierung der Information, ihre Einordnung in einen Wissens- und Erfahrungskontext, ihre zeitliche und örtliche Etikettierung mit „damals“ und „dort“ und ihre Integration in das autobiografische Bewusstsein finden nicht statt. Vielmehr erlebt der Betroffene bei einem entsprechenden Reiz die Erinnerung an das Trauma so, als fände es hier und jetzt statt.

Auf Chris **Brewin** geht das Konzept des **dualen Gedächtnisses** zurück: Mit starken Emotionen verbundene Erlebnisse werden überwiegend über die **Amygdala** verarbeitet und sind dann als Inhalte des Traumagedächtnisses nicht steuerbar. Sie werden durch unspezifische Trigger ausgelöst und haben immer wieder die Qualität eines aktuellen Ereignisses. Die Verarbeitung nichttraumatisierender Ereignisse erfolgt eher über den **Hippocampus** und unterliegt dann weitgehend einer kognitiven Steuerung. Als z. B. „schlimme Erinnerung“ kann das Ereignis in die Autobiografie eingeordnet und in ihrem zeitlichen Kontext belassen werden.

Depression

Depressive Störungen sind gekennzeichnet durch die drei Leitsymptome **gedrückte Stimmung, Freudlosigkeit** und **Interessensverlust** sowie **Verminderung des Antriebs.** Weitere Symptome sind kognitive Störungen wie verminderte Konzentration, vermindertes Selbstwertgefühl und -vertrauen, Gefühle von Schuld und Wertlosigkeit, negative Zukunftsperspektiven, Suizidgedanken, Schlaf-, Libido- und Appetitstörungen. Meist entsteht die Erkrankung durch ein Zusammenwirken mehrerer Faktoren, u. a. biologisch-genetische, psychische und entwicklungsgeschichtliche. Auslöser sind oftmals aktuelle Ereignisse oder Zustände, z. B. Verlust einer nahestehenden Person, Trennung, Krankheit, Stress, Überforderung, Einsamkeit, beruflicher Misserfolg usw. Von einer depressiven Episode spricht man, wenn die Symptome mindestens 2 Wochen andauern.

Die Lebenszeitprävalenz in der Allgemeinbevölkerung beträgt für Frauen bis zu 20 % und für Männer bis zu 12 %. Etwa 15 % aller an Depressionen leidenden Menschen suizidieren sich.

Zur Entstehung gibt es z. B. folgende konkrete **Modelle:**

- Depression als Folge **erlernter Hilflosigkeit** (Seligman): Die Erfahrung, auf das eigene Ergehen keinen Einfluss nehmen zu können, hilflos und ausgeliefert zu sein, führt zu Resignation, Passivität und Apathie.
- Depression als Konsequenz **dysfunktionaler Kognitionen bzw. der kognitiven Triade** (Beck): Realitätsverzerrung und einseitig pessimistische Annahmen über sich selbst, die (Um-) Welt und die Zukunft führen zu Ziel- und Hoffnungslosigkeit und lähmen den Antrieb.
- Depression als Folge von **Verstärkerverlusten** (Lewinsohn): Der Mangel an positiven Verstärkern (Erfolg, Anerkennung, Belohnung, Zuwendung) führt zur Reduktion von Aktivitäten, was die Wahrscheinlichkeit positiver Verstärkung weiter vermindert. Es resultieren depressive Syndrome mit dem vorherrschenden Gefühl der Sinnlosigkeit.

Verhaltenstherapeutische Therapieverfahren beinhalten Elemente wie Psychoedukation, Aufbau angenehmer Aktivitäten, Umstrukturierung automatischer dysfunktionaler Kognitionen sowie ein Training sozialer Kompetenzen. Kognitive Therapieverfahren ermöglichen es, durch geleitetes Entdecken dysfunktionale Kognitionen wie „Ich bin immer schuld" aufzudecken, um deren Realitätsgehalt zu prüfen, zu dis- und reattribuieren, Verantwortung zu reduzieren sowie alternative Erklärungen zu finden.

Bei einer psycho- und pharmakotherapieresistenten Depression kann eine Elektrokonvulsionstherapie (EKT) erwogen werden. Dabei wird iatrogen durch das Anlegen einer elektrischen Spannung am Kopf eines narkotisierten, muskelrelaxierten und sauerstoffbeatmeten Patienten ein epileptischer Anfall ausgelöst.

Merke

Die drei Leitsymptome der **Depression** sind:
- Gedrückte Stimmung
- Freud- oder Interessensverlust
- Verminderter Antrieb

Die **kognitive Triade** sieht Depressionen in einem Muster dysfunktionaler Kognitionen bezüglich des Selbst, der (Um-)Welt und der Zukunft begründet.

Soziale Kontrolle von Affekten

Ein Kleinkind zeigt alle Affekte genau so, wie es sie erlebt: Wut, Angst, Trauer und Freude sind unmittelbar an seiner Mimik und seinem Verhalten erkennbar. Im Laufe seiner Entwicklung lernt der Mensch, insbesondere durch soziale Interaktion und Kontrolle, den äußeren Ausdruck seiner Gefühle zu regulieren und sich z. B. eher durch Verbalisation („Ich bin traurig") als durch Aktion (Weinen) mitzuteilen. Dabei werden gesellschaftlich sowohl eine ausgeprägte Gefühlskontrolle („Pokerface") als auch der ungehemmte Gefühlsausdruck („Weinen vor laufender Kamera") durch Aufmerksamkeit honoriert. Insbesondere aggressive Gefühlsäußerungen werden im Rahmen der Erziehung frühzeitig durch kognitive Interventionen umgelenkt („Der Lehrer schimpft mit mir, wenn ich die anderen Kinder haue").

2.7.2 Sexualität

Das Bedürfnis nach **Sexualität** ist angeboren und biologisch fest implementiert. Anders als die anderen Primärmotive (▸ Kap. 2.8) dient es nicht dem Erhalt des **Individuums,** sondern dem der **Art.** Wie groß die evolutionsbiologische Bedeutung der Fortpflanzung ist, lässt sich besonders gut aus dem Verhalten von Pflanzen und Tieren ableiten. Aber auch das menschliche Handeln weist eine Vielzahl von Variablen auf, die sich auf das Motiv der Sexualität zurückführen lassen. Als „biologische Grundausstattung" sollen die Besonderheiten der **Geschlechtsorgane** (erogene Zonen, Reizcharakter äußerer Geschlechtsmerkmale), die **Hormone** (männliche und weibliche Geschlechtshormone, Oxytocin) und die **neuropsychologischen Verknüpfungen** (Stimulierung des Belohnungssystems durch sexuelle Handlungen) die Voraussetzungen für eine erfolgreiche Reproduktion schaffen. Allerdings wird auch dieses Motiv durch soziale Faktoren und die Konkurrenz mit anderen Bedürfnissen gesteuert.

Sexueller Reaktionszyklus

Bereits 1966 stellten der Gynäkologe William Masters und die Psychologin Virginia Johnson ihr Modell vom sexuellen Reaktionszyklus des Menschen in vier Phasen dar. Erst 1977 wurde von Helen Kaplan und Harold Lief noch die Appetenzphase vorangestellt.

Es bestehen wesentliche Unterschiede im physiologischen Erregungsverlauf bei Männern und Frauen. Frauen haben

- sexuell eine **höhere Variabilität** im Erregungsablauf
- in der Regel **längere Dauer der einzelnen Phasen,** bis auf die
- deutlich **kürzere Refraktärzeit** nach einem Orgasmus und somit
- die Möglichkeit eines **mehrfachen sukzessiven Orgasmus,**
- eine **größere situative Abhängigkeit** der sexuellen Erregung und
- damit eine **größere Störanfälligkeit** der einzelnen Phasen sowie
- eine **höhere Triebintensität in den mittleren Lebensjahren,** während beim Mann diese in der **Jugend** am stärksten ausgeprägt ist.

Sexuelle Störungen

Sexuelle Störungen sind häufig. Zur besseren Übersicht ist eine weitere Aufteilung sinnvoll:

- **Sexuelle Funktionsstörungen:** entstehen durch physiologische oder psychologische Ursachen und verhindern eine befriedigende Sexualität (siehe Klinik-Kasten). In ▸ Tab. 2.6 sind die sexuellen Funktionsstörungen den jeweiligen Phasen des Reaktionszyklus zugeordnet.
- **Störungen der Sexualpräferenz:**
  - **Sexueller Fetischismus:** Als Stimulus zur sexuellen Erregung und Befriedigung dienen meist unbelebte Gegenstände.
  - **Fetischistischer Transvestismus:** Das Tragen der typischen Kleidung des anderen Geschlechts wird als erregend empfunden.
  - **Exhibitionismus:** Von anderen Personen nackt oder während des Geschlechtsakts beobachtet zu werden, wird als erregend empfunden.
  - **Voyeurismus:** Andere Personen nackt oder während des Geschlechtsakts zu beobachten, wird als erregend empfunden.
  - **Sadomasochismus:** Das Zufügen oder Erleiden von Schmerzen oder Erniedrigung wird als erregend empfunden. Wenn die betroffene Person diese Art der Stimulation erleiden will, handelt es sich um Masochismus; wenn sie sie jemand anderem zufügen will, um Sadismus.
  - **Pädophilie:** sexuelle Präferenz für prä- oder frühpubertäre Kinder.

Klinik

Das DSM-5 unterscheidet folgende Arten sexueller Funktionsstörungen:

- **Sexuelle Appetenzstörung:** Das sexuelle Verlangen (Libido) ist vermindert, wodurch für den Betroffenen ein Leidensdruck entsteht; Ursache sind z. B. psychische Erkrankungen (Depression) oder hormonelle Störungen.
- **Sexuelle Erregungsstörung:** Die sexuelle Erregbarkeit ist vermindert; Ursache können z. B. anatomische Besonderheiten oder psychische Störungen (Stress) sein.
- **Orgasmusstörung:** Trotz sexueller Erregbarkeit kommt es nicht zum Orgasmus; auch hierfür kommen organische und psychische Ursachen in Betracht (z. B. Angst vor Hingabe und Kontrollverlust im Rahmen der Sexualität).
- **Genitale Schmerzsyndrome (Dyspareunie):** Während des Geschlechtsverkehrs treten Schmerzen auf, z. B. aufgrund von Entzündungen im Genitalbereich.
- **Sexuelle Störungen aufgrund körperlicher Erkrankungen**
- **Substanzinduzierte sexuelle Störungen**

Geschlechtsinkongruenz

Nach ICD-11 wird unterschieden:

- **Geschlechtsinkongruenz im Jugend- und Erwachsenenalter** (nach ICD-10: Transsexualismus) dauerhafte mangelnde Übereinstimmung zwischen der individuellen Geschlechtsidentität und dem aufgrund körperlicher Geschlechtsmerkmale zugewiesenen Geschlecht; häufig besteht der Wunsch, durch medizinische Be-

Tab. 2.6 Sexueller Reaktionszyklus des Menschen

Normaler Ablauf der Phasen	Sexuelle Funktionsstörungen in den Phasen
Appetenzphase: Suche, Annäherung und Verlangen	Minderung oder Ausbleiben des sexuellen Verlangens
Erregungsphase (physiologische Begleiterscheinungen der Lust): Erhöhung von Blutdruck und Herzfrequenz *Mann:* Zunahme der Muskelspannung sowie Erektion *Frau:* Lubrikation (= Feuchtwerden) und Anschwellen von Brüsten, Klitoris und Labien	**Lubrikationsstörungen** bei der Frau und **Erektionsstörungen** (= erektile Dysfunktionen) beim Mann
Plateauphase: Sexuelle Stimulation führt zu einer Steigerung der physiologischen Merkmale sexueller Erregung. *Mann:* gesteigerte Durchblutung von Prostata und Bläschendrüse *Frau:* gesteigerte Sekretion der Bartholin-Drüsen und verstärkte Lubrikation	**Vaginismus** (= unwillkürliche Scheidenkrämpfe) bei der Frau, Erektionsverlust beim Mann und **Dyspareunie** (= Schmerzen beim Geschlechtsakt) bei der Frau oder beim Mann, Erektionsstörungen sind hier häufig psychogen: keine somatische Ursache und Auslösung z. B. durch Stressfaktoren wie Erwartungsdruck
Orgasmusphase: Kontraktionen der perinealen Muskulatur (= Muskulatur des Dammes) und der Sexualorgane	**Anorgasmie** (= Orgasmusstörung) bei Frau oder Mann und Ejakulationsstörungen beim Mann: Ejaculatio praecox (vorzeitige Ejakulation), Ejaculatio retarda (verzögerte Ejakulation), Ejaculatio deficiens (fehlende Ejakulation)
Rückbildungsphase: Normalisierung der physiologischen Parameter	
Refraktärphase: *Mann:* Eintreten einer Refraktärphase (= physiologischer Widerstand gegen sexuelle Stimulation) *Frau:* erneute Reaktion auf eine Stimulation fast unmittelbar möglich	

handlung wie Operationen und Hormone das Geschlecht anzugleichen.

- **Geschlechtsinkongruenz des Kindesalters:** über 2 Jahre anhaltende mangelnde Übereinstimmung zwischen der individuellen Geschlechtsidentität und dem zugewiesenen Geschlecht bereits vor Eintreten der Pubertät; häufig besteht der Wunsch, das Geschlecht anzugleichen.

2.8 Motivation

2.8.1 Grundlagen zur Motivation

Wenn Du ein Schiff bauen willst, so trommle nicht Männer zusammen, um Holz zu beschaffen, Werkzeuge vorzubereiten, Aufgaben zu vergeben und die Arbeit einzuteilen, sondern lehre die Männer die Sehnsucht nach dem weiten endlosen Meer.

Antoine de Saint-Exupéry

Der Begriff Motivation ist von lat. „motus" für Bewegung abgeleitet und wird verwendet für die Beweggründe und die Triebkraft, den Ansporn und die Reize, die ein Lebewesen zum Handeln veranlassen.

Man unterscheidet zwischen intrinsischer Motivation, aufgrund derer etwas um seiner selbst willen gemacht wird, und extrinsischer Motivation, bei der etwas aus dem Wunsch heraus gemacht wird, eine mit den Konsequenzen der Belohnung oder Bestrafung einhergehende Leistung zu erbringen.

Ohne Motivation, ohne ein Motiv bzw. Ziel ist kein Handeln möglich. Was aber ist es, das Menschen, Tiere, Pflanzen bewegt oder auch sich bewegen lässt?

Merke

- **Bedürfnis bzw. Motiv:** inneres Empfinden einer Normabweichung und Streben nach ihrer Korrektur
- **Trieb:** innere Kraft und Erregung, mit der die Erfüllung eines Bedürfnisses forciert wird
- **Anreiz:** Wirkung des Objekts in Korrespondenz mit den Bedürfnissen; positiver Anreiz bewirkt Anziehung, negativer Anreiz bewirkt Abstoßung

Primäre und sekundäre Motive

- **Primäre** bzw. **biologische** Motive sind angeboren und dienen dem Erhalt der physischen Existenz bzw. dem inneren Gleichgewicht des Organismus (**Homöostase**). Dazu zählen z. B. Nahrung, Flüssigkeit, Wärme, Schlaf und Unversehrtheit. Zu den nicht-homöostatischen primären Motiven zählt die Sexualität, da sie nicht der Herstellung der Homöostase und nicht dem Erhalt des Individuums dient (wohl aber dem der Art!). Die Befriedigung der primären Bedürfnisse wird meist den sozialen und kulturellen Bedingungen angepasst. So essen wir häufig nicht dann, wenn wir Hunger haben, sondern wenn Essenszeit ist, und trinken zuweilen „über den Durst".
- **Sekundäre** bzw. **soziale** Motive werden erlernt oder anerzogen und dienen nicht unmittelbar biologischen Zwecken oder dem Erhalt der inneren Homöostase. Vielmehr entstehen sie in einem sozialen System und finden auch in diesem ihre Erfüllung. Zu den sekundären Motiven gehören u. a. Bindung, Anerkennung, Sicherheit und Macht.

Merke

- **Homöostatische Triebe:** dienen der Aufrechterhaltung des inneren (biologischen) Gleichgewichts
- **Nichthomöostatische Triebe:** dienen nicht der Erhaltung eines inneren Gleichgewichts, sondern haben z. B. reproduktive, soziale oder emotionale Ziele

Klinik

Die Verbindung zwischen primären und sekundären bzw. homöostatischen und nichthomöostatischen Bedürfnissen lässt sich gut an **Störungen des Essverhaltens** erkennen. Zu diesen gehören:

- Anorexia nervosa (Magersucht)
- Bulimia nervosa (Ess-Brech-Sucht)
- Adipositas (Fettleibigkeit durch übermäßiges Essen)
- Binge-Eating-Störung (Essanfälle)

Sowohl bei der **Anorexia nervosa** als auch bei den verschiedenen Arten des übermäßigen Essens wird das homöostatische Motiv Hunger zugunsten anderer Motive weitgehend aus der Bedürfnishierarchie gelöscht. Diese anderen Motive können bei der Anorexia nervosa z. B. Kontrolle, Macht, Zuwendung, Aufmerksamkeit, Selbstverletzung usw. sein. Sie werden durch den Verzicht auf Essen und die extreme – meist noch durch hohe sportliche Aktivität unterstützte – Gewichtsabnahme zumindest vorübergehend erfüllt. Der Verzicht auf Essen und die Befriedigung, die mit der Kontrolle und vermeintlichen Diszipliniertheit gegenüber dem eigenen Körper einhergeht, nehmen den Charakter einer Sucht an. Neben den psychologischen existieren allerdings auch biologische und soziale Faktoren, die eine Essstörung mitverursachen können.

Motivkonflikte

Die Vielfalt der Motive, die das Handeln bestimmen, bringt es mit sich, dass zuweilen Widersprüche und Konflikte auftreten. Kurt **Lewin** schlug die Begriffe **Appetenz** und **Aversion** vor, mit denen ausgedrückt wird, dass ein Verhältnis von Anziehung oder Abstoßung, Annäherung oder Vermeidung besteht. Folgende Konfliktsituationen werden unterschieden:

- **Appetenz-Appetenz-Konflikt:** Zwei oder mehr Motive (Ziele) werden als positiv wahrgenommen und erfordern eine Entscheidung („Qual der Wahl"): „Fahre ich in die Berge oder ans Meer?", „Nehme ich das Tiramisu oder das Eis?"
- **Aversions-Aversions-Konflikt:** Zwei oder mehr Motive werden als negativ wahrgenommen und erfordern eine Entscheidung („das kleinere Übel"): „Mache ich zuerst die Wäsche, oder räume ich die Spülmaschine aus?", „Gehe ich krank in die Uni, oder wiederhole ich den Kurs nächstes Semester?"
- **Appetenz-Aversions-Konflikt:** Einem einzelnen Motiv liegen sowohl positive als auch negative Motive zugrunde („Hin- und Hergerissensein"): „Die Hustentropfen helfen gut, aber sie schmecken abscheulich."
- **Doppelter Appetenz-Aversions-Konflikt** (doppelter Ambivalenz-Konflikt): Zwei Alternativen mit jeweils positiven und negativen

Motiven liegen vor: „Trenne ich mich von Paul?“, „Ziehe ich in die USA?“
Motivationskonflikte treten auch dann auf, wenn **Widersprüche zwischen kurz- und langfristigen Zielen** bestehen: Kurzfristig brächte es den höchsten Lustgewinn, jetzt das Buch wegzulegen und shoppen zu gehen – allerdings steht dies dem langfristigen Ziel entgegen, das Staatsexamen mit einer Eins abzulegen.

Intrinsische und extrinsische Motivation

In der kognitiven Lerntheorie werden intrinsische und extrinsische Motivation unterschieden:

- **Intrinsische Motivation:** Der Reiz einer Handlung liegt in ihr selbst und wird nicht etwa durch äußere Belohnung oder Bestrafung geleitet. *Beispiel:* Der Musiker, der nachts in der menschenleeren Fußgängerzone auf seinem Instrument spielt, hat höchstwahrscheinlich eine hohe intrinsische Motivation, die in der Freude am Musizieren liegt.
- **Extrinsische Motivation:** Der Reiz einer Handlung liegt in der erwarteten Konsequenz, nämlich einer Belohnung (Anerkennung, Beförderung, Geld, Sex) oder der Vermeidung einer Strafe (schlechte Note, Gehaltskürzung, Entlassung, Einsamkeit). *Beispiel:* Für die Absolvierung einiger Aufgaben im Dschungelcamp (z. B. das Verspeisen lebender Insekten) besteht höchstwahrscheinlich eine hohe extrinsische Motivation.

2.8.2 Theoretische Modelle

Attributionstheorie

Die Attributionstheorie beschreibt, welche Erklärungen für das Eintreten von Ereignissen herangezogen werden können. Man unterscheidet drei Attributionsdimensionen mit jeweils zwei Polen. Jeder Mensch weist einen individuellen Attributionsstil auf (▸ Tab. 2.7). Besonderheiten sind der fundamentale Attributionsfehler, die internale und externale Kontrollüberzeugung sowie die Kausalattribution.

- Der **fundamentale Attributionsfehler** bezeichnet die Tendenz, den Einfluss dispositionaler Faktoren wie Persönlichkeitseigenschaften systematisch zu überschätzen und äußere Faktoren wie situative Einflüsse zu unterschätzen.
- Nimmt ein Mensch ein positives oder negatives Ereignis als Konsequenz seines eigenen Verhaltens wahr, liegt eine **internale Kontrollüberzeugung** vor.
- Wird ein solches Ereignis vom eigenen Verhalten als unabhängig und somit der eigenen Kontrolle entzogen wahrgenommen, liegt eine **externale Kontrollüberzeugung** vor. Dabei ist unerheblich, ob ein Ereignis tatsächlich der eigenen Kontrolle unterliegt, da es auf die subjektive Wahrnehmung ankommt.
- Unter **Kausalattribution** versteht man den Vorgang der Ursachenzuschreibung des eigenen oder fremden Verhaltens.

Tab. 2.7 Attributionsstile

Dimension	Pol	
Ort der Verursachung	Internal: Ursache in der Person	External: Ursache außerhalb der Person
Zeitliche Stabilität	Stabil: Ursache zeitlich dauerhaft	Instabil: Ursachen zeitlich veränderlich
Globalität der Ursache	Global: Ursache für viele Ereignisse	Spezifisch: Ursachen für ein Ereignis

Merke

Der Attributionsstil einer Depression ist **internal-stabil-global:** „Ich (internal) bin immer (stabil) an allem (global) schuld.“
Ein **external-instabiler-spezifischer** Attributionsstil schützt die Psyche und das Selbstwertgefühl: „Ich bin nur durch die Prüfung (spezifisch) gefallen, weil der Professor (external) die Fragen dieses Jahr (instabil) besonders schwer gemacht hat.“

Inhaltstheorien der Motivation

Der US-amerikanische Psychologe Abraham **Maslow** erstellte eine **Bedürfnishierarchie (Bedürfnispyramide)** (▸ Abb. 2.23) und vertrat die Ansicht, dass Motivation und Handlung aus dem Streben nach **Bedürfnisbefriedigung** resultieren. Ein nicht befriedigtes Bedürfnis erzeugt eine innere Spannung, die es zu lösen gilt. Entsprechend werden Ziele festgelegt und Maßnahmen ergriffen bzw. Handlungen ausgeführt, um sie zu erreichen.
Es gibt grundlegende hierarchisch geordnete Bedürfnisse: physiologische Bedürfnisse sowie

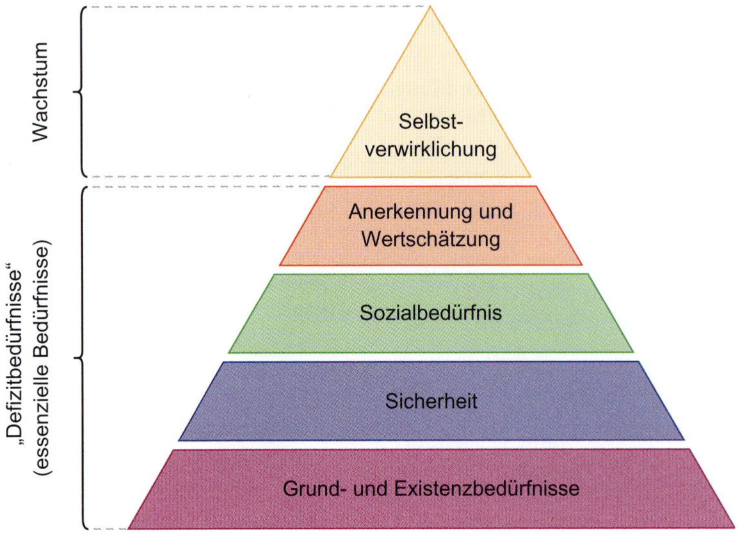

Abb. 2.23 Bedürfnispyramide nach Maslow [G1029/L231]

Bedürfnisse nach Bindung, Sicherheit, Wertschätzung und Selbstverwirklichung. Den Bedürfnissen einer Ebene innerhalb der Pyramide kann man sich erst dann widmen, wenn die darunterliegenden erfüllt sind („Erst kommt das Fressen, dann kommt die Moral", wusste auch Bertolt Brecht). Andererseits lässt der motivierende Effekt eines „unteren" Bedürfnisses rasch nach, sobald dieses befriedigt ist. Die ersten vier Bedürfnisse werden als Defizitbedürfnisse, das oberste als Wachstumsbedürfnis bezeichnet. Dabei erreichen längst nicht alle Menschen die letzte Ebene. Ein wichtiger Kritikpunkt an dieser Theorie ist, dass in der Realität durchaus Ebenen übersprungen werden können.

Der US-amerikanische Psychologe Henry **Murray** ging – anders als Maslow – von einer **individuellen Bedürfnishierarchie** aus, die sich durch Erfahrung und Lernen herausbildet. Aus der Kombination und Gewichtung der Bedürfnisse entsteht letzten Endes die Persönlichkeit. Das Spektrum möglicher Motive umfasst u.a. Unabhängigkeit, Aggression, Fürsorglichkeit, Ordnung, Spiel, Sexualität, Einsicht, Macht, Vermeidung von Misserfolg und Demütigung, Leistung, Geselligkeit, Selbstdarstellung und Sinnhaftigkeit.

Frederick Irving **Herzberg** entwarf, aufbauend auf Maslows Thesen, eine **Zwei-Faktoren-Theorie zur Arbeitsmotivation.** Ihr zufolge gibt es innere Beweggründe, sogenannte Motivatoren oder Inhaltsfaktoren (z.B. Erfolg, Anerkennung, Selbstverwirklichung), die eine Zunahme an Zufriedenheit versprechen; zudem erhöht das Fehlen von äußeren Bedingungen, sogenannten Hygiene- oder Kontextfaktoren wie Ordnung, Sicherheit, Entlohnung oder Personalpolitik, die Unzufriedenheit (► Tab. 2.8).

Merke

- Motivatoren beeinflussen die Zufriedenheit.
- Hygienefaktoren beeinflussen die Unzufriedenheit.

Im Zusammenspiel der Inhalts- und Kontextfaktoren sind folgende Konstellationen denkbar:

Auch Clayton **Alderfer** beschäftigte sich mit den Motiven von Arbeitern in Unternehmen und entwarf die **ERG-Theorie.** Ihr zufolge sind es **E**xistence, **R**elations and **G**rowth, also Existenz-, Beziehungs- und Wachstumsmotive, die das Handeln bestimmen. Des Weiteren unterschied er Natur-, Kultur-, absolute und relative Bedürfnisse. Seine **Dominanztheorie** besagt, dass ein frustriertes Bedürfnis innerhalb der Hierarchie des Individuums aufsteigt. Kann es tatsächlich

Tab. 2.8 Zwei-Faktoren-Theorie zur Arbeitsmotivation

	Hohe Hygiene	Geringe Hygiene
Hohe Motivation	Idealzustand: Motivierte Menschen arbeiten unter guten Bedingungen	Interessante und schöne Arbeit unter schlechten äußeren Bedingungen
Geringe Motivation	Die Arbeit selbst bietet wenig Anreize, die Arbeitsbedingungen sind aber gut	Die Arbeit ist uninteressant, die Bezahlung schlecht, der Chef droht ständig mit Kündigung, und die Kollegen mobben einander

nicht befriedigt werden, wird das hierarchisch untergeordnete Bedürfnis dominant. Wird es hingegen befriedigt, kann sich das Individuum den hierarchisch übergeordneten Bedürfnissen zuwenden.

Prozesstheorien der Motivation

Während die Inhaltstheorien nach den Gründen bzw. Zielen und Motiven des Handelns fragen, beschäftigen sich die **Prozessmodelle** mit den kognitiven Vorgängen, die zwischen dem Motiv und der Handlung liegen. Zwei dieser Theorien sollen hier exemplarisch vorgestellt werden:

- **Rubikonmodell der Handlungsphasen nach Heckhausen und Gollwitzer:** Als Caesar im Jahr 49 v. Chr. den kleinen Grenzfluss Rubikon überschritt, setzte er einen Prozess in Gang, der in einem Bürgerkrieg gipfelte. Seither steht das geflügelte Wort „den Rubikon überschreiten" für eine folgenschwere Handlung, die nicht mehr rückgängig zu machen ist. Heinz Heckhausen und Peter Gollwitzer beschrieben vier Phasen, die zwischen der Auswahl von Zielen und ihrem Erreichen liegen:
  - **Prädezisionale Phase** (Abwägen): Auswahl eines Ziels aus der Vielzahl bestehender Wünsche, Abwägen der Erreichbarkeit des Ziels und der Folgen; mit der Entscheidung erfolgt „der Schritt über den Rubikon".
  - **Postdezisionale Phase** (Planen): Planung der Schritte und Mittel, die zum Erreichen des Ziels notwendig sind.
  - **Aktionale Phase** (Handeln): Durchführung von Handlungen, die zum Ziel führen sollen.
  - **Postaktionale Phase** (Bewerten): Auswertung der Handlung und des Ergebnisses (Erfolg oder Misserfolg?) hinsichtlich des angestrebten Ziels.
- **Valenz-Instrumentalitäts-Erwartungs-(VIE)-Theorie nach Vroom:** Die Entscheidung für ein Ziel und für eine Handlung ist von drei Faktoren abhängig:
  - **Valenz:** Wie wichtig/attraktiv ist das Ziel?
  - **Instrumentalität:** Welche Folgen hat das Handeln? Welche Konsequenzen hat es, wenn das Ziel erreicht wird?
  - **Erwartung:** Wie wahrscheinlich ist es, dass das Handeln zum angestrebten Ziel führt?

Die Entscheidung, ob eine Handlung durchgeführt wird oder nicht, ist gemäß dieser Theorie das Produkt von Valenz und Erwartung.

2.8.3 Spezielle Motive

Aufbauend auf der Persönlichkeitstheorie und der Unterscheidung primärer und sekundärer Bedürfnisse nach Henry Murray beschäftigte sich der US-amerikanische Verhaltens- und Sozialpsychologe David **McClelland** mit dem Thema Motivation. Als die drei wichtigsten Antriebe für menschliches Handeln stellte er die Bedürfnisse nach Erfolg, Zugehörigkeit und Macht heraus:

- **Leistungsmotiv:** Ziel einer Leistung ist es, Stolz zu empfinden bzw. Schamgefühl zu vermeiden. Hierzu bewertet das Individuum selbst seine Tüchtigkeit und seinen Fleiß anhand eines Gütemaßstabs, dessen Vorgaben es zu erreichen oder zu übertreffen versucht. Es geht also nicht in erster Linie um die Anerkennung von außen, sondern um die Befriedigung eines inneren Bedürfnisses nach Erfolg. Menschen sind unterschiedlich stark durch das Bedürfnis nach Leistung motiviert. Personen mit einer hohen Leistungsmotivation setzen sich ambitionierte, aber erreichbare Ziele und bevorzugen herausfordernde Aufgaben, während Personen mit niedriger Leistungsmotivation eher Routineaufgaben oder extrem einfache bzw. zu schwere Aufgaben wählen, um Misserfolg zu vermeiden.

- **Anschlussmotiv:** Zugehörigkeit, Geborgenheit, Vertrautheit und Gemeinschaft sind die Ziele, die hinter der Motivation nach Anschluss stehen. Einsamkeit, Zurückweisung und Ausschluss gilt es zu vermeiden.
- **Machtmotiv:** Ebenfalls ein Grundbedürfnis ist es, Dominanz auszuüben, überlegen zu sein und Einfluss zu haben. Dahinter steht der Wunsch nach Kontrolle bzw. die Angst vor Kontrollverlust. Macht kann über ganz unterschiedliche Eigenschaften, mehr noch aber über Besitz ausgeübt werden. So gibt es z. B.
  - **Belohnungsmacht:** „Ich habe etwas, das du gerne haben möchtest, und gebe es dir, wenn du dafür etwas tust."
  - **Bestrafungsmacht:** „Ich kann entscheiden, was ich dir antue, wenn du nicht machst, was ich will."
  - **Expertenmacht:** „Ich bin der Arzt und sage dir, was für dein Heil wichtig ist."
  - **Legitimationsmacht:** „L'état, c'est moi."
  - **Informationsmacht:** „Ich weiß etwas, was du nicht weißt."

2.8.4 Sucht

Substanzen, die in der Lage sind, Abhängigkeit zu erzeugen, funktionieren meist über einen **raschen und starken Belohnungseffekt.** Einige Drogen vermitteln einen „Kick", der in seiner Intensität einem Glücksgefühl gleichkommt, das normalerweise nur mit großem Aufwand zu erreichen ist. Andere führen scheinbar mühelos zu Beruhigung und Entspannung. Entsprechend hoch ist die Motivation Abhängiger, die Substanz zu bekommen und zu konsumieren – und entsprechend zielgerichtet ihr Handeln.

Die **Entwicklung einer Suchterkrankung** ist von unterschiedlichen Faktoren abhängig. Diese lassen sich in drei große Gruppen einteilen:

- **Die Person:** Einige Persönlichkeitsmerkmale und Veranlagungen gelten als Risikofaktoren für eine Suchterkrankung, z. B. psychische Erkrankungen (Depression, einige Persönlichkeitsstörungen, ADHS), genetische Disposition, geringe Frustrationstoleranz oder niedriges Selbstwertgefühl.
- **Die Umwelt:** Der Umgang mit Sucht und Drogen in der Gesellschaft, der Peergroup und der Familie hat wesentlichen Einfluss auf die Entstehung von Abhängigkeitserkrankungen.
- **Die Droge:** Die (gewünschte) Wirkung der Substanz, insbesondere auf das dopaminerge Belohnungssystem, die Tolerierbarkeit der Nebenwirkungen und die Verfügbarkeit entscheiden ebenfalls in hohem Maße mit darüber, ob eine Sucht entsteht oder nicht.

Klinik

Eine **Abhängigkeitserkrankung** liegt definitionsgemäß vor, wenn drei oder mehr der folgenden Kriterien erfüllt sind:

- **Craving:** unstillbares Verlangen die Substanz zu konsumieren bzw. die Handlung (Spielsucht!) durchzuführen
- **Kontrollverlust** hinsichtlich des Beginns und der Beendigung des Konsums
- Fortsetzung des Konsums trotz bereits eingetretener **gesundheitlicher oder sozialer Schäden** (Arbeitsplatzverlust, Scheidung)
- **Toleranzentwicklung:** gewünschter Effekt tritt nur noch nach immer größeren Mengen der Substanz bzw. häufigerem Konsum ein
- **Entzugserscheinungen:** körperliche und/oder psychische Entzugserscheinungen bei Unterbrechung des Konsums
- **Vernachlässigung** sozialer Kontakte und anderer Bedürfnisse zugunsten des Konsums

Alkohol

Alkohol ist neben Nikotin das am weitesten verbreitete **legale Suchtmittel.** Unterhalb bestimmter Mengen wird es als Genussmittel betrachtet – bemerkenswert ist, dass nur ein kleiner Teil derer, die Alkohol trinken, abhängig wird.

Alkohol wirkt zunächst anregend und enthemmend, fördert Mut und Geselligkeit und hebt die Stimmung. Größere Mengen dagegen dämpfen, senken die Kritikfähigkeit, vermindern Konzentration und Koordinationsfähigkeit. Im Alkoholrausch ist die kognitive und motorische Kontrolle so gut wie aufgehoben. **Langfristiger regelmäßiger Alkoholkonsum** kann zu schweren körperlichen Erkrankungen und psychischen Veränderungen führen. Aber auch jede kleine Menge an Alkohol kann dem Körper schaden.

Die **Alkoholabhängigkeit** ist eine chronische Erkrankung: Oft dauert es über 15 Jahre, ehe ein Betroffener überhaupt ein Krankheitsbewusstsein entwickelt – der Übergang zwischen verträglichem und „abhängigem" Konsum ist fließend. Der Kontakt mit dem medizinischen System entsteht häufig erst im Zusammenhang mit **Alkoholfolgeerkrankungen,** wie z. B. einer akuten Pankreatitis oder Gastritis, Polyneuropathie, arterieller Hypertonie bzw. aufgrund einer schweren Intoxikation oder einer psychischen Begleitstörung (Suizidversuch, Fremdgefährdung, Eskalation eines Partnerschaftskonflikts, Depression). In Deutschland sind 2 % der Bevölkerung alkoholabhängig, knapp 10 % weisen einen riskanten Konsum auf.

Klinik

Der CAGE-Test dient in der Anamnese zur Erkennung eines pathologischen Alkoholkonsums. Er besteht aus folgenden Fragen:

C – *Cut down drinking:* Hatten Sie schon einmal das Gefühl, Sie sollten weniger trinken?

A – *Annoying:* Hat Sie Kritik von Ihrem Umfeld an Ihrem Trinkverhalten schon einmal verärgert?

G – *Guilty:* Hatten Sie schon Schuldgefühle wegen Ihres Trinkverhaltens?

E – *Eye opener:* Haben Sie schon direkt nach dem Aufstehen („eye opening") Alkohol gebraucht, um sich bereit für den Tag zu fühlen?

Werden mindestens zwei der Fragen bejaht, so ist der Test positiv und eine Alkoholabhängigkeit als wahrscheinlich anzusehen.

Nikotin

23 % der Bevölkerung in Deutschland, davon mehr Männer als Frauen, Tendenz sinkend, rauchen regelmäßig **Tabak.** Dessen psychoaktiver Inhaltsstoff Nikotin vermittelt im Gehirn über Dopamin, Serotonin, Adrenalin und weitere Neurotransmitter die Aktivierung des Belohnungssystems. Kurzfristig steigen Aufmerksamkeit und Gedächtnisleistung, wird die Stresstoleranz erhöht und der Appetit gemindert. Langfristig kommt es zu einer Toleranzentwicklung, sodass für den gewünschten Effekt immer größere Mengen an Nikotin erforderlich sind. Darüber hinaus bewirkt der regelmäßige Konsum Bluthochdruck und Gefäßverengungen. Für die schweren Folgeerkrankungen, wie chronische Bronchitis, kardio- und zerebrovaskuläre Erkrankungen oder Krebs, werden insbesondere die Zusatzstoffe in der Zigarette und die bei der Verbrennung entstehenden Gase verantwortlich gemacht.

Kokain

Kokain wird aus den Blättern des Kokastrauchs gewonnen und gelangt nach chemischer Verarbeitung üblicherweise als weißes, kristallines Pulver auf den (Drogen-)Markt. Meistens wird es über die Nasenschleimhaut aufgenommen („gesnieft"), gelegentlich aber auch gespritzt oder als **Crack** oder **Freebase** geraucht. Kokain erzielt seine psychische Wirkung in erster Linie über eine Wiederaufnahmehemmung von Dopamin, das dann in größerer Menge im synaptischen Spalt zur Verfügung steht. Kurz nach der Einnahme kommt es zu einem Kick, einem Glücksgefühl mit erhöhtem Selbstvertrauen, gesteigerter Aktivität und Risikobereitschaft, Pupillenerweiterung, erhöhtem Blutdruck und Puls. Hunger, Durst und Müdigkeit werden unterdrückt. Häufig ist das sexuelle Verlangen gesteigert.

Regelmäßiger Konsum führt zu psychischen Störungen, wie Ängsten, Depression, Gereiztheit, Wahnvorstellungen, Halluzinationen und starker psychischer Abhängigkeit. Körperliche Schäden können sein: Verletzung der Nasenschleimhaut bis hin zur Perforation der Nasenscheidewand durch das Sniefen, Herz-Kreislauf-Erkrankungen, Bewegungsstörungen, erhöhte Infektanfälligkeit oder extremer Gewichtsverlust.

Opiate/Opioide

Die große Substanzgruppe der Opiate und Opioide lässt sich auf Opium zurückführen. Damit bezeichnet man den psychoaktiven Inhaltsstoff des aus den unreifen Kapseln des Schlafmohns gewonnenen Saftes.

Das halbsynthetische Opioid **Diacetylmorphin** ist unter dem Namen **Heroin** als illegale Droge weltweit verbreitet. Heroin wird geschnupft oder geraucht, häufiger aber intravenös appliziert und entfaltet kurz nach der Einnahme eine euphorisierende, dann aber auch beruhigende und angstlösende Wirkung. Blutdruck, Puls und Atemfrequenz sinken ab, die Pupillen verengen sich, die Darmtätigkeit wird gedrosselt. Bei mehrfachem Konsum entwickelt sich rasch eine körperliche und psychische Abhängigkeit. Absetzversuche gehen mit starken Entzugserscheinungen („einen Affen schieben") einher. Auch wenn die Substanz selbst ansonsten wohl keine schweren körperlichen Schäden verursacht, ist die Lebenserwartung von Heroinabhängigen nach wie vor deutlich verkürzt. Der intravenöse Konsum birgt ein hohes Infektionsrisiko (insbesondere HIV, Hepatitis C), und die Beschaffung der illegalen Droge führt viele Süchtige über kurz oder lang in die soziale Verelendung.

Klinik

Opiate werden als **hochpotente Analgetika** insbesondere in der Intensiv- und Notfallmedizin, der Chirurgie und in der Schmerztherapie eingesetzt. Eine auf Tage bis wenige Wochen begrenzte Verabreichung löst normalerweise keine Abhängigkeit aus. Insbesondere bei Patienten mit Tumorschmerzen, denen man mittels einer Pumpe die Möglichkeit gibt, sich das Medikament bedarfsweise selbst zu applizieren, kommt es kaum zu einer (bei einer Sucht zu erwartenden) Dosissteigerung. Jedoch führen chronische Schmerzen und Somatisierungsstörungen nicht selten zu einer kritiklosen Verordnung von opioidhaltigen und anderen Analgetika bzw. zur Einnahme nicht verschreibungspflichtiger Schmerzmittel über längere Zeiträume. Die größte Gefahr von Opiaten/Opioiden liegt im Tod durch Atemdepression.
Von **Medikamentenmissbrauch** spricht man, wenn die Einnahme ohne medizinische Indikation oder in einer die medizinische Notwendigkeit übersteigenden Dosierung erfolgt. Dies betrifft nicht nur Analgetika, sondern z. B. auch Abführmittel, Vitamin- und Aufbaupräparate sowie Psychopharmaka. Die mit der Einnahme oder Dosissteigerung einhergehenden Nebenwirkungen werden in Kauf genommen oder manchmal sogar mithilfe weiterer Medikamente zu regulieren versucht.

Halluzinogene

Mit dem Begriff Halluzinogene fasst man eine große Gruppe unterschiedlicher Wirkstoffe zusammen, deren Gemeinsamkeit es ist, Halluzinationen bzw. Wahrnehmungsstörungen hervorzurufen. Zu den bekanntesten gehören LSD (Lysergsäurediethylamid), „Badesalze" (synthetische Cathinone), Ecstasy, „Zauberpilze" (psilocybinhaltige Pilze), Meskalin, PCP (Phenylcyclohexylpiperidin) und Ketamin. Auch der Fliegenpilz und einige Nachtschattengewächse werden zuweilen aufgrund ihrer halluzinogenen Eigenschaften konsumiert. Neben Veränderungen des Bewusstseins, der Wahrnehmung und des Gefühlserlebens kommt es bei der Einnahme oft zu mäßigen bis starken Vergiftungserscheinungen, z. B. Tachykardie, Atemstörungen, Übelkeit, Erbrechen, Temperaturregulationsstörungen. Eine körperliche oder psychische Abhängigkeit ist eher selten.

Cannabis

Cannabis ist die in Deutschland am weitesten verbreitete illegale Droge. Der Wirkstoff **Tetrahydrocannabinol** (THC) ist sowohl in den Blättern (Marihuana) als auch im Harz (Haschisch) der Hanfgewächse enthalten. Übliche Konsumform ist das Rauchen im Joint, aber auch der Verzehr, z. B. in Keksen oder Getränken. Die Wirkung besteht zunächst in einer Verstärkung des aktuellen Gefühlszustands und einer Verzerrung der Sinneswahrnehmungen sowie des räumlichen und zeitlichen Erlebens. Oft tritt ein Gefühl der Euphorie ein, manchmal kommt es zu anhaltenden Lachflashs. Nach einer Weile überwiegt der sedierende Effekt der Droge. Häufiger Konsum führt zu zunehmender Antriebs- und Interessenlosigkeit, zu Gefühlsverflachung und Konzentrationsstörungen. Über die Möglichkeit einer Psychoseinduktion durch Cannabis wird kontrovers diskutiert. Die psychische Abhängigkeit ist deutlich ausgeprägter als die körperliche.

2.9 Persönlichkeit und Verhaltensstile

Persönlichkeit ist ein großes Wort. Die Verben „haben" und „sein" lassen sich damit verknüpfen. Unbefriedigend bleiben die Versuche einer Definition. Diese ist allerdings spätestens dann erforderlich, wenn man sich mit dem Krankheitsbild der **Persönlichkeitsstörung** auseinandersetzt. Was also ist Persönlichkeit?
Im Allgemeinen versteht man darunter die Gesamtheit an Eigenschaften und Verhaltensweisen, geistigen und emotionalen Innerlichkeiten und Äußerlichkeiten eines Individuums, die sich im Verlauf von Kindheit und Jugend ausbilden, um danach relativ stabil zu bleiben.
Hans **Eysenck** schrieb 1970:

„[Persönlichkeit ist] die mehr oder weniger stabile und dauerhafte Organisation des Charakters, Temperaments, Intellekts und Körperbaus eines Menschen, die seine einzigartige Anpassung an die Umwelt bestimmt. Der Charakter eines Menschen bezeichnet das mehr oder weniger stabile und dauerhafte System seines konativen Verhaltens (des Willens); sein Temperament das mehr oder weniger stabile und dauerhafte System seines affektiven Verhaltens (der Emotion oder des Gefühls); sein Intellekt das mehr oder weniger stabile und dauerhafte System seines kognitiven Verhaltens (der Intelligenz); sein Körperbau das mehr oder weniger stabile System seiner physischen Gestalt und neuroendokrinen (hormonalen) Ausstattung".

2.9.1 Grundlagen genetischer Einflüsse auf das Verhalten

Sobald ein Mensch auf die Welt kommt, beginnt er, sich zu verhalten. Bereits das Neugeborene zeigt **Verhaltensmuster,** die es nicht durch Lernen erworben hat, sondern die gewissermaßen „genetisch programmiert" sind und der Erfüllung von Grundbedürfnissen wie Ernährung, Unversehrtheit und Schutz dienen. Der Verhaltensforscher **Konrad Lorenz** beschäftigte sich eingehend mit dem Verhalten von Tieren, das in seiner Artspezifität und in dem, was man als Instinkt bezeichnet, zu einem wesentlichen Anteil **genetisch gesteuert** wird. Experimentell wurde z. B. die Vererbung von Ängstlichkeit bei Mäusen untersucht. Angesichts einer Stresssituation, z. B. der plötzlichen Konfrontation mit einer hellen Lichtquelle, reagierten unterschiedliche Mäuse mehr oder weniger ängstlich. Man kreuzte die besonders mutigen und die besonders ängstlichen untereinander und erzielte nach 30 Generationen signifikante Verhaltensunterschiede im Vergleich zur Wildtypgruppe. Diese und ähnliche Untersuchungen legen nahe, dass nicht ein bestimmtes Gen ein bestimmtes Verhalten bewirkt, sondern dass es sich um ein komplexes Zusammenspiel ganz unterschiedlicher Genabschnitte handelt. Dennoch bemüht sich die Forschung weiterhin, möglichst eindeutige Informationen im Genom zu finden. So führten Richard P. Ebstein und Mitarbeiter 1996 Untersuchungen durch, in denen sie einen Zusammenhang zwischen dem Gen für den Dopaminrezeptor D4 und der per Fragebogen ermittelten Ausprägung von **Sensation Seeking** feststellten. Man geht davon aus, dass u. a. die verminderte Empfindlichkeit gegenüber Dopamin ein insgesamt niedriges Spannungsniveau bewirkt, was wiederum ein gesteigertes Bedürfnis nach Reizen und Abwechslung bedingt. Hierin wird eine von vielen Ursachen von ADHS und Suchterkrankungen gesehen.

Klinik

Während des Konsums von Alkohol und anderen Drogen steigt der Dopaminspiegel u. a. im Bereich des präfrontalen Kortex und des Ncl. accumbens, die zum sogenannten **Belohnungszentrum** gehören. Dies verursacht ein angenehmes Gefühl bis hin zu einem Rausch. Aus dem Wunsch nach einem Wiedererleben dieses Gefühls kann sich mit der Zeit eine Abhängigkeit entwickeln. Im Verlauf einer sich chronifizierenden **Sucht** bewirkt die ständige Ausschüttung von **Dopamin** eine Reduktion der **Dopamin-(D2-) Rezeptoren.** Um die gewünschte Wirkung zu erzielen, wird eine immer stärkere Stimulation bzw. ein immer höherer Konsum erforderlich.

Eine andere (physiologische) These zur Entstehung der Alkoholabhängigkeit besagt, dass ein **genetischer Dopaminrezeptordefekt** vorliegt, der eine erhöhte Alkoholtoleranz bewirkt. Die betroffene Person ist zunächst besonders „trinkfest", benötigt aber rasch immer größere Mengen an Alkohol, um eine Wirkung zu verspüren.

Die genetische Steuerung **geschlechtsspezifischen Verhaltens** wird in erster Linie **hormonell** realisiert: Typisch männliche Verhaltensweisen (Orientierung, Sachbezogenheit, Initiative) sind z. B. mit einer Erhöhung des Testosteronspiegels assoziiert, während weibliche Geschlechtshormone offenbar eher soziale, auf (emotionale) Expressivität und Sicherheit orientierte Verhaltensweisen bewirken. Auch die **Rezeptoren** für Androgene und Östrogene sind bei Männern und Frauen unterschiedlich verteilt. Dies bedingt zunächst eine unterschiedliche Ansprechbarkeit verschiedener Hirnareale, die letztlich mit einer unterschiedlichen strukturellen Entwicklung einhergeht.

Klinik

Dass genetische Faktoren auch bei der Entstehung der **Schizophrenie** eine Rolle spielen, ist lange bekannt: Zwillings- und Adoptionsstudien haben nachgewiesen, dass das Risiko, an einer schizophrenen Psychose zu erkranken, für Angehörige eines Patienten mit der Enge des Verwandtschaftsgrades steigt. Aber selbst für eineiige Zwillinge (die definitionsgemäß ein und dieselbe genetische Ausstattung haben) liegt es nur bei 45–75 %. Dies legt nahe, dass die Erkrankung erst aus einem **Zusammenwirken von Erbanlage und Umwelt** entsteht.

Mittlerweile kennt man eine ganze Reihe von Genen, deren Mutation mit dem Auftreten einer Schizophrenie assoziiert sind, u. a. *NRG-1* (Neuregulin-1), *DISC-1* und *DISC-2* (Disrupted In Schizophrenia), *COMT* (Catechol-O-Methyltransferase), *GRM-3* (Metabotropic Glutamate Receptor), *TCF-4* (Transcription Factor). Zudem scheinen sogenannte Single- Nucleotide-Polymorphismen (SNPs) in einer für das Immunsystem zuständigen Genregion eine Rolle zu spielen, was die bereits früher diskutierte Möglichkeit einer infektiösen Mitverursachung der Schizophrenie unterstützt.

2.9.2 Gehirn und Verhalten

Verhalten ist alles, was ein Lebewesen von außen wahrnehmbar tut. Seitens der **Neurobiologie** interessiert man sich in erster Linie dafür, **wie** Verhalten gesteuert wird: Neuronen und neuronale Netzwerke, Transmitter und Hormone, die Eigenschaften und Fähigkeiten der einzelnen Hirnregionen und deren Koordination spielen hierfür eine wichtige Rolle. In der **Psychologie** geht es vor allem um das **Warum** einer Handlung, die Motivation und die Folgen, das Lernen und Entwickeln (das sich wiederum neurobiologisch manifestiert).

Klinik

Bei Läsionen des Gehirns kann es zu Veränderungen des Verhaltens kommen, insbesondere zu **Persönlichkeitsveränderungen,** wenn der Frontallappen beeinträchtigt ist. **Gehirnläsionen** können verschiedene Ursachen haben:

- Traumatisch, z. B. Schädel-Hirn-Trauma
- Vaskulär, z. B. Blutung oder Infarkt
- Infektiös, z. B. virale, bakterielle, durch Prionen oder Parasiten verursachte Enzephalitis
- Toxisch, z. B. infolge chronischen Alkoholkonsums
- Im Rahmen neurologischer Erkrankungen, z. B. Epilepsie
- Bei neurodegenerativen Erkrankungen
- Iatrogen, z. B. nach Gehirnoperation

Abhängig von der Art, Schwere und Lokalisation der Schädigung resultieren ganz unterschiedliche Langzeitfolgen. Während eine fokale Läsion häufig mit charakteristischen Funktionsausfällen einhergeht, führen Erkrankungen, die das gesamte Gehirn betreffen, oft zu tiefer greifenden Störungen auf kognitiver, emotionaler und motivationaler Ebene.

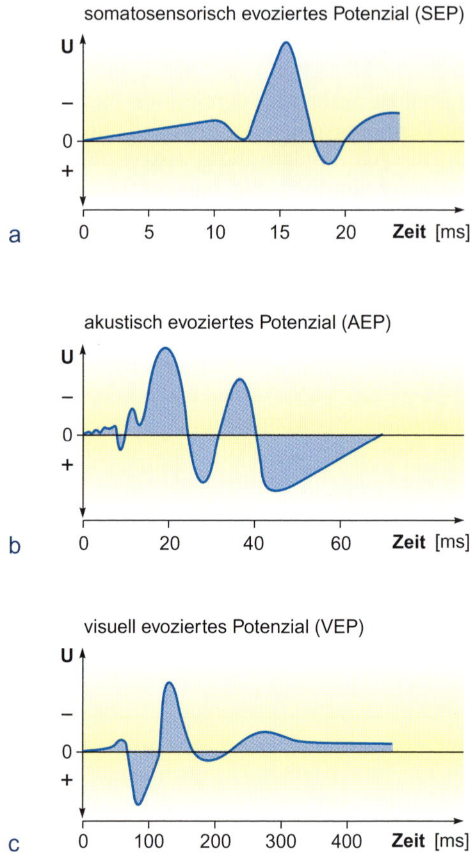

Abb. 2.24 Evozierte Potenziale: **a** somatosensorisch evoziertes Potenzial (SEP); **b** akustisch evoziertes Potenzial (AEP); **c** visuell evoziertes Potenzial (VEP) [L106]

Zentralnervöse Parameter

Neben messbaren **peripheren Parametern,** die mit Verhalten und Empfinden in Zusammenhang stehen, wie z. B. Herzfrequenz, Blutdruck, Muskeltonus oder elektrodermale Aktivität, weist auch das ZNS charakteristische Erregungsmaße auf, die im EEG sichtbar gemacht werden können. Dabei werden über Elektroden auf der Kopfoberfläche die summierten Potenzialschwankungen des Gehirns gemessen (► Kap. 3.3.6, Elektrophysiologische Parameter).

- **Evozierte (hervorgerufene) Potenziale** sind die Folge einer gezielten Reizung einzelner Sinnesorgane (► Abb. 2.24). So gibt es visuell, akustisch, olfaktorisch, motorisch oder somatosensorisch evozierte Potenziale. Sie sind Bestandteil der Diagnostik beim Verdacht auf Störungen neuronaler Verknüpfungen. Aufgrund ihrer geringen Amplitude im EEG können sie erst nach mehrfacher Reizung als Mittelwerte dargestellt werden.
- **Langsame Hirnpotenziale** treten erst einige Zeit nach Darbietung des Reizes auf und sind weniger von dessen Art und Intensität als vielmehr von der Erwartung und Aufmerksamkeit des Probanden abhängig. Als **P300-Komponente** bezeichnet man eine Potenzialantwort, die ca. 300 ms nach dem dargebotenen Reiz auftritt und die als Marker der zentralnervösen Reizverarbeitung interpretiert wird.

- Ein **Erwartungspotenzial** stellt sich nach mehrfacher gleichförmiger Darbietung von zwei Reizen ein und erscheint dann vor dem zweiten Reiz.
- Ein **Bereitschaftspotenzial** tritt vor einer Willkürhandlung auf und wird als Repräsentation ihrer Vorbereitung interpretiert. Seine Dauer und Amplitude stehen in Zusammenhang mit der Komplexität der Handlung.

Psychophysiologische Reaktionsstereotypie

Psychische Vorgänge können sich auf Psychophysiologie, -endokrinologie und -immunologie auswirken. Nach dem psychophysiologischen Modell folgen auf einen Stressor individuell konsistente Muster physiologischer Reaktionen. Es gibt **Situationsstereotypie,** bei der eine stimulusspezifische Reaktion erfolgt und dadurch in gleichen Situationen die gleiche Reaktion gezeigt wird („Immer, wenn ich eine Spinne sehe, zucke ich zusammen"). Des Weiteren gibt es die **Reaktionsstereotypie,** bei der eine individualspezifische Reaktion erfolgt und in verschiedenen Situationen die gleiche Reaktion gezeigt wird („Wenn ich aufgeregt bin, kaue ich immer meine Nägel").

Feldabhängigkeit

Die Feldabhängigkeit beschreibt, inwieweit die Wahrnehmung eines Menschen kontextabhängig ist. Das Konstrukt der Feldabhängigkeit bzw. Feldunabhängigkeit geht auf den amerikanischen Psychologen Herman **Witkin** zurück. Er beschäftigte sich mit dem Ausmaß, in dem Individuen die Informationen ihrer Umwelt (Feld) in die Beurteilung ihrer eigenen Lage einbeziehen.
Experimentell untersuchte er dies z. B. im **Rod-Frame-Test:** In einem abgedunkelten Raum wurde ein Stab schräg in einem schrägen Rahmen platziert. Der Proband saß auf einem im Verhältnis zum Fußboden gekippten Stuhl und bekam die Aufgabe, den Stab senkrecht zur Fußbodenebene zu positionieren. Personen, denen dies gelingt, gelten als feldunabhängig. Ihnen werden mathematisch-analytische Fähigkeiten, Individualität und eine differenzierte Selbstwahrnehmung zugesprochen. Dabei besteht ein eher geringer Zusammenhang zwischen dieser Fähigkeit und der Gedächtnisleistung. Feldabhängige Personen hingegen gelten als eher sozial und künstlerisch orientiert, abhängiger von den Anforderungen und Unterstützungen ihrer Umwelt und weniger deutlich in ihrem Selbstkonzept.

2.9.3 Selbstkonzept

Das Selbstkonzept ist das Verständnis, das Menschen von sich selbst haben. Die Annahmen und Bewertungen sind weitgehend stabil und entstehen aus Erfahrungen mit sich selbst in Interaktionen im sozialen Kontext und sind Voraussetzung erlebter Identität. Es bestehen Zusammenhänge zwischen dem Selbstkonzept und psychischen Störungen: Eine geringfügige Überschätzung findet man bei gesunden Menschen, eine deutliche Überschätzung bei narzisstischen und manischen Menschen und eine deutliche Unterschätzung bei depressiven Menschen.

Klinik

Die **Stabilität des Selbstkonzepts** wird vor allem dann auf die Probe gestellt, wenn Veränderungen eintreten. Das können **Umweltbedingungen** und **Life-Events** wie Umzug, Partnerschaft, Trennung, Arbeitsbeginn oder Arbeitslosigkeit sein. Aber auch **schwere Erkrankungen** fordern in den meisten Fällen die neuerliche Auseinandersetzung mit der „Wer bin ich"-Frage heraus. Insbesondere im Zusammenhang mit Krebserkrankungen wurden Bewältigungs- bzw. Copingstrategien in Abhängigkeit von der prämorbiden Persönlichkeit beforscht. Adaptive bzw. funktionale (meist aktive) Strategien führen zu einer erfolgreichen Bewältigung, während maladaptive bzw. dysfunktionale (meist passive) Denk- und Verhaltensstile sogar eine Verschlechterung der Erkrankung bewirken können.

2.9.4 Trait vs. State

Persönlichkeitseigenschaften, sogenannte **Trait-Merkmale,** sind zeitlich stabile Merkmale, die einen Menschen dazu prädisponieren, sich in verschiedenen Situationen konsistent zu verhalten. Sie weisen deshalb eine hohe Test-Retest-Korrelation auf. *Beispiel:* eine ängstliche Persönlichkeit.
Dem stehen die **State-Merkmale** einer Person gegenüber, die zeitlich instabil sind, in verschiedenen Situationen variieren und somit inkonsistent sind. Sie stellen den aktuellen Zustand wie die Stimmung dar. *Beispiel:* das Verspüren von Angst in einer bedrohlichen Situation. State-Merkmale sind deshalb keine Persönlichkeitsmerkmale.

Merke

- State = Zustand
- Trait = Eigenschaft

2.9.5 Modelle zur Persönlichkeit und Verhaltensstile

Interindividuelle Verhaltensdifferenzen zeigen sich u.a. in unterschiedlichen Verhaltens- und Wahrnehmungsstilen. Verschiedene Modelle gehen unterschiedlich stark auf die Prägung der Persönlichkeit durch Erfahrungen und angeborene Eigenschaften ein.

Psychodynamisches Modell

Zur Psychodynamik siehe auch ► Kap. 6.2. Mit Bezug zu Freuds Konzept der drei Instanzen (Es, Ich, Über-Ich) geht das **psychodynamische Modell** davon aus, dass die Persönlichkeit als ein Resultat gelungener und gescheiterter **Konfliktlösungen,** insbesondere in den ersten Lebensjahren, entsteht. Aus der Art und Weise, wie ein Kind lernt, seine angeborenen Bedürfnisse bzw. Triebe zu befriedigen, und aus den Erfahrungen, die es diesbezüglich mit „Objekten" (in erster Linie den Eltern) macht, entwickeln sich Wahrnehmungs- und Verhaltensmuster von relativer Stabilität. Genetische und konstitutionelle Faktoren bilden gewissermaßen die Bühne, auf der sich das Drama von Es, Ich, Über-Ich und Umwelt abspielt. Abhängig davon, wie die Lösung der verschiedenen Entwicklungsaufgaben gelingt, entwickeln sich die Ich-Struktur und die sogenannten internalisierten Objektbeziehungen. Beide bestimmen das innere Erleben und äußere Wirken der Persönlichkeit. Besonders deutlich wird dieser Prozess – wie so oft – anhand seiner Störungen. Persönlichkeitsakzentuierungen und -störungen resultieren aus der maladaptiven Bewältigung von Life-Events oder langfristigen Lebensumständen.

Statistisches Modell

Innerhalb statistischer Modelle wird die Persönlichkeit anhand verschiedener, mithilfe von Fragebögen oder Fremdbeurteilungen messbarer **Merkmale** beschrieben. Diese Merkmale gelten als universell – Individuen bzw. Persönlichkeiten werden charakterisiert durch ihre unterschiedliche Ausprägung. Dabei geht man von einer **genetischen Disposition** aus, die bis zu 40 % der Persönlichkeitsbildung bestimmt.

Hans **Eysenck** stellte die Persönlichkeit innerhalb der Dimensionen Extraversion, Introversion und Stabilität, Labilität (Neurotizismus) dar.

- **Extraversion:** Orientierung nach außen, offener Umgang mit anderen Menschen, Lebhaftigkeit, Sorglosigkeit, Optimismus, aber auch Unruhe und Impulsivität.
- **Introvertiertheit:** Orientierung nach innen, die mit Zurückhaltung, Ruhe, Nachdenklichkeit und Ernst, Pessimismus und Sensibilität verbunden ist.
- **Neurotizismus:** Ausprägung von Eigenschaften wie Nervosität, Reizbarkeit, Ängstlichkeit, Gespanntheit, Labilität und Launenhaftigkeit.

Die verschiedenen Persönlichkeitsdimensionen sind bei jedem Menschen in unterschiedlichem Ausmaß ausgeprägt (► Tab. 2.9).

Tab. 2.9 Persönlichkeitsdimensionen

Akronym	Dimension	Ausprägung
E	Extraversion – Introversion	Extrovertiert: Orientierung nach außen, offener Umgang mit anderen Menschen, Lebhaftigkeit, Sorglosigkeit, Optimismus, aber auch Unruhe und Impulsivität Introvertiert: Orientierung nach innen, die mit Zurückhaltung, Ruhe, Nachdenklichkeit und Ernst, Pessimismus und Sensibilität einhergeht
N	Emotionale Stabilität – emotionale Labilität (Neurotizismus)	Emotional stabil: höhere Erregungsschwelle bei emotionaler Stimulation Emotional labil: leichter aus der Ruhe zu bringen, leidet häufiger unter Angstzuständen, Stimmungsschwankungen und körperlichen Beschwerden als Ausdruck des emotionalen Stresses
P	Realismus – Psychotizismus	Realismus: wird als angepasst erlebt, gute Impulskontrolle Psychotizismus: gefühlskalt, abweisend und aggressiv
I	Intelligenz	in Eysencks Modell von eher nebensächlicher Bedeutung

Das Modell der **Big Five** (Fünf-Faktoren-Modell, FFM) ist die Grundlage mehrerer Persönlichkeitstests. Folgende fünf Dimensionen der Persönlichkeit („traits") werden darin unterschieden:

Tab. 2.10 Big-Five-Modell

Eigenschaft	Hohe Ausprägung	Geringe Ausprägung
Extraversion	gesellig, gesprächig, heiter, aktiv	zurückhaltend, in sich gekehrt, ruhig, unabhängig
Offenheit für neue Erfahrungen	unkonventionell, neugierig, intellektuell, phantasievoll, kritisch	konventionell, sachlich, bodenständig, konservativ
Verträglichkeit	nachgiebig, gutmütig, friedfertig, altruistisch, kooperativ, mitfühlend	misstrauisch, streitlustig, konkurrierend, egozentrisch, kritisch
Gewissenhaftigkeit	ordentlich, zuverlässig, gewissenhaft, pedantisch, organisiert, zielstrebig	unzuverlässig, locker, unorganisiert, nachlässig, spontan, ungenau
Neurotizismus	ängstlich, nervös, launisch, unsicher, besorgt, labil	stabil, entspannt, sicher, zufrieden

Persönlichkeitsstörungen sind demzufolge ein **statistisches Konstrukt:** Die betroffene Person liegt hinsichtlich bestimmter Eigenschaften zu weit außerhalb einer die Normalität definierenden Mitte.

Lerntipp

Es gibt fünf Eigenschaftsdimensionen der Persönlichkeit, die sich immer wieder in den unterschiedlichen Erhebungsverfahren und in verschiedenen Stichproben finden. Diese fünf Dimensionen, die sogenannten **Big Five,** werden gerne vom IMPP gefragt. Diese sind: Verträglichkeit, Offenheit für Erfahrungen, Gewissenhaftigkeit, Extra- vs. Introversion und Labilität vs. Stabilität (Neurotizismus).

Interaktionistisches Modell

Im interaktionistischen Modell wird die Entwicklung der Persönlichkeit als Resultat eines **wechselseitigen Wirkens von Person und Umwelt** verstanden. Dabei lassen sich vier Prozesse unterscheiden:

- Die Person verändert sich.
- Die Umwelt verändert sich.
- Die Person nimmt Einfluss auf die Umwelt.
- Die Umwelt nimmt Einfluss auf die Person.

Sowohl die Person als auch die Umwelt werden als kurzfristig konstant, mittel- und langfristig, aber veränderlich und beeinflussbar begriffen. **Persönlichkeitsstörungen** resultieren aus einer fehlerhaften Person-Umwelt-Interaktion.

Lerntheoretisches Modell

Die Entwicklung der Persönlichkeit kann auch als das **Resultat von Lernprozessen** verstanden werden. Die **Behavioristen** –Lernpsychologen und Verhaltensforscher – begründeten Anfang des 20. Jahrhunderts das lerntheoretische Modell, wonach eine Person gewissermaßen das Produkt ihrer Lern- und Entwicklungsgeschichte ist. Dabei beruht Lernen im Wesentlichen auf den Vorgängen der **klassischen und operanten Konditionierung** und des **Lernens am Modell.** Mit zunehmender Erfahrung wählt das Individuum die Reize, auf die es reagiert, selbst aus und zeigt charakteristische Reaktionsformen, die zu Kennzeichen der Persönlichkeit werden. Auch **Persönlichkeitsstörungen** werden demzufolge „gelernt".

Interaktion von Genetik, Persönlichkeit und sozialer Umwelt

Es bedarf keiner außergewöhnlichen Anstrengung, um sich vorzustellen, dass es bei der Vielzahl von Faktoren und Wechselwirkungen, welche die Entwicklung einer Persönlichkeit prägen, auch zu Störungen kommen kann. Diese besteht auf **biologischer** Ebene vielleicht in einer Disposition zu besonders aggressivem oder ängstlichem Verhalten, in einer angeborenen Lernbehinderung oder einem mit körperlichen und psychischen Besonderheiten verbundenen Gendefekt.

Auch die **Persönlichkeit** selbst beeinflusst ihre Entwicklung: Ein eher introvertierter Mensch wird viele Erfahrungen mit Einsamkeit und Selbstgenügsamkeit machen und diese in sein Selbstkonzept integrieren, sodass rückblickend gefragt werden kann, was zuerst da war: die Introvertiertheit oder der Rückzug.

Die **soziale Umwelt** ist vom Beginn des Lebens an der Formung der Persönlichkeit beteiligt. Die Interaktion mit Eltern und Geschwistern, später mit einer Peergroup, mit Lehrern, dem Partner, mit sozialen Institutionen, Arbeitgebern, Kollegen usw. fordert das Individuum zum Handeln und zum Sein heraus. Die sich so formenden Interaktionsstile werden im Laufe der Zeit Teil der Persönlichkeit.

Kognitive und Verhaltensstile

Die folgenden Konstrukte widmen sich bestimmten Persönlichkeitsmerkmalen, die als Stile des Fühlens, Denkens und Verhaltens aufgefasst werden können. In ihren extremen Ausprägungen werden sie zu kognitiven, Verhaltens- bzw. Persönlichkeitsstörungen.

Interferenzneigung

Interferenz ist ein Begriff, der ursprünglich aus der Physik stammt und dort die Überlagerungserscheinungen beim Zusammentreffen von Wellen bezeichnet. In der Persönlichkeitspsychologie steht die Interferenzneigung für das Maß der **Störanfälligkeit** eines Individuums gegenüber irrelevanten Reizen bzw. – einfacher ausgedrückt – für seine **Ablenkbarkeit.**

John Ridley **Stroop** entwickelte hierzu einen einfachen Aufmerksamkeitstest. Zunächst präsentierte er seinen Probanden schwarz gedruckte Worte wie „blau“, „grün“, „rot“ und bat sie, diese vorzulesen. Anschließend sollten farbig gedruckte Worte (**rot, grün, blau**) vorgelesen und Farben (****) benannt werden. Der eigentliche Interferenztest bestand schließlich darin, die Farben bunt gedruckter Farbwörter zu benennen, bei denen Wortinhalt und Druckfarbe nicht übereinstimmten (**gelb, blau, grün, orange**). Hierbei geht es darum, den irrelevanten Reiz des Wortinhalts aktiv zu unterdrücken und sich ausschließlich auf die Farbe zu konzentrieren, was den Probanden – abhängig von ihrer Interferenzneigung – mit unterschiedlicher Geschwindigkeit gelang. Modifikationen dieses Tests werden noch heute in verschiedenen Untersuchungen im Rahmen der Persönlichkeitsdiagnostik verwendet. Eine erhöhte Interferenzneigung ist typisch für Menschen mit Schizophrenie.

Sensation Seeking

Psychophysiologische Persönlichkeitskonzepte gehen davon aus, dass es für jedes Individuum ein optimales **Erregungsniveau** gibt. Dieses wird durch innere und äußere Faktoren beeinflusst. Oberhalb des Optimums erlebt die Person Stress, unterhalb Langeweile. Menschen mit einem von Natur aus hohen Erregungsniveau bedürfen der ständigen Reizung, Bewegung und Abwechslung, um sich wohlzufühlen. Sie werden als **Sensation Seekers** bezeichnet.

Marvin **Zuckermann** unterscheidet hinsichtlich des Sensation Seeking vier Faktoren:

- *Thrill and Adventure Seeking:* Suche nach (körperlich) riskanten Aktivitäten, z. B. Bungee-Jumping, Snowboarden etc.
- *Experience Seeking:* Suche nach ungewöhnlichen Erfahrungen, z. B. durch Drogen, Fernreisen, besondere Sexualpraktiken
- *Disinhibition Seeking:* Suche nach Abwechslung durch Enthemmung, z. B. auf Partys
- *Boredom Susceptibility:* Anfälligkeit für Langeweile; Unruhe und Unzufriedenheit, wenn die Umwelt nicht genügend Reize bietet

2.9.6 Persönlichkeitsstörungen

Jede Persönlichkeit weist **Akzentuierungen** im Sinne von Betonungen bestimmter Merkmale und Verhaltensweisen auf. So mag ein Mensch als eher ängstlich oder extrovertiert oder ordentlich oder vorsichtig oder lebhaft gelten. Erst wenn diese Akzente so stark ausgeprägt sind, dass sie merklich von den **Erwartungen der soziokulturellen Umwelt** abweichen und zu **Leid oder Beeinträchtigung** führen, spricht man von einer **Persönlichkeitsstörung.** Sie beginnen häufig in der Adoleszenz oder im frühen Erwachsenenalter und sind zeitlich stabil, tiefgreifend und unflexibel.

Die spezifischen Persönlichkeitsstörungen lassen sich in drei Gruppen, sogenannte **Cluster,** einordnen (▶ Tab. 2.11). Sie werden charakterisiert durch bestimmte **Grundannahmen,** die eigene Person und die Beziehung zu anderen betreffend, und durch bestimmte **Verhaltensweisen.** Neuere Ansätze verstehen Persönlichkeitsstörungen sowohl ätiologisch als auch symptomatisch zunehmend als **Beziehungsstörungen.** Dies hat u. a. Bedeutung für die Psychotherapie, in der die Beziehungsgestaltung eine besonders große Rolle spielt.

Paranoide Persönlichkeitsstörung

Menschen mit paranoider Persönlichkeitsstörung zeichnen sich durch ein tiefes Misstrauen gegenüber anderen und ein anhaltendes Gefühl der Bedrohung aus. Selbst harmlose Ereignisse werden

Tab. 2.11 Einteilung der Persönlichkeitsstörungen nach Clustern

Cluster	Persönlichkeitsstörung (PS)	Grundannahme	Merkmale/Verhalten
A – sonderbar, exzentrisch	Paranoide PS	Andere Menschen sind potenziell Feinde; andere wollen mir Böses.	wachsam, vorsichtig, empfindlich gegenüber Zurückweisung, nachtragend, streitsüchtig, misstrauisch
	Schizoide PS	Beziehungen bringen nichts.	einzelgängerisch, in sich gekehrt, vermindertes Gefühlserleben
	Schizotype PS	Die Dinge sind nicht, wie sie scheinen.	magisches Denken, bizarres Verhalten, ungewöhnliche Wahrnehmungen, sozialer Rückzug, Misstrauen, Ängstlichkeit
B – dramatisch, emotional, impulsiv	Emotional instabile PS	In Beziehungen wird man verletzt oder verlassen.	emotionale Instabilität, Impulsivität, Wechsel zwischen Idealisierung und Entwertung von Partnern, Manipulation, Spaltung, Schwarz-Weiß-Denken, Selbstverletzung
	Histrionische PS	Ich muss gefallen/imponieren.	theatralisches Verhalten, ständiges Mühen um Anerkennung und Aufmerksamkeit, übertriebene und gleichzeitig oberflächliche Darstellung von Emotionen, egozentrisch, kränkbar
	Dissoziale PS	Menschen sind dazu da, um ausgenutzt zu werden.	verantwortungslos, ohne Mitgefühl, herzlos, sich nicht an soziale Normen haltend, frustrationsintolerant, aggressiv
	Narzisstische PS	Ich bin etwas Besonderes.	mangelndes Selbstbewusstsein, überspielt durch Überhöhung eigener Fähigkeiten; Gefühl von Wichtigkeit, Entwertung anderer Personen, Neid, Wut, Mangel an Empathie, Desinteresse für andere
C – ängstlich, vermeidend, unsicher	Ängstliche PS	Ich bin gefährdet.	zurückhaltend, ängstlich, vorsichtig, selbstkritisch, schüchtern, Minderwertigkeitsgefühle, Empfindlichkeit gegenüber Kritik und Zurückweisung
	Abhängige/Dependente PS	Ich brauche einen starken Partner an meiner Seite; allein bin ich hilflos.	anhänglich, unterwürfig, entscheidungsunfähig, große Trennungsangst, Gefühle von Hilflosigkeit und Inkompetenz
	Anankastische/Zwanghafte PS	Mir darf kein Fehler passieren.	Gewissenhaftigkeit, Perfektionismus, Zweifel, hohes Kontrollbedürfnis, Rigidität

als gezielt gegen sie gerichtet interpretiert. Sie beschäftigen sich oft intensiv mit möglichen Verschwörungen und vermuten hinter vielen Geschehnissen in ihrer Umgebung oder der Welt geheime Absichten.

Schizoide Persönlichkeitsstörung

Menschen mit schizoider Persönlichkeitsstörung leben meist zurückgezogen und zeigen wenig Interesse an sozialen Kontakten. Sie wirken emotional distanziert, haben Schwierigkeiten, Freude zu empfinden, und neigen zu Isolation. Ihre Fähigkeit, Gefühle auszudrücken oder enge zwischenmenschliche Beziehungen aufzubauen, ist stark eingeschränkt.

Dissoziale Persönlichkeitsstörung

Menschen mit dissozialer Persönlichkeitsstörung handeln oft rücksichtslos und zeigen wenig Mitgefühl für andere. Sie empfinden kaum Schuld oder

Verantwortungsbewusstsein für ihr Verhalten und reagieren impulsiv auf Frustration. Ihre geringe Hemmschwelle für aggressives oder manipulatives Verhalten führt häufig zu Konflikten mit gesellschaftlichen Normen und Regeln.

Emotional instabile Persönlichkeitsstörung

Menschen mit emotional instabiler Persönlichkeitsstörung neigen zu impulsivem und unüberlegtem Verhalten. Ihre Stimmung schwankt stark, und sie erleben intensive innere Anspannung. Konflikte mit ihrem Umfeld entstehen häufig durch ihre geringe Impulskontrolle und emotionale Instabilität. Es gibt zwei Ausprägungen: den impulsiven Typ, bei dem starke Wutausbrüche im Vordergrund stehen, und den Borderline-Typ, der zusätzlich durch Identitätsprobleme, extreme zwischenmenschliche Schwankungen und Selbstschädigung geprägt ist.

Histrionische Persönlichkeitsstörung

Menschen mit histrionischer Persönlichkeitsstörung fallen durch ein übertrieben theatralisches Verhalten und eine starke Suche nach Aufmerksamkeit auf. Ihre emotionalen Reaktionen erscheinen oft oberflächlich und dramatisch. Zudem zeigen sie eine ausgeprägte Egozentrik und neigen dazu, in sozialen Situationen im Mittelpunkt stehen zu wollen.

Narzisstische Persönlichkeitsstörung

Menschen mit narzisstischer Persönlichkeitsstörung haben ein übersteigertes Selbstbild und beschäftigen sich intensiv mit Fantasien von Macht, Erfolg oder Einzigartigkeit. Sie schwanken zwischen überhöhtem Selbstwertgefühl und tiefen Selbstzweifeln. Ihre zwischenmenschlichen Beziehungen sind oft von einem Bedürfnis nach Bewunderung und einem Mangel an Empathie für andere geprägt.

Zwanghafte (anankastische) Persönlichkeitsstörung

Menschen mit zwanghafter Persönlichkeitsstörung sind äußerst gewissenhaft und perfektionistisch. Sie neigen zu übermäßigen Kontrollen, um Fehler zu vermeiden, und haben oft starke Zweifel an ihren eigenen Entscheidungen. Ihre Vorsicht und ihr Streben nach Perfektion können so ausgeprägt sein, dass sie sich selbst und ihr Umfeld stark belasten, ohne jedoch die Kriterien einer echten Zwangsstörung zu erfüllen.

Abhängige (asthenische) Persönlichkeitsstörung

Menschen mit abhängiger Persönlichkeitsstörung fühlen sich unsicher und überlassen wichtige Entscheidungen lieber anderen. Sie empfinden sich selbst als hilflos und stellen die Wünsche und Meinungen vermeintlich erfahrenerer Personen über ihre eigenen. Ihre große Angst vor dem Verlassenwerden führt dazu, dass sie sich stark an andere binden und Schwierigkeiten haben, eigenständig zu handeln.

Valeska Kunisch

3 Methodische Grundlagen der psychologischen und soziologischen Forschung

IMPP-Hits

- Hypothesenformen (▸ Kap. 3.1.3)
- Skalenniveaus (▸ Kap. 3.1.4)
- Arten von Variablen (▸ Kap. 3.1.5)
- Gütekriterien (▸ Kap. 3.2.2)
- Testgütekriterien (▸ Kap. 3.2.5)
- Studiendesign (▸ Kap. 3.3.1)
- Stichprobengewinnung (▸ Kap. 3.3.3)
- Erhebungs- und Beurteilungsfehler (▸ Kap. 3.3.5)
- Deskriptive Statistik (▸ Kap. 3.4.2)
- Normalverteilung (▸ Kap. 3.4.2)
- Statistische Kennwerte: Signifikanzniveau und *p*-Wert, Fehlerarten, Power, Effektstärke, Risikokennwerte (▸ Kap. 3.4.2)

Dieses Kapitel ist wie der chronologische Ablauf eines Forschungsprojekts aufgebaut: Zuerst sollten Hypothesen (= Annahmen) getroffen werden. Danach sollte man festlegen, wie die Variablen gemessen werden können, und sich überlegen, welche Personen man untersuchen möchte. Anschließend werden die Daten mithilfe von sozialwissenschaftlichen und biopsychologischen Methoden der Datengewinnung erhoben. Und schließlich erfolgen die statistische Auswertung und Interpretation der Daten.

3.1 Deskriptive und induktive Statistik

Die deskriptive (beschreibende) Statistik umfasst die statistischen Verfahren zur Charakterisierung einer Stichprobe mithilfe statistischer Maßzahlen (z. B. Mittelwert, Standardabweichung). Die Ergebnisse können anschließend durch geeignete Diagramme und Tabellen visualisiert werden.
Die induktive (schließende) Statistik dagegen überprüft, ob sich eine Stichprobe auf eine Grundgesamtheit übertragen lässt. Sie bedient sich vor allem der Wahrscheinlichkeitsrechnung. Insgesamt können statistische Analysen univariat, bivariat

oder multivariat sein – je nachdem, ob eine Variable allein oder der Zusammenhang zwischen zwei oder mehreren Variablen analysiert wird.

3.1.1 Stichproben

Oft sind wir daran interessiert, etwas über eine Population zu erfahren, das nicht unmittelbar in ihrer Gesamtheit beobachtet werden kann. Ein Beispiel dafür wäre die durchschnittliche Schlafdauer pro Nacht bei Medizinstudierenden. In den meisten Fällen ist es unmöglich, Informationen der gesamten Population zu erfassen. Stattdessen untersucht man eine Stichprobe, die aus der betreffenden Population entnommen wird. Das Ziel besteht darin, aus den Beobachtungen dieser Stichprobe Rückschlüsse auf die gesamte Population zu ziehen.

Damit aussagekräftige Rückschlüsse auf die gesamte Population möglich sind, muss die Stichprobe repräsentativ für die betreffende Bevölkerungsgruppe sein. Angenommen, wir möchten die durchschnittliche Schlafdauer von Medizinstudierenden untersuchen. Wäre es sinnvoll, wenn 80 % der Stichprobe aus Studierenden des ersten Semesters bestehen? Wahrscheinlich nicht, da die Arbeitsbelastung im ersten Semester sich deutlich von der in höheren Semestern, wie dem achten, unterscheidet. Eine unausgewogene Stichprobenzusammensetzung könnte somit zu verzerrten Ergebnissen führen.

Bei der Auswahl einer repräsentativen Stichprobe können verschiedene Formen von Bias (= Voreingenommenheit, Verzerrung) auftreten, die das Ergebnis verzerren können:

- **Non-Response-Bias:** Verzerrung durch fehlende Antworten, z. B. antworten tendenziell höhere oder niedrigere Semester gar nicht auf die Umfrage
- **Selektionsbias:** Auswahlverzerrung, z. B. Ausgabe von Flyern zur Rekrutierung für die Studie nach einer Anatomieprüfung

Mehr zum Thema Bias: ▸ Kap. 3.3.5.

3.1.2 Hypothesenbildung

Eine **These** ist eine Behauptung, z. B. „Mein Hund mag mich". Eine **Hypothese** ist eine Behauptung mit der Vorgabe bestimmter Bedingungen (wenn – dann), z. B. „Wenn ich ihn regelmäßig füttere, mag mich mein Hund". Hypothesen werden zumeist auf der Grundlage bestimmter **Theorien** und **Modelle** aufgestellt, in deren Zusammenhang sie dann auch geprüft werden. „Hunde sind Rudeltiere, deren Überleben von Versorgungsstrukturen innerhalb einer Gemeinschaft abhängt, die soziale Prinzipien wie Dankbarkeit und Treue nutzt."

Das Ziel der **statistischen Inferenz** ist es, anhand der Informationen aus einer einzelnen Stichprobe Rückschlüsse auf eine Population zu ziehen. Dabei dient die **Schätzung** als Methode, um mithilfe einer Stichprobenstatistik einen unbekannten Populationsparameter zu approximieren. Ein **Hypothesentest** ermöglicht es, die Stärke der Evidenz für eine bestimmte Annahme über einen Populationsparameter zu quantifizieren und so fundierte Entscheidungen auf Basis der Daten zu treffen: „Mag mich mein Hund wirklich nur, wenn ich ihn füttere?", „Wie stark hängen das Füttern und sein Vertrauen zu mir zusammen?".

3.1.3 Ableitung der Fragestellung und Hypothesengenerierung

Mit dem Bedürfnis, Zusammenhänge erkennen und wahrheitsgemäße Vorhersagen zu treffen, fügt der Mensch **intuitiv** Beobachtungen zu **Hypothesen** zusammen, die er dann immer wieder anhand der Realität überprüft. In der Wissenschaft gibt es dafür bestimmte formale Vorgaben. Aus der **Beobachtung** der Phänomene „Rauchen" und „Lungenkrebs" wird eine **Fragestellung** abgeleitet, z. B.: „Wie hängen Rauchen und Lungenkrebs zusammen?". Anschließend werden **Hypothesen** entwickelt, z. B. „Raucher erkranken häufiger an Lungenkrebs als Nichtraucher" oder „Für die Entstehung von Lungenkrebs stellt das Rauchen einen Risikofaktor dar". Diese Hypothesen gilt es im Weiteren zu überprüfen.

Die Intuition hinter Hypothesentests kann an einem einfachen Beispiel illustriert werden, das zeigt, dass wir uns im Leben oft implizit auf statistisches Denken stützen.

Stellen wir uns vor, eine Freundin oder ein Freund gibt dir eine Münze und bittet dich zu prüfen, ob sie fair ist.

Als Hypothese nehmen wir an, dass die Münze fair ist, also eine Wahrscheinlichkeit von 50 % für Kopf hat. Die Münze wird 20-mal geworfen, und die Ergebnisse werden notiert.

Nach den 20 Würfen betrachten wir die folgenden Ergebnisse:

- **Wenn es 12-mal Kopf gab,** liegt dieses Ergebnis nahe am erwarteten Mittelwert von 10. Es gibt keine klare Evidenz dafür, dass die Münze verzerrt ist.

- **Wenn es 19-mal Kopf gab,** ist dieses Ergebnis ungewöhnlich hoch und sehr unwahrscheinlich unter der Annahme einer fairen Münze. In diesem Fall gäbe es starke Hinweise darauf, dass die Münze möglicherweise nicht fair ist.

Explorative und hypothesentestende Studien

Explorative Studien dienen der ersten Annäherung an ein Untersuchungsgebiet, über das der Untersucher noch nicht allzu viel weiß. Mit viel Offenheit und wenig Standardisierung geht es darum, den Forschungsgegenstand kennenzulernen und Hypothesen und Variablen zu entwickeln. Diese werden dann in **hypothesentestenden** oder **konfirmatorischen** Studien unter standardisierten Bedingungen geprüft.

Induktives vs. deduktives Vorgehen

Mit **induktiven Hypothesen** wird vom Besonderen auf das Allgemeine geschlossen: „Azrael ist eine Katze. Azrael kann schnurren. Alle Katzen können schnurren." Es werden hierbei zunächst Beobachtungen gesammelt und dann daraus eine Theorie erstellt (► Abb. 3.1).

Deduktive Hypothesen leiten aus dem Allgemeinen das Besondere ab: „Katzen können schnurren. Azrael ist eine Katze. Azrael kann schnurren." Hier wird, ausgehend von einer Theorie, eine konkrete Behauptung aufgestellt (► Abb. 3.1).

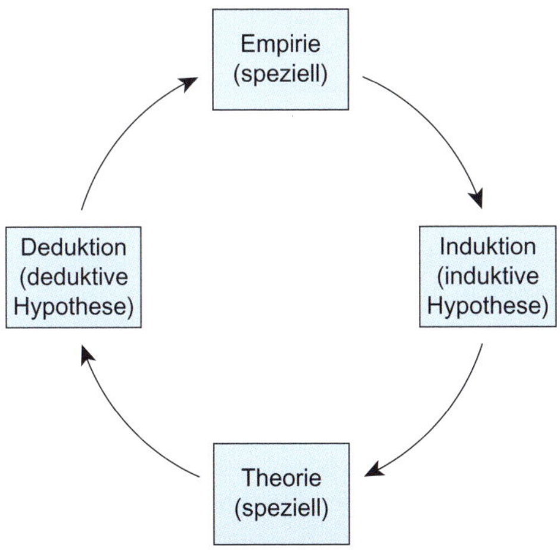

Abb. 3.1 Induktion und Deduktion [L231]

> **Klinik**
>
> Auch die Erklärung der Entstehung von (chronischen) **Krankheiten** basiert auf theoretischen Konstrukten, innerhalb derer die Hypothese besteht, dass es bestimmte Risikofaktoren gibt, die die Krankheit begünstigen. „Wenn ich regelmäßig rauche, besteht die Gefahr, dass ich an einer chronisch obstruktiven Lungenkrankheit (COPD) erkranke." Eine dazu passende deduktive Herleitung wäre z. B.: „Raucher erkranken häufig an einer COPD. Ich bin Raucher. Ich werde eine COPD bekommen."

Hypothesenformen

- **Determinismus** bedeutet **Vorbestimmtheit.** Die deterministische Hypothese geht davon aus, dass ein bestimmter Sachverhalt unter bestimmten Bedingungen mit Sicherheit eintreten wird: „Wasser gefriert bei 0 °C unter Normaldruck." „Wenn A größer als B und B größer als C ist, dann ist auch A größer als C."
- **Probability** bedeutet **Wahrscheinlichkeit.** Die probabilistische Hypothese geht davon aus, dass ein bestimmter Sachverhalt unter bestimmten Bedingungen mit einer gewissen Wahrscheinlichkeit eintreten kann: „Wenn ich bei Rot über die Ampel gehe, könnte es passieren, dass ich überfahren werde", „Nichtraucher erkranken mit geringerer Wahrscheinlichkeit an Lungenkrebs als Raucher".

Hat man eine Hypothese aufgestellt, unterzieht man sie dem sogenannten **Hypothesentest.** In der Realwissenschaft kann nie die Gültigkeit einer Hypothese für alle Menschen zu allen Zeitpunkten bewiesen werden. Somit kann die Gültigkeit einer Hypothese lediglich indirekt bewiesen werden, indem falsche Hypothesen ausgeschlossen werden (= **Falsifikationsprinzip**).

- Die **Nullhypothese** beschreibt eine Annahme, die durch die Untersuchung widerlegt werden soll: „Raucher erkranken nicht häufiger an Lungenkrebs als Nichtraucher", „Medikament A wirkt nicht besser als Medikament B", „Zwischen A und B besteht kein Zusammenhang".
- Die **Alternativhypothese** beschreibt eine Annahme, die durch die Untersuchung bestätigt werden soll: „Raucher erkranken häufiger an Lungenkrebs als Nichtraucher", „Medikament A wirkt besser als Medikament B", „Zwischen A und B besteht ein Zusammenhang".Die Alternativhypothese wird auch als **Forschungshypo-**

these bezeichnet. Sie stellt das, was neu erforscht werden soll, als eine Alternative zu den bisher existierenden Annahmen dar.

Merke

Nach dem Falsifikationsprinzip akzeptieren wir nie die Alternativhypothese. Wir können **nur die Nullhypothese ablehnen,** weil sich diese Aussage als falsch bzw. sehr unwahrscheinlich erwiesen hat. Jedoch können wir damit nicht implizieren, dass die Alternativhypothese richtig ist.
Andersherum ist das Nicht-Verwerfen der Nullhypothese nicht gleichbedeutend damit, sie als wahr zu beweisen. Es bedeutet lediglich, dass nicht genügend Evidenz vorliegt, um **ihre Ungültigkeit nachzuweisen.**
Deshalb Augen auf bei der Formulierung!

Falsifikationsprinzip

Etwas zu **falsifizieren** bedeutet, etwas als falsch zu erkennen. Gemäß dem Prinzip der Falsifikation muss eine Hypothese so präzise und klar formuliert sein, dass die Möglichkeit der **Überprüfbarkeit** und damit prinzipiell auch der **Widerlegung** besteht. Nachdem die Hypothese aufgestellt wurde, dient die Untersuchung entweder dazu, die Nullhypothese zugunsten der Alternativhypothese zu verwerfen oder umgekehrt, die Alternativhypothese aufzugeben und bei der Nullhypothese zu bleiben. Eine **deterministische Hypothese** wird durch ein einziges Gegenbeispiel falsifiziert, während es bei der **probabilistischen Hypothese** eher um **Signifikanz** und **Relevanz** geht.

Merke

Um die Nullhypothese ablehnen zu können, müssen die Stichproben, die im Rahmen der statistischen Prüfung genommen wurden, gegen die Nullhypothese sprechen. In unserem Münzbeispiel von vorhin würde das Folgendes bedeuten:

- **Nullhypothese:** „Die Münze ist fair." Die Wahrscheinlichkeit, Kopf zu werfen, beträgt 50 %.
- **Alternativhypothese:** „Die Münze ist nicht fair." Die Wahrscheinlichkeit, Kopf zu werfen, beträgt nicht 50 %; sie kann größer oder kleiner sein.

In diesem Rahmen führen wir eine Stichprobe von 20 Würfen durch. Liegt die Anzahl der Kopfwürfe um die 10, bleiben wir bei der Nullhypothese. Liegt sie bei 19, lehnen wir die Nullhypothese zugunsten der Alternativhypothese ab.

Kausalität

Durch Beobachtung kann man zu der Idee kommen, dass eine bestimmte Exposition zu einer Krankheit führt. So gelangt man in seiner Hypothese zu einer vermuteten Kausalität. Um zu bewerten, ob eine derartige Kausalitätshypothese zutreffen kann, können die **Bradford-Hill-Kriterien** herangezogen werden. Sie sind zwar keine Voraussetzung für Kausalität, helfen jedoch bei der Einschätzung einer solchen:

- **Effektstärke:** Ein starker, statistisch signifikanter Effekt macht einen Zusammenhang wahrscheinlicher.
- **Reproduzierbarkeit:** Ein Zusammenhang, der unter verschiedenen Bedingungen feststellbar ist.
- **Spezifität:** Eine bestimmte Ursache führt zu einer bestimmten Wirkung.
- **Zeitlicher Zusammenhang:** Die Exposition liegt vor der vermuteten Wirkung.
- **Dosisabhängigkeit:** Eine stärkere Exposition zeigt einen stärkeren Effekt.
- **Biologische Plausibilität:** Der Effekt kann durch einen biologischen Mechanismus erklärt werden.
- **Kohärenz:** Der Zusammenhang ist mit anderen Erkenntnissen über die Krankheit vereinbar.
- **Experimentelle Überprüfung:** Der Kausalzusammenhang zeigt sich in Experimenten.
- **Analogie:** Es gibt ähnliche Zusammenhänge, für die eine Kausalität bekannt ist.

Häufig gibt es nicht nur eine einzige Ursache bzw. einen einzigen Risikofaktor, die/der zu einer bestimmten Wirkung bzw. Krankheit führt, sondern es bestehen **multikausale Zusammenhänge,** also mehrere Faktoren, die für die Entstehung einer Krankheit verantwortlich sind. So kommt es, dass einerseits auf das Vorliegen eines **Risikofaktors** nicht zwingend der Ausbruch einer Erkrankung folgt und sich andererseits aus dem Vorliegen einer **Krankheit** nicht sicher auf das Vorhandensein von Risikofaktoren schließen lässt. Folgende Szenarien lassen sich unterscheiden:

- **Notwendig und hinreichend:** Ohne den Risikofaktor tritt die Krankheit nicht ein, *und* bei Vorliegen des Risikofaktors kommt es in jedem Fall zum Ausbruch der Krankheit. Dieser strengen Kausalität folgen z. B. einige wenige Infektionskrankheiten und Vergiftungen.
- **Notwendig, aber nicht hinreichend:** Ohne den Risikofaktor tritt die Krankheit nicht ein, *aber*

bei Vorliegen des Risikofaktors kommt es nicht unbedingt zum Ausbruch der Krankheit. Dieser Kausalität folgt z. B. die Mehrheit der Infektionskrankheiten.

- **Hinreichend, aber nicht notwendig:** Bei Vorliegen des Risikofaktors kommt es zum Ausbruch der Krankheit, *aber* die Krankheit kann auch ohne den Risikofaktor auftreten. So folgt z. B. auf einen mehrtägigen Hungerstreik zwingend eine Gewichtsabnahme, es kann aber auch andere Gründe für diese geben (vermehrter Sport, ein Bandwurm oder eine gezielte Diät).
- **Nicht notwendig und nicht hinreichend:** Die Krankheit kann auch ohne den Risikofaktor auftreten *und* bei Vorliegen des Risikofaktors kommt es nicht unbedingt zum Ausbruch der Krankheit.

Beispiel: Für die meisten psychischen Erkrankungen nimmt man biologische, psychische und soziale Risikofaktoren an, ohne dass ein einzelner Aspekt als notwendig oder hinreichend betrachtet wird. Auch die Risikofaktoren für einen Herzinfarkt (Adipositas, Hypercholesterinämie, arterielle Hypertonie, Diabetes mellitus, Rauchen, Herzerkrankungen in der Familienanamnese) stellen im Einzelnen weder hinreichende noch notwendige Bedingungen dar.

Operationalisierung

Als Operationalisierung bezeichnet man die Übersetzung der Hypothesen, die meist in latenten Konstrukten ausgedrückt werden, in messbare Größen. Ein **latentes Konstrukt** ist eine nicht direkt messbare (beobachtbare) Variable, die aber durch mehrere Indikatoren erfasst werden kann. Ein Beispiel ist die Patientenzufriedenheit, die nicht direkt messbar ist. Jedoch kann der Indikator durchschnittliche Wartezeit Aufschluss über die Patientenzufriedenheit geben. Demgegenüber stehen **manifeste Konstrukte**, die direkt gemessen werden können, wie z. B. Körpergröße, Lebensalter und Wohnort.

Anders als in der Inneren Medizin sind die meisten Konstrukte in der Medizinischen Psychologie und Soziologie latent (nicht manifest), also nicht direkt beobachtbar. Intelligenz stellt z. B. ein latentes Konstrukt dar: Man kann zwar einschätzen, wie intelligent jemand ist, aber zur direkten Messung braucht man einen Test zur Bestimmung des Intelligenzquotienten, der aus der Anzahl der richtigen Antworten errechnet wird.

Die Variablen zur Messung des Konstrukts **Depression** werden z. B. über die Krankheitsbeschreibung in der ICD festgelegt und können in ihrer Ausprägung mittels eines Tests (z. B. Becks Depressionsinventar, BDI) beobachtet werden.

Ähnliche Tests stehen auch zur Messung von **Ängstlichkeit** zur Verfügung. Darüber hinaus können hierfür auch physiologische Parameter (z. B. Anstieg der Herzfrequenz, Veränderung des Hautwiderstands) als Variablen herangezogen werden.

Die Art der Operationalisierung eines Konstrukts kann einen wesentlichen Einfluss darauf haben, ob die Nullhypothese abgelehnt werden kann. Deshalb ist auch für die Bewertung von Studien ein Fokus auf die Art der Operationalisierung zu legen.

> **Merke**
>
> Als **Messen** wird die Zuordnung von empirischen Sachverhalten zu Zahlen nach bestimmten Regeln (= Abbildungsvorschriften) bezeichnet. Diese Zuordnung muss eindeutig sein.

3.1.4 Skalierung, Skalenniveaus, Indexbildung

Das **Skalenniveau** (lat. „scala“: Treppe, Leiter) stellt das Gütemaß zur Beurteilung dieser Abbildungsvorschrift dar. Generell unterscheidet man zwischen **N**ominal-, **O**rdinal-, **I**ntervall-, **V**erhältnis- (= Rational-) und **A**bsolutskalenniveau. Jedes Skalenniveau besitzt dabei die Anforderungen der jeweils niedrigeren und zusätzlich weitere eigene Forderungen an die Daten.

- **Nominalskala:** Sie hat das niedrigste Skalenniveau und erlaubt lediglich die Unterteilung nach Verschiedenheit. Dadurch lässt sie lediglich Aussagen über Gleich- bzw. Unterschiedlichkeit zu, ohne eine Wertung zu ermöglichen. *Beispiele:* Geschlecht (weiblich oder männlich), Blutgruppe (A, B, AB oder 0), Augenfarbe (blau, braun oder grün).
  Mithilfe der Nominalskala können Aussagen über die **Häufigkeit** eines Merkmals getroffen werden. Das am häufigsten vorkommende wird als **Modus** bezeichnet.
- **Ordinalskala** (= Rangskala): Sie stellt zusätzlich eine Rangordnung auf, z. B. größer – kleiner, besser – schlechter, wärmer – kälter, jedoch ohne mathematische Relation. Die Ab-

stände zwischen den verschiedenen Rängen sind also nicht unbedingt gleich. *Beispiele:* hierarchische Ränge (PJ-Student < Assistenzarzt < Facharzt < Oberarzt < Chefarzt), Schulnoten oder Bildungsniveau.
In der Auswertung einer Ordinalskala wird der **Median** bestimmt als jener Mittelwert, der die Gesamtmenge in zwei gleiche Hälften teilt.

- **Intervallskala:** In der Intervallskala ist der Abstand zwischen zwei Werten exakt definiert und zwischen aufeinanderfolgenden Rangplätzen identisch, z. B. Messung der Temperatur in Grad Celsius oder Messung der Zeit in Minuten. Von den meisten psychologischen Testverfahren in den Bereichen Persönlichkeit, Angst, Intelligenz und Depression wird vereinfachend angenommen, dass sie die Daten auf Intervallskalenniveau abbilden.
  Hier wird die zentrale Tendenz durch das **arithmetische Mittel** bestimmt, also der Addition aller Werte und Division durch die Anzahl der Messungen, z. B. bei der Ermittlung der Jahresdurchschnittstemperatur. Man kann jedoch nicht sagen, dass etwas doppelt/halb so groß/gut/schlecht ist, da der Nullpunkt hier nicht definiert ist.
- **Rationalskala** (= Verhältnisskala): Sie hat das höchste Skalenniveau und verfügt über einen **Nullpunkt,** der es erlaubt, Multiplikation und Division im Vergleich der einzelnen Merkmale anzuwenden. „Karl besitzt 60 Euro, Franz nur 20; Karl hat dreimal so viel Geld wie Franz.“ *Weitere Beispiele:* Messung der Temperatur in Kelvin, Längenmaße, Größe und Gewicht, Alter oder Reaktionszeiten.
  Der zentrale Wert auf der Rationalskala wird als **geometrisches Mittel** bestimmt.

Von oben nach unten, also vom höchsten zum niedrigsten Niveau können die Skalen ineinander umgewandelt werden, nicht aber von unten nach oben. Diese Umwandlung ist allerdings immer mit einem Informationsverlust verbunden (► Tab. 3.1).

Beispiel: Gretel wiegt 48 kg und Hänsel 96 kg. Auf der Rationalskala lässt sich feststellen, dass Hänsel doppelt so schwer ist wie Gretel. Auf der Intervallskala weiß man immerhin, dass er 48 kg mehr wiegt als sie. Die Ordinalskala beschreibt Gretel als „leichter als Hänsel“, und die Nominalskala ordnet die beiden z. B. in Kategorien von „unter 60 kg“ und „über 60 kg“ ein.

Tab. 3.1 Skalenniveaus

Skala	Forderung	Beispiel
Nominal	Verschiedenheit	Geschlecht, Familienstand, Nationalität, Diagnosen
Ordinal (= Rang)	+ Ordnung	Rangliste, Likert-Skala, Bildungsabschluss
Intervall	+ gleicher Abstand	Temperatur in Celsius, Jahreszahlen, IQ
Rational (= Verhältnis)	+ natürlicher Nullpunkt	Temperatur in Kelvin, Längenangaben, Zeitspannen

Lerntipp

Man kann sich die Reihenfolge der Skalenniveaus anhand des Anfangsbuchstaben gut merken: **NOIR** (französisch für schwarz). Je höher das Skalenniveau und je weiteren Buchstaben, desto mehr Voraussetzungen müssen die Daten erfüllen und desto mehr statistische Analysen können mit den Daten durchgeführt werden.

Lerntipp

Temperaturangaben in Grad Celsius erreichen nur **Intervallskalenniveau,** während **Temperaturangaben in Grad Kelvin** als **verhältnisskaliert** einzuordnen sind.
Dies liegt darin begründet, dass der Nullpunkt bei Grad Celsius keinen natürlichen Nullpunkt darstellt, sondern den Gefrierpunkt von Wasser. Der Nullpunkt bei Grad Kelvin (K), der bei −273,15 Grad Celsius (°C) liegt, kann nicht unterschritten werden: Er stellt eine natürliche physikalische Gegebenheit dar:
0 °C = +273,15 K
Durch das Einprägen dieses Beispiels kann der Unterschied zwischen Intervall- und Verhältnisskala gut verinnerlicht werden.

3.1.5 Absolute und relative Beurteilung

Bei der **absoluten Beurteilung** wird ein Sachverhalt oder ein Objekt für sich allein, unabhängig von anderen untersucht: „Robert ist ein netter Junge“: trifft immer zu/trifft häufig zu/trifft selten zu/trifft nie zu. Bei der **relativen Beurteilung** geht es um einen Vergleich: „Robert oder Klaus – wer ist netter?“

Zu den **absoluten Beurteilungsskalen** gehören:
- Ratingskalen
- Checklisten

Zu den **relativen Beurteilungsskalen** zählt man:
- Paarvergleich
- Rangordnungsverfahren
- Soziogramm

Ratingskalen

Ratingskalen dienen der absoluten Beurteilung eines Sachverhalts oder Objekts anhand vorgegebener Kriterien, die eine Abstufung ermöglichen. In der Psychologie und Soziologie werden häufig Fragebögen zur Erhebung von subjektiven Meinungen herangezogen. Diese Methode wird besonders auch in Bereichen angewendet, in denen eine objektive Messung kaum möglich ist: Das Ausmaß von Glücklichsein, Angst oder Schmerzen kann z. B. kaum in eine objektive Operationalisierung umgesetzt werden. Die Skalen können sich auf die ausfüllende Person (= **Selbstbeurteilungsskalen**) oder auf andere Personen (= **Fremdbeurteilungsskalen**) beziehen. Oft besteht eine Skala aus einer Vielzahl von **Items** (= Fragen/Testaufgaben), die eines oder mehrere latente Konstrukte abbilden.

- Die **Likert-Skala** wird besonders häufig verwendet. Sie besteht aus Items, die als Aussagen formuliert sind, zu denen die ausfüllende Person dann jeweils den Grad Ihrer Zustimmung angeben muss. Dabei bilden die Auswahlmöglichkeiten (z. B. „trifft zu"), dann Zahlen ab, die später mit den anderen Items addiert werden können, die sich auf das gleiche Konstrukt beziehen. Eine gerade Anzahl von Antwortoptionen zwingt den Befragten, sich zu entscheiden, da es keine mittlere Kategorie gibt. Eine ungerade Anzahl ermöglicht auch eine neutrale Aussage. Die Likert-Skala ist **eindimensional.** Sie wird auch als „Technik der summierten Einschätzungen" bezeichnet, da am Ende der aus der Beurteilung aller Items errechnete Mittelwert als Kennzahl für die Einstellung des Betroffenen verwendet wird. *Beispiel:*

Item 1: Ich wusste auch schon vor der Lektüre dieses Buches viel über Statistik.				
Trifft voll zu	Trifft eher zu	Unentschieden	Trifft weniger zu	Trifft nicht zu
1	2	3	4	5

- Für eine **Thurstone-Skala** ordnen zunächst professionelle Beurteiler eine große Menge von Aussagen zu einem Thema hinsichtlich der Aussagekraft für oder gegen einen Sachverhalt. Anschließend entscheidet der Befragte ohne Abstufungen lediglich anhand der Kriterien „stimme zu" oder „stimme nicht zu". Dieses Verfahren wird z. B. bei Umfragen vor Wahlen in Bezug auf die unterschiedlichen Parteiprogramme genutzt.
- Bei der **Guttman-Skala** sind verschiedene mit Ja oder Nein zu beantwortende Aussagen in ansteigender Rangfolge zusammengestellt. Von Interesse ist dabei, an welchem Punkt die Zustimmung in eine Ablehnung umschlägt. Ein Beispiel könnte folgendermaßen aussehen:
- Auf der **numerischen Analogskala** (NRS) erfolgt die Beurteilung nicht anhand wörtlich formulierter Kriterien, sondern mittels eines durch einen Zahlenstrahl ausgedrückten Kontinuums (▸ Abb. 3.2): „Bitte beurteilen Sie Ihre momentane Anspannung auf einer Skala von 0–100, wobei 0 für absolute Entspannung und 100 für maximal denkbare Anspannung steht."
- Die **visuelle Analogskala** (VAS) kommt ganz ohne Worte und Zahlen aus. Sie verwendet zur Beurteilung eines Sachverhalts (z. B. einer Gefühlsintensität oder eines Schmerzes) Symbole oder Farben und kommt insbesondere bei der Untersuchung von Kindern zur Anwendung (▸ Abb. 3.2).

Klinik

Die Beurteilung der **Lebensqualität** erfolgt z. B. im **SF-36-Fragebogen** (Short Form 36 Health Survey) mit einer Likert-Skala. Dieser Fragebogen ermittelt die gesundheitsbezogene Lebensqualität von Patienten mit den unterschiedlichsten Erkrankungen. Abgefragt werden die körperliche Funktionsfähigkeit, körperliche Rollenfunktion, körperliche Schmerzen, allgemeine Gesundheitswahrnehmung, Vitalität, soziale Funktionsfähigkeit, emotionale Rollenfunktion und psychisches Wohlbefinden.

Arten von Variablen

Wissenschaftliche Fragestellungen beziehen sich meist auf den Zusammenhang zwischen verschiedenen Faktoren oder Variablen. Je nach Aufbau der Untersuchung gibt es dabei Stellgrößen, sogenannte **unabhängige Variablen**

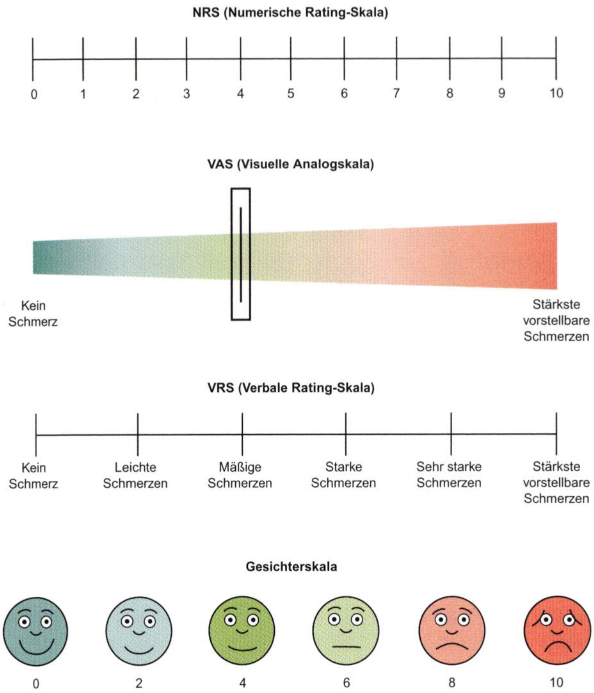

Abb. 3.2 Schmerzskalen [L143]

(UV), die experimentell und aktiv vom Untersucher verändert werden können und **abhängige Variablen (AV),** also Messgrößen, die sich infolge dieser Experimente verändern. Bei der Frage „Inwiefern beeinflusst die Ernährung das Herzinfarktrisiko?" ist die Ernährung eine unabhängige (aktiv veränderbare) Variable, der das Herzinfarktrisiko als abhängige (nur mittelbar veränderbare) Variable folgt.

Als **Störvariablen** oder **Confounder** werden Faktoren bezeichnet, die kein Bestandteil der Hypothese sind, aber trotzdem sowohl die unabhängige als auch die abhängige Variable beeinflussen. So entsteht eine scheinbare Kausalität zwischen UV und AV, die in Wirklichkeit vom Confounder bzw. von der Störvariable verursacht wird. So gibt es z. B. einen scheinbaren Zusammenhang zwischen dem Auftragen von Sonnencreme und Hautkrebs. Das bedeutet aber nicht, dass Sonnencreme zu Hautkrebs führt, sondern dass Menschen bei erhöhter Sonnenexposition Sonnencreme auftragen und hohe Sonneneinstrahlung wiederum das Risiko für Hautkrebs erhöht. Sonnenexposition ist also die Störvariable. Störvariable können **kontrolliert** oder **eliminiert** werden. Bei der Kontrolle von Störvariablen hält man sie entweder bewusst konstant oder bildet mehrere Gruppen von Versuchspersonen, in denen sie sich nicht wesentlich unterscheiden.

Eine **Moderatorvariable** wirkt sich schwächend auf den Zusammenhang zwischen UV und AV aus (► Abb. 3.3). Sie ist, anders als die Störvariable, Bestandteil der Fragestellung. *Beispiel:* „Wie beeinflusst die Ernährung das Herzinfarktrisiko bei normalgewichtigen Personen, die regelmäßig Sport treiben?"

Eine **Mediatorvariable** stellt den Zusammenhang zwischen UV und AV her: Zwischen der Ernährung und dem Herzinfarktrisiko liegt das Ausmaß der Atherosklerose als Mediatorvariable (► Abb. 3.3).

Lerntipp

Die Testvariable werden gerne vom IMPP abgefragt. Unter Variablen versteht man alle messbaren Werte in einem Experiment, die sich in irgendeiner Form verändern können. Dabei unterscheidet man:

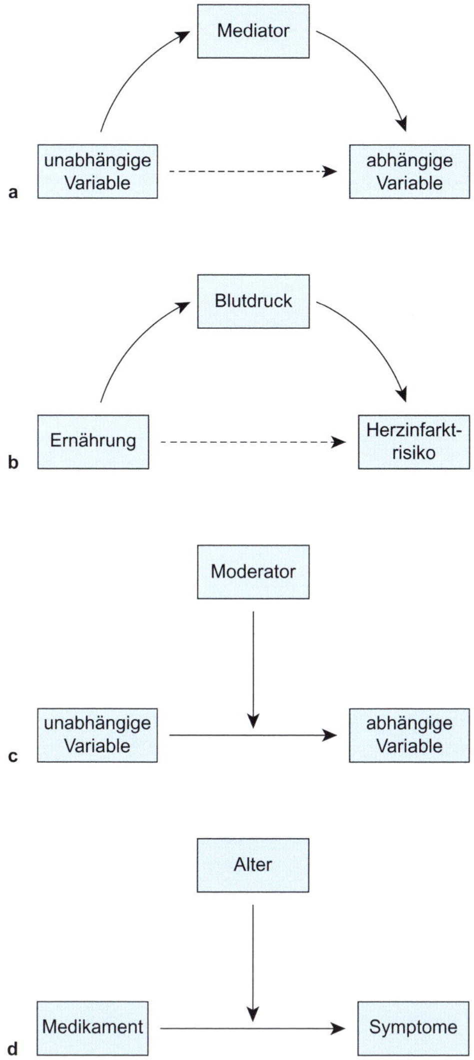

Abb. 3.3 Mediator- und Moderatorvariable: **a** Mediator, **b** Blutdruck, **c** Moderator, **d** Alter [L231]

- **Unabhängige Variable (UV):** Stellgröße, die gezielt variiert wird
- **Abhängige Variable (AV):** Variable, deren Veränderung durch Variation der unabhängigen Variablen beobachtet wird
- **Störvariable (= Confounder):** In der Studie nicht berücksichtigte Variable, die jedoch das Ergebnis beeinflussen kann
- **Konstant gehaltene Variable,** die ebenfalls unabhängige Variable sind, bei denen man aber davon ausgeht, dass sie keinen Einfluss auf den Ausgang des Experiments haben. Sie müssen konstant gehalten werden, damit sie kontrollierbar sind.
- **Intervenierende Variable** sind individuelle Variablen der Versuchsperson, die einen Einfluss auf das Ergebnis des Experiments haben, jedoch nicht zu ändern sind.
- **Moderatorvariablen** haben Einfluss auf die Beziehung zwischen UV und AV. Dieser Einfluss muss nicht kausal sein. Es kann sich auch um unerwünschte Effekte handeln; in diesem Fall spricht man auch von Störvariablen.
- **Mediatorvariablen** erklären einen kausalen Zusammenhang zwischen UV und AV.
- **Risikoindikator:** Variable, die auf eine Erkrankung hinweisen. Sie werden in der Epidemiologie rein deskriptiv festgestellt und zeigen anders als Risikofaktoren keinen kausalen Zusammenhang.
- **Interaktionseffekt:** Effekt auf die abhängige Variable, der durch die Wechselwirkung von zwei oder mehr unabhängige Variablen erzeugt werden kann.

Paarvergleich

Der Paarvergleich zählt zu den **relativen Beurteilungsverfahren.** Aus einer Vielzahl von Sachverhalten oder Objekten, die hinsichtlich eines Kriteriums (z. B. Schönheit, Wert) geordnet werden sollen, werden Paare gebildet. So wird der Vergleich zunächst auf eine Entscheidung zwischen zwei Variablen reduziert. Um zehn Kinder nach ihrer Größe zu ordnen, wird jedes mit jedem verglichen und entsprechend positioniert. Um mich zwischen sieben Winterjacken für diejenige zu entscheiden, die ich kaufen möchte, vergleiche ich zunächst zwei miteinander, bilde mit der „Gewinnerin" und der dritten Jacke ein neues Paar, ermittle wieder die schönere und lasse sie gegen die vierte Jacke antreten usw.

Rangordnungsverfahren

Beim Rangordnungsverfahren wird ein Item nicht wie beim Paarvergleich mit einem, sondern mit mehreren anderen Items verglichen und so eine Reihenfolge erstellt. *Beispiel:* „Ordnen Sie die folgenden Tätigkeiten nach der Häufigkeit, mit der Sie sie ausüben: Radfahren, Bügeln, Lesen, Witze erzählen, Tanzen."

Soziogramm

In einem Soziogramm werden die Beziehungen von Gruppenmitgliedern grafisch dargestellt, indem z. B. die Verbindungen zwischen den einzelnen Personen durch Pfeile symbolisiert werden, deren Farbe oder Dicke Aussagen über die Intensität der Beziehung zulassen. Dieses Verfahren spielt in der Medizin keine große Rolle.

Operationalisierung sozialer Schichten

Ausgehend vom Konstrukt „soziale Schicht" werden **Indikatoren** (z. B. Bildungsgrad, Einkommen, Beruf) und Messinstrumente (z. B. Rangordnung) bestimmt, anhand derer die **Operationalisierung** erfolgt. Eine entsprechende Festlegung vorausgesetzt, lässt sich jeder Mensch nach Bestimmung der Indikatoren einer Schicht zuordnen. Ein Beispiel könnte folgendermaßen aussehen:

Einkommen	Abitur	Kein Abitur
> 3.000 Euro	Oberschicht	Mittelschicht
< 3.000 Euro	Mittelschicht	Unterschicht

3.2 Testdiagnostik

Ergänzend zu klinischen und technischen Untersuchungen kommen in der Medizin, insbesondere in der Psychologie, häufig **Testverfahren** zum Einsatz, mit deren Hilfe spezielle Fragestellungen in standardisierter Form beantwortet werden. Dazu gehören z. B. Intelligenz-, Persönlichkeits- und neuropsychologische Tests. Diese Tests sollten auf ihre Gütekriterien hin untersucht werden. Nur so kann sichergestellt werden, dass der Test nicht von ungewünschten Faktoren beeinflusst wird und dass er das zu untersuchende Merkmal möglichst genau misst.

3.2.1 Testkonstruktion und Itemselektion

Bei der Konstruktion eines neuen Testverfahrens muss zunächst eine genaue **Beschreibung** des Testgegenstands angefertigt werden („**Was** soll getestet werden?"). Anschließend müssen die Items, also die Einzelbausteine der Untersuchung, einschließlich geeigneter **Skalen** festgelegt werden („**Wie** soll getestet werden?"). Schließlich geht es darum, eine **Zielgruppe** zu bestimmen („**Wer** soll getestet werden?").

Für die Zusammenstellung der **Items** (z. B. der Fragen eines Fragebogens) werden **eigene Überlegungen,** bestehende **Literatur** und **Expertenwissen** zusammengeführt, sodass der entstehende **Itempool** eine möglichst genaue Erfassung des Untersuchungsgegenstands ergibt. Anschließend werden die Items mithilfe von Probanden hinsichtlich der Kriterien **Itemschwierigkeit** und **-trennschärfe** geprüft.

Merke

- **Itemschwierigkeit:** Wie schwer ist die Frage zu beantworten? Wie viele Probanden beantworten sie richtig bzw. bejahen sie im Sinne des zu untersuchenden Gegenstands? Bei einem Schwierigkeitsindex von 0–100 bedeutet 0, dass kein Proband und 100, dass alle Probanden die Frage richtig gelöst haben. Die Itemschwierigkeit sollte zwischen 30 und 70 % liegen.
- **Itemtrennschärfe:** Wie gut repräsentiert das einzelne Item das Ergebnis des Gesamttests? Wie zuverlässig trennt es die Probanden, die den Gesamttest bestehen, von denen, die ihn nicht bestehen?

Darauf folgt die **Itemselektion,** wobei aus den geprüften Items jene ausgewählt werden, die im Sinne des Gesamttests nützlich und notwendig sind. Gegebenenfalls werden die Skalen, auf denen die Items zur Darstellung kommen und miteinander verknüpft werden, noch einmal modifiziert.

Klinik

Das **Eppendorfer Schizophrenie Inventar (ESI)** erfasst den Umfang der subjektiv erlebten Beeinträchtigung von Menschen mit einer Schizophrenie mithilfe von 40 Items zu vier Skalen zu den Kategorien Aufmerksamkeits- und Sprachbeeinträchtigung, Beziehungsideen, akustische Unsicherheit, Wahrnehmungsabweichung.

3.2.2 Gütekriterien

Im Sinne der **Qualität** und **Aussagekraft** unterliegen alle Tests bzw. – weiter gefasst – alle wissenschaftlichen Untersuchungen bestimmten Gütekriterien. Ihre Untersuchung sollte auch genau in dieser Reihenfolge – Objektivität, Reliabilität, Validität – erfolgen, da jeweils das vorhergehende die Voraussetzung für das nächste darstellt. Die drei wichtigsten werden im Folgenden erläutert.

Objektivität

Objektivität: Sind die Testergebnisse bezüglich Durchführung, Auswertung und Interpretation unabhängig vom Untersucher?

Man unterscheidet weiter zwischen **Durchführungs-**, **Auswertungs-** und **Interpretationsobjektivität.** Während dieser Zeitpunkte in der Erhebung besteht ein besonderes Risiko durch den Versuchsleiter: Bei der Durchführung könnte er durch sein Verhalten den Probanden beeinflussen, bei der Auswertung und Interpretation der Messungen könnte er durch fehlende Standards zu subjektiven Ergebnissen kommen. Objektivität beruht zumeist auf einem möglichst hohen Maß an Standardisierung und wird überprüft, indem die Ergebnisse verschiedener Untersucher miteinander verglichen werden.

Reliabilität

Reliabilität: Wie zuverlässig und genau misst der Test ein bestimmtes Merkmal? Sind die Ergebnisse reproduzierbar?

Methoden zur Abschätzung der Reliabilität:

- **Paralleltestreliabilität:** Man vergleicht den vorliegenden Test mit einem ähnlichen (parallelen) Testverfahren. Wenn beide Testverfahren zu ähnlichen Ergebnissen kommen, besteht ein hoher Korrelationskoeffizient und somit eine hohe Paralleltestreliabilität.
- **Retest-Reliabilität:** Ein Test wird zweimal mit der gleichen Versuchsperson durchgeführt, und anschließend werden die Ergebnisse verglichen. Man kann den Korrelationskoeffizienten zwischen den beiden Messungen bestimmen. Ist er größer als 0,8, so spricht das für eine gute Reliabilität.
- **Interrater-Reliabilität:** Kommen verschiedene Rater unter Benutzung desselben Untersuchungsinstruments zu denselben oder ähnlichen Ergebnissen, so liegt eine hohe Interrater-Reliabilität vor. Diese Unterform der Reliabilität steht deshalb für Objektivität, weil die Testergebnisse unabhängig vom Untersucher sind.
- **Interne Konsistenz:** Sie gibt an, wie sehr die verschiedenen Items einer Untersuchung miteinander in Beziehung stehen und ob die einzelnen Items das Gleiche messen. Sie wird mit dem Kennwert Cronbachs α bestimmt. Je höher die interne Konsistenz, desto höher die Reliabilität.

Validität

Validität: Misst der Test das, was er zu messen vorgibt?

Validität ist damit ein Maß für die Belastbarkeit einer bestimmten Aussage. Man unterscheidet zwischen:

- **Übereinstimmungsvalidität:** Korreliert der Test mit gleichzeitig erhobenen Außenkriterien? *Beispiel:* Ein neuer Depressionsfragebogen wird mit einer aktuellen klinischen Diagnose abgeglichen.
- **Prädiktive Validität:** Lassen sich basierend auf den Testergebnissen Aussagen über die Zukunft ableiten, also mit einem später erhobenen Außenkriterium? *Beispiel:* Sagt der Medizinertest etwas über den späteren Erfolg im Medizinstudium aus?
- **Konvergente Validität:** Korrelieren Tests für zusammenhängende Konstrukte auch miteinander? *Beispiel:* Korreliert ein Test für Schlafqualität auch mit einem Test für Tagesmüdigkeit?
- **Diskriminante Validität:** Gegenstück zur konvergenten Validität. Korrelieren Tests für Konstrukte, die nicht zusammenhängen, auch nicht miteinander? *Beispiel:* Ein Test für Persönlichkeit korreliert nicht mit einem Intelligenztest.
- **Inhaltsvalidität:** Erfasst ein Test alle relevanten Aspekte eines Konstrukts? *Beispiel:* Ein Fragebogen zur Alkoholabhängigkeit sollte auch alle Diagnosekriterien zu dieser Sucht enthalten.

Merke

Achtung! Interne und externe Validität sind Begriffe, die nicht mit dem Testgütekriterium der Validität gleichzustellen sind!

- **Interne Validität:** Werden die beobachteten Veränderungen der abhängigen Variable (Krankheit) tatsächlich von der unabhängigen Variable (Exposition, Risikofaktor) verursacht (und nicht durch Störgrößen oder Zufall)?
- **Externe Validität:** Lassen sich die Studienergebnisse von der kleinen Studienpopulation auf größere Teile der Bevölkerung übertragen? Ist diese Studie also repräsentativ? Eine hohe Korrelation der Messwerte eines neuen Testverfahrens mit einem bereits bewährten Testverfahren zeugt von hoher externer Validität.

Die drei Hauptgütekriterien bauen aufeinander auf: Ohne Objektivität gibt es keine Reliabilität;

ohne Reliabilität existiert keine Validität. Daran gemessen stellen **Expertenurteile** eine qualitativ minderwertige Form der Beurteilung dar. Ihnen fehlt die Objektivität und damit die Grundvoraussetzung für die beiden anderen Kriterien. Dennoch werden sie häufig als Referenz- oder Vergleichswerte herangezogen. Nicht selten liefern sie erst die ursprünglichen Hypothesen, die der Test bestätigen oder widerlegen soll.

Merke

Die drei Gütekriterien wissenschaftlicher Tests sind:
- **Objektivität:** Unabhängigkeit vom Testleiter
- **Reliabilität:** Verlässlichkeit der Messung
- **Validität:** Zielgenauigkeit der Messung

Sie werden in der Reihenfolge Objektivität → Reliabilität → Validität untersucht.

3.2.3 Nebentestgütekriterien

Als **Nebenkriterien** gelten u. a.:
- **Nützlichkeit** (Utilität): Ist der Test für die Beantwortung der Fragestellung nützlich?
- **Ökonomie:** Stehen die Kosten der Untersuchung (z. B. materiell oder zeitlich) in einem angemessenen Verhältnis zu ihrem Nutzen?
  Als besonders ökonomisch gilt der Einsatz von Screeningverfahren, durch die ohne allzu großen Aufwand eine Vorauswahl geeigneter Probanden erfolgt, z. B. für eine tiefer gehende und kostenintensivere Untersuchung.
  Änderungssensitivität: bezeichnet die Fähigkeit eines Tests, Veränderungen über die Zeit zu erfassen (z. B. Krankheitsprogression, Behandlungs- und Rehabilitationserfolg). *Beispiel:* „Haben sich Ihre Schmerzen innerhalb der vergangen 3 Tage verschlimmert?"
- **Fairness:** Gibt es innerhalb der Testuntersuchung eine systematische Diskriminierung, z. B. in Bezug auf Geschlecht, Nationalität, sozioökonomischen Status?
- **Standardisierung/Normierung:** Ist das Bezugssystem, innerhalb dessen der Test erfolgt, hinreichend aktuell und repräsentativ?
  Oft muss eine die Norm verkörpernde Referenzpopulation im Zusammenhang mit der Testauswertung definiert werden.
- **Zumutbarkeit:** Ist die Durchführung des Tests hinsichtlich des damit verbundenen zeitlichen, psychischen und körperlichen Aufwands zumutbar?
- **(Un-)Verfälschbarkeit:** Inwiefern kann der Untersuchte die Testergebnisse gezielt verfälschen?

Merke

Auch für **Screeningverfahren** besitzen die Gütekriterien Objektivität, Reliabilität und Validität Gültigkeit.

3.2.4 Entscheidungsgütekriterien

Nachdem einer oder mehrere Tests durchgeführt wurden, muss eine Entscheidung getroffen werden – ist die Person „krank" (positiv) oder „gesund" (negativ)? Leider spricht das gegen das Verständnis vieler Erkrankungen als Kontinuum. Tests sind nie perfekt, und es besteht immer die Möglichkeit, dass man sich irrt. Leider besteht in beiden Fällen die Möglichkeit, dass man sich irrt. Wie ▸ Tab. 3.2 (erweiterte Vierfeldertafel) entnommen werden kann, gibt es vier Kombinationen von Diagnose und tatsächlichem Zustand. Bei zwei Optionen decken sich Diagnose und Krankheitszustand, positiv-krank (a) und negativ-gesund (d), bei zwei Optionen unterscheiden sie sich: positiv-gesund (b) und negativ-krank (c).

Tab. 3.2 Vierfeldertafel zur Güte von Entscheidungen

		Tatsächlicher Krankheitszustand			
		krank	gesund		
Diagnose	positiv	A	B	A + B	Positiver Vorhersagewert A ÷ (A + B)
	negativ	C	D	C + D	Negativer Vorhersagewert D ÷ (C + D)
		A + C	B + D		
		Sensitivität A ÷ (A+C)	Spezifität D ÷ (B+D)		

Fallbeispiel

Das folgende Fallbeispiel illustriert Teststatistik, wie sie im späteren ärztlichen Berufsleben tatsächlich eintreten kann, und verdeutlicht, wie unabdingbar das Verständnis von medizinischen Tests ist.
Ein 25-jähriger Patient, den Sie bisher immer nur sporadisch zur Krankschreibung bei banalen Infekten in der Sprechstunde gesehen haben, kommt zu Ihnen in die Sprechstunde. Schon beim Aufrufen im Wartezimmer haben Sie den Eindruck, es gehe um etwas Ernstes. Bei der Konsultation platzt es dann förmlich aus ihm heraus. Er habe den Aufruf zum Test auf sexuell übertragbare Krankheiten auf einer Litfaßsäule gelesen und zu Hause „zur Sicherheit" einen AIDS-Test gemacht, weil er in letzter Zeit häufiger Erkältungen gehabt habe.
Der Test, den er gekauft hat, habe sehr gute Eigenschaften und werde sogar von der Deutschen AIDS-Hilfe empfohlen. Bei ihm sei der Test POSITIV ausgefallen. Er zeigt ihnen die Packungsbeilage, in der steht: „SIE SIND WAHRSCHEINLICH HIV-POSITIV". Seit 3 Jahren sei nun in einer festen monogamen Beziehung, in der mit der Pille verhütet werde, habe davor aber einige ungeschützte heterosexuelle One-Night-Stands gehabt. Aus Angst, seine Partnerin angesteckt zu haben, könne er schon seit Tagen nicht mehr schlafen. Deswegen sei er in die Sprechstunde gekommen mit der Bitte, noch einen Labortest durchzuführen.
Mit welcher Wahrscheinlichkeit ist der Patient tatsächlich HIV-positiv? Wie ist der positive Prädiktionswert (PPW) des Tests?
Im Jahr 2024 lebten in Deutschland 83,6 Millionen Menschen. 96.700 Menschen waren an einer HIV-Infektion erkrankt, von denen etwa 8.200 Menschen noch undiagnostiziert sind. Das Durchschnittsrisiko in der Allgemeinbevölkerung, noch undiagnostiziert HIV-positiv zu sein, beträgt damit etwa 0,01 %. Risikofaktoren wie ungeschützter Geschlechtsverkehr mit mehreren Partnerinnen und Partnern sowie Männer, die Sex mit Männern haben (MSM), erhöhen die Wahrscheinlichkeit, an HIV zu erkranken. Diese Risikofaktoren liegen bei unserem Patienten nicht vor, weshalb wir von einer **Vortestwahrscheinlichkeit** von **0,01 %** ausgehen können. Der Gebrauchsanweisung entnehmen wir, dass die **Sensitivität des Tests bei 100 %** und die **Spezifität bei 99,8 %** liegt.

Der positive Prädiktionswert kann folgendermaßen berechnet werden:

	krank	**gesund**	
positiv	8.200	167.184	PPW 4,9 %
negativ	0	83.591.800	NPW 100 %
	Sensitivität 100 %	Spezifität 99,8 %	

Der positive Prädiktionswert errechnet sich aus der Anzahl aller **richtig Positiven (8.200)** geteilt durch die Summe positiv getesteter Personen, also **richtig und falsch Positive (8.200 + 167.184).**

$$PPW = \frac{8.200}{8.200 + 167.184} = 0,04676 \approx 4,7\ \%$$

Die Wahrscheinlichkeit, bei positivem Testergebnis auch tatsächlich krank zu sein, liegt in der Normalbevölkerung also bei nur 4,7 %. Es ist also sehr unwahrscheinlich, dass der Patient tatsächlich an HIV erkrankt ist.
Um die Wichtigkeit einer **ausreichend hohen Prävalenz** for ein effektives Screening zu veranschaulichen, wird nachfolgend ein Rechenbeispiel mit dem gleichen Test für eine Person mit einer **Vortestwahrscheinlichkeit von 5 %** aufgrund von Risikofaktoren vorgestellt. Zur vereinfachten Rechnung gehen wir von 100.000 getesteten Menschen aus.

	krank	**gesund**	
positiv	5.000	475	PPW 91,3 %
negativ	0	94.25	NPW 99,9 %
	Sensitivität 100 %	Spezifität 99,8 %	100.000

$$PPW = \frac{5.000}{5.000 + 475} = 0,913 = 91,3\%$$

Achtung! Der positive prädiktive Wert ist also abhängig von der Prävalenz der Krankheit im getesteten Patientengut. Screening um des Screenings willen im Niedrigprävalenzbereich ist deshalb nicht sinnvoll und führt zu unnötigen Sorgen bei Patienten.

3.2.5 Teststatistik

Ein wichtiges Mittel der sekundären Prävention sind **Screeningverfahren,** mit deren Hilfe innerhalb ausgewählter Risikogruppen gezielt nach dem Vorkommen von **Risikofaktoren** gesucht werden kann. Um entsprechende Maßnahmen möglichst effizient durchzuführen, ist die Kenntnis bestimmter epidemiologischer und statistischer Parameter unerlässlich. Dazu zählen u. a.:

- **Krankheitsprävalenz:** Wie viele Individuen einer bestimmten Population weisen eine bestimmte Erkrankung auf?
- **Spezifität** (Genauigkeit) eines Screeningverfahrens: Wie sicher identifiziert der Test Gesunde als gesund?
- **Sensitivität** (Empfindlichkeit): Wie sicher erkennt der Test Kranke als krank?
- **Positiver Vorhersage- oder Prädiktionswert:** Mit welcher Wahrscheinlichkeit sind die vom Test als krank identifizierten Personen wirklich krank?
- **Negativer Vorhersage- oder Prädiktionswert:** Mit welcher Wahrscheinlichkeit sind die vom Test als gesund identifizierten Personen wirklich gesund?

Klinik

Von den gesetzlichen Krankenkassen werden zur **Früherkennung von Brustkrebs** bei Frauen derzeit folgende Leistungen bezahlt:

- Ab dem 30. Lebensjahr jährliche klinische Untersuchung (Abtasten) der Brüste und der Achselhöhlen sowie Anleitung zur Selbstuntersuchung
- Zwischen dem 50. und 75. Lebensjahr zweijährliche Mammografie

Die Einführung dieses Screenings hat einen Rückgang der Brustkrebssterblichkeit bewirkt, da so der Anteil fortgeschrittener Karzinome reduziert werden konnte. Angesichts der niedrigen Prävalenz in jungen Jahren ist es jedoch nicht sinnvoll, das Screening noch früher anzusetzen. Bei niedriger Prävalenz ist die Rate falsch positiver Ergebnisse deutlich höher, sodass die Nachteile des Screenings dann seine Vorteile überwiegen.

Bei der Kommunikation über die mit bestimmten Verhaltensweisen verknüpften Krankheitsrisiken geht es darum, alle Kenntnisse sachlich, klar und offen darzulegen und dabei auf **Angstappelle** zu verzichten. In der Interpretation statistischer Werte und der verständlichen Darstellung von Risiken und Konsequenzen liegt eine wichtige und verantwortungsvolle Aufgabe des Arztes.

3.2.6 Gütekriterien: Replizierbarkeit, Generalisierbarkeit, Kreuzvalidierung

Die Gütekriterien der Ergebnisbewertung beruhen auf den Gütekriterien der Untersuchungsplanung und -durchführung.

- **Replizierbarkeit,** also die Möglichkeit, eine Untersuchung unter gleichen Bedingungen zu wiederholen und dabei das gleiche Ergebnis zu erzielen, ist nur gegeben, wenn eine hohe Reliabilität besteht.
- **Generalisierbarkeit** bedeutet, dass die an einer Stichprobe gewonnenen Ergebnisse auf eine größere Gesamtheit oder auf ähnliche Zusammenhänge übertragbar sind. Dies setzt ein hohes Maß an Standardisierung und Regulierung von Untersuchungsbedingungen voraus. Generalisierbarkeit ist ein wesentliches Merkmal der **externen Validität.**
- Zur **Kreuzvalidierung** teilt man die Stichprobe einer Untersuchung in zwei Teile (z. B. ⅓ und ⅔) auf, mit denen man dann die Untersuchung wiederholt. Liefert diese dieselben Ergebnisse, ist das ein Hinweis auf eine hohe **interne Validität.**

Merke

Zur Erinnerung:

- Reliabilität: Wie verlässlich und genau ist der Test?
- Validität: Misst der Test genau das, was er messen soll?

3.3 Untersuchungsplanung

Nachdem man seine Hypothesen erarbeitet und für die Operationalisierung der Konstrukte Testverfahren mit zufriedenstellenden Gütekriterien ausgewählt hat, geht es im nächsten Schritt um die Planung der Untersuchung. Dazu werden die Variable bestimmt, ein geeignetes Studiendesign ausgewählt und entschieden, wie man die Stichprobe rekrutiert.

3.3.1 Studiendesign

Die Qualität einer wissenschaftlichen Studie hängt wesentlich von ihrem Design ab. Fehler und Ungenauigkeiten in dieser Phase der Untersuchung lassen sich später meist nicht mehr korrigieren. Die wichtigsten Elemente der **Studienplanung** sind:

- **Fragestellung:** Worum genau soll es gehen? Was soll untersucht werden?
- **Studienpopulation:** Wer soll untersucht werden? Was sind die Ein- und Ausschlusskriterien?
- **Beobachtungseinheit:** Wer oder was ist Gegenstand der Studie?
- **Studientyp:** Soll eine experimentelle, eine klinische oder eine epidemiologische Studie durchgeführt werden?
- **Messmethode:** Welche Instrumente kommen bei der Untersuchung zum Einsatz?
- **Fallzahlabschätzung:** Wie viele Probanden müssen untersucht werden, um ein signifikantes Studienergebnis zu erzielen?

Im Folgenden werden die wichtigsten Studientypen und -methoden dargestellt.

Randomisierte kontrollierte Studie

Im Rahmen einer experimentellen bzw. **randomisierten kontrollierten Studie** („randomised controlled trial", RCT) werden die Daten von mindestens zwei Probandengruppen miteinander verglichen. Sie ist die höchstangesehene Form einer Evaluationsstudie und der Goldstandard in der Medizin.

Dabei bedeutet **kontrolliert,** dass der **Experimental**- eine **Kontrollgruppe** gegenübergestellt wird und alle anderen Einflussfaktoren für beide Gruppen auf dem gleichen Niveau gehalten werden. Mitglieder des Experimentalarms erhalten eine (medizinische) Behandlung, die des Kontrollarms nicht. Untersucht werden die nach der Intervention auftretenden Unterschiede. Damit kann **Kausalität** (= Beziehung zwischen Ursache und Wirkung) nachgewiesen werden.

Randomisiert heißt, dass die Zuordnung der Probanden zur Experimental- oder Kontrollgruppe zufällig erfolgt, z. B. per Losverfahren. Für die Durchführung des Experiments werden die zuvor festgelegten unabhängigen Variablen gezielt verändert und die sich daraus ableitenden Veränderungen der abhängigen Variablen bestimmt. Das reduziert a priori, also vor Durchführung der Studie, mögliche personenbezogene Einflüsse auf das Ergebnis.

Das **Intention-to-Treat-Prinzip** besagt, dass alle Patienten, die durch die Randomisierung in Gruppen aufgeteilt wurden, auch in die Analyse einbezogen werden sollen. Das inkludiert auch diejenigen, die das Experiment nicht beendet haben. Dies erhöht die externe Validität, weil so die Realität der medizinischen Praxis, wo nicht alle Patienten eine Therapie wie geplant abschließen, besser abgebildet wird.

Um Effekte zu vermeiden, die etwas mit der Wirkungs- (oder Nebenwirkungs-)erwartung zu tun haben, erfahren die Probanden üblicherweise nicht, ob sie der Experimental- oder Kontrollgruppe angehören. Dies bezeichnet man als **Verblindung.** Bei **doppelblinden Studien** erhält aus demselben Grund auch der Untersucher hierzu keine Kenntnis, damit auch seine Erwartungen an die Studie die Ergebnisse nicht beeinflussen können. Insbesondere bei **Medikamentenstudien,** in denen es um den Vergleich eines neuen mit einem bereits etablierten Präparat oder einem Placebo geht, sind randomisierte kontrollierte Doppelblindstudien das Verfahren der Wahl.

Wird eine Untersuchung an mehreren Kliniken gleichzeitig durchgeführt, spricht man von einer **multizentrischen Studie.** Mit dieser Methode sollen Fehler vermieden werden, die durch lokale Besonderheiten entstehen könnten. Zudem erlaubt dieses Verfahren den Zugriff auf eine wesentlich höhere Probandenzahl.

Merke

Hier nochmal ein Überblick über wichtige Grundbegriffe zum Studiendesign:

- **Kausalität** = Ursache-Wirkungs-Zusammenhang; A führt zu einer direkten Veränderung von B
- **Korrelation** = A und B treten gemeinsam auf, aber es gibt keine Ursache-Wirkungs-Beziehung
- **Randomisierung** = zufällige Zuweisung von Teilnehmern zur Kontroll- oder Experimentalgruppe
- **Verblindung** = Teilnehmer wissen nicht, ob sie in der Kontroll- oder Experimentalgruppe sind
- **Doppelverblindung** = weder Teilnehmer noch Studienleiter wissen, wer in der Kontroll- oder in der Experimentalgruppe ist
- **Kontrolliert** = es gibt eine Kontrollgruppe (z. B. Placebo oder Standardtherapie)
- **Intention-to-treat** = alle Teilnehmer der Gruppen werden in die Analyse eingeschlossen, auch wenn sie die Studie nicht beenden

Prototyp des Experiments

Die Intervention stellt die unabhängige Variable (UV) dar, die zu untersuchende Eigenschaft die abhängige Variable (AV). Durch die Variation der UV kann deren Auswirkung auf die AV kausal un-

tersucht werden. Dies macht die RCT zum Prototyp eines Experiments.
Um eine Untersuchung der Ursache-Wirkung-Beziehung zu ermöglichen, muss ein Experiment drei weitere wichtige Kriterien erfüllen:

- **Willkürlichkeit:** Der Versuchsleiter kann die Veränderung der UV jederzeit willkürlich herbeiführen und muss nicht auf zufällige Veränderungen warten.
- **Wiederholbarkeit:** Die Veränderung der UV durch den Versuchsleiter muss wiederholbar (replizierbar) sein, um eine Überprüfung der Ergebnisse zu ermöglichen. Somit sollen einmalige Beobachtungen entwertet werden.
- **Variierbarkeit:** Die UV muss vom Versuchsleiter frei variiert werden können. Erfolgt die Zuteilung in Gruppen nicht per Zufall, so spricht man von einem **Quasiexperiment** (siehe unten). Untersuchungen, in denen die Zuteilung zu den Versuchsgruppen nicht randomisiert erfolgt, sondern aufgrund einer speziellen Eigenschaft, z.B. Alter, Geschlecht, sozioökonomischer Status usw., büßen ihre Variierbarkeit ein. Das Quasiexperiment wird herangezogen, wenn Unterschiede zwischen natürlich vorhandenen Gruppen untersucht werden sollen.

Quasiexperimentelle Studie

Bei der quasiexperimentellen Studie erfolgt die Zuordnung der Probanden zur Experimental- oder Kontrollgruppe **nicht zufällig,** sondern aufgrund bestimmter Merkmale. So könnte man z.B. in einem Quasiexperiment die Ernährungsgewohnheiten von Franzosen und Briten vergleichen und die Nationalität der Untersuchten als Unterscheidungsmerkmal festlegen. Eine Einschränkung der Aussagekraft solcher Studien entsteht dadurch, dass es möglicherweise implizite Faktoren gibt, die das Ergebnis wesentlich beeinflussen, ohne selbst in die Untersuchung einzugehen. Zum Beispiel könnten klimatische, politische oder ökologische Besonderheiten die Ernährungsgewohnheiten der Franzosen und Briten mitbestimmen.

Nichtexperimentelle Studie

Im Rahmen nichtexperimenteller Beobachtungsstudien wird auf jegliche Art von Kontrolle verzichtet und lediglich eine **Vorher-Nachher-Untersuchung** durchgeführt. Der relativ geringe Aufwand dieser Studienform hat eine geringe Aussagekraft der Ergebnisse zur Folge. So könnte man einen Medizinstudenten unmittelbar vor und nach den Semesterferien die gleiche Prüfung schreiben lassen und die Ergebnisse vergleichen; mögliche Unterschiede ließen sich dann aber nur spekulativ erklären.

Querschnittstudie

Für eine Querschnittstudie wird eine bestimmte Population hinsichtlich eines bestimmten Merkmals **einmalig,** also im Querschnitt, untersucht. *Beispiel:* „Wie viele Menschen in Deutschland heiraten heute?"

Längsschnittstudie

Für eine Längsschnittstudie wird eine bestimmte Population hinsichtlich eines bestimmten Merkmals **mehrfach,** also im zeitlichen Verlauf, untersucht, um eine Aussage über Entwicklungen und Wandlungsprozesse treffen zu können. *Beispiel:* Wie viele Paare in Deutschland sind 5, 10, 15, 20 und 25 Jahre nach ihrer Eheschließung nicht geschieden?
Dadurch, dass das Merkmal bei der Längsschnittstudie bei den gleichen Personen gemessen wird, kann der Einfluss von vielleicht vorher nicht bedachten Mediator-, Moderator- und Störvariablen geringer gehalten werden als bei der Querschnittstudie. Diese höhere Güte muss allerdings gegen die vergleichsweise höheren Kosten der Längsschnittstudie abgewogen werden.

Kohortenstudie

Bei der **Kohortenstudie** wird eine Gruppe von Personen mit einem gemeinsamen biografischen Ereignis über die Zeit hinweg untersucht wird. Dieses Ereignis kann z.B. die Geburt, ein Bildungsabschluss, eine Scheidung oder eine Krankheitsdiagnose sein. Häufig wird die Kohorte anhand des Geburtsjahrgangs definiert.
Man unterscheidet zwischen **prospektiven** und **retrospektiven Kohortenstudien:**

- In einer **prospektiven Kohortenstudie** wird untersucht, wie sich ein bestimmtes Ereignis auf den weiteren Verlauf bestimmter Variablen auswirkt. Sie ist damit eine spezielle Form der Längsschnittstudie. *Beispiel:* Analyse der Entwicklung der Lebenszufriedenheit nach einer Krankheitsdiagnose.
- Eine **retrospektive Kohortenstudie** hingegen sucht rückblickend nach möglichen Ursachen für das Eintreten eines bestimmten Ereignis-

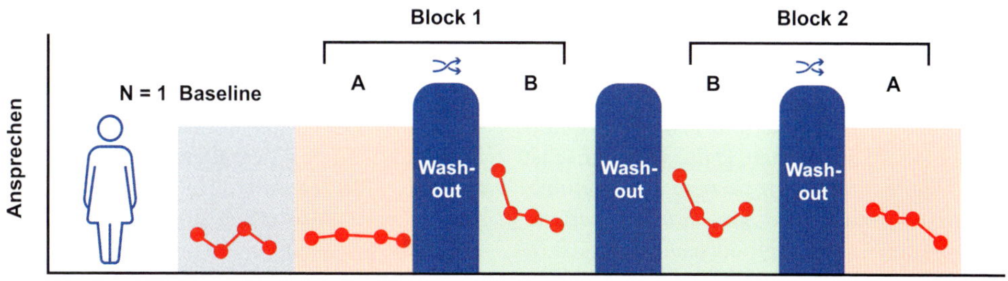

Abb. 3.4 Wiederholte Messungen im Zeitverlauf mit Auswaschphasen zwischen den einzelnen Messungen [H353-003/L157]

ses. Der Vorteil retrospektiver Untersuchungen ist der relativ geringe zeitliche und organisatorische Aufwand: Häufig werden Daten aus Krankenakten oder bei der Routinearbeit aufgezeichnete Messungen verwendet. Diese erfüllen aber oft nicht den Qualitätsstandard einer kontrollierten Studie, da sie weder interventionell noch ursprünglich für eine Studie vorgesehen waren. Ihre Aussagekraft ist damit eingeschränkt.

Merke

- Prospektiv: Erst kommt die Hypothese, dann die Datenerhebung.
- Retrospektiv: Die Daten sind schon da, die Hypothese wird aufgestellt.

Fall-Kontroll-Studie

Wie die Quer- und Längsschnittstudie gehört auch die **Fall-Kontroll-Studie** zu den **epidemiologischen Studien.** Retrospektiv, also rückblickend, wird eine Gruppe von Erkrankten (= Fälle) mit einer Gruppe von Gesunden (= Kontrollen) auf das Bestehen von Risikofaktoren in der Vergangenheit hin untersucht. Eine Ursache-Wirkung-Beziehung kann allerdings auf diesem Weg nicht postuliert werden. Ein sehr bekannt gewordenes Beispiel ist eine groß angelegte Befragung von Personen mit und ohne Lungenkrebs. Als Risikofaktor erschien hier der Tabakkonsum.

N-of-1-Studie

Die **N-of-1-Studie** misst individuelle Behandlungseffekte, indem die Patientin oder der Patient als eigene Kontrollgruppe dient. Dieses Design eignet sich besonders für chronische, stabile oder langsam fortschreitende Erkrankungen mit klaren Symptomen oder validen Biomarkern. Durch wiederholte Behandlungssequenzen und randomisierte Phasen lassen sich zufällige Schwankungen und zeitabhängige Einflüsse minimieren. Damit die Methode verlässliche Ergebnisse liefert, sollten die getesteten Behandlungen schnell wirken und eine kurze Auswaschzeit haben (► Abb. 3.4). *Beispiel:* Vergleich von Massagen und Yoga mit der üblichen Therapie bei chronischen Rückenschmerzen.

Einzelfallstudie

In einer Einzelfallstudie wird eine Untersuchungseinheit möglichst genau und umfassend untersucht, also z. B. eine Person, eine Gruppe oder ein Ereignis. Ziel ist es, aus Einzelbeobachtungen zuerst Hypothesen aufzustellen und daraus Schlüsse zu ziehen. Häufig handelt es sich dabei um extreme, kritische oder einzigartige Einzelfälle.

Ein-Gruppen-Prä-Post-Studie

Die **Ein-Gruppen-Prä-Post-Studie** untersucht prospektiv die Veränderungen, die nach einer Intervention stattfinden. Aufgrund des Fehlens einer Kontrollgruppe und der ausbleibenden Kontrolle von Störfaktoren lässt dieses Studiendesign allerdings keine Aussage darüber zu, ob die Veränderungen wirklich durch die Intervention zustande gekommen sind.

Ökologische Studie

Im Rahmen ökologischer Studien werden Umwelt- bzw. regional bedingte Einflüsse (z. B. Strahlenbelastung, Feinstaub, Lärm) auf eine bestimmte Population untersucht.

Metaanalyse

Im Gegensatz zu **Primärstudien,** in denen neue Daten direkt an Probanden oder Patienten erhoben werden, nutzt eine **Metaanalyse** bereits vorhandene Studienergebnisse und fasst diese **quantitativ-statistisch** zusammen. Dafür wird zunächst eine umfassende Literaturrecherche durchgeführt. Anschließend werden nur jene Studien berücksichtigt, die bestimmte methodische Qualitätskriterien erfüllen. Die einzelnen Ergebnisse werden anschließend gewichtet und zu einer übergreifenden Effektstärke zusammengeführt.
Der Vorteil einer Metaanalyse liegt in der größeren und weniger spezifischen Stichprobe, wodurch die Ergebnisse eine höhere Repräsentativität und damit eine stärkere Aussagekraft erhalten. Kritikpunkte sind u.a. die Unterschiedlichkeit der verwendeten Messmethoden (Operationalisierungen) sowie die teils schwankende methodische Qualität der einbezogenen Studien.
Beispiel: Für die Erstellung einer Leitlinie zur Behandlung von chronischer Herzinsuffizienz werden verschiedene Studien zur Wirksamkeit von bestimmten Medikamenten gewichtet in einer Metaanalyse zusammengeführt und die Effektstärken der Medikamente berechnet.

Lerntipp

Es ist wichtig, die einzelnen Studiendesigns zu beherrschen, da diese gerne gefragt werden.
Besonders gut sollte man den Unterschied zwischen einer Fall-Kontroll-Studie und einer randomisierten kontrollierten Studie kennen. ► Tab. 3.3 fasst die wichtigsten Merkmale der einzelnen Studiendesigns nochmal übersichtlich zusammen.

Labor- und Feldstudie

Hinsichtlich des Ortes bzw. Settings einer Untersuchung unterscheidet man die Labor- von der Feldstudie. Die **Laborstudie** wartet mit weitgehend standardisierten, in gewisser Weise künstlichen, speziell für die Untersuchung geschaffenen Umweltbedingungen auf und bietet dadurch ein hohes Maß an **interner Validität.** Die gezielte Veränderung einzelner Variablen kann in ihren Auswirkungen sehr genau beobachtet werden. Nachteilig ist die Unnatürlichkeit der Untersuchung, die sich oft nicht unmittelbar auf die Realität außerhalb des Labors übertragen lässt.

Eine **Feldstudie** ist in der Lebenswelt ihrer Teilnehmer angesiedelt: Meist geht es um deren Beobachtung unter natürlichen Bedingungen. Dadurch hat dieses Design eine hohe **externe Validität.** Die schwer zu erfassende Einflussnahme der Laborumgebung auf das Verhalten der Probanden (Reaktivität) fällt weg. Allerdings sind die Möglichkeiten der Standardisierung und Kontrolle deutlich eingeschränkt.

3.3.2 Efficacy und Effectiveness

Wissenschaftliche Untersuchungen und Studien dienen häufig dazu, den Nutzen bzw. Wirkungsgrad einer bestimmten diagnostischen oder therapeutischen Intervention zu ermitteln. Wichtige Begriffe in diesem Zusammenhang sind:

- **Efficacy** (Wirkungsvermögen): Wirksamkeit unter nahezu optimalen, weitgehend kontrollierten (Studien-)Bedingungen
- **Effectiveness** (Effektivität): Wirksamkeit unter Alltags- oder Routinebedingungen
- **Efficiency** (Effizienz): beschreibt das Verhältnis von Kosten und Nutzen einer Maßnahme

3.3.3 Stichprobengewinnung

Aus ökologischen und ökonomischen Gründen kann nicht jede Studie auf Basis einer **Vollerhebung** (= die Untersuchungspopulation ist identisch mit der Grundgesamtheit) stattfinden. Also muss eine **Stichprobe** aus den Personen mit zutreffenden Kriterien gezogen werden. Eine Stichprobe ist eine durch die Berücksichtigung bestimmter Kriterien repräsentative Auswahl oder Teilmenge einer Gesamtheit, die stellvertretend für diese untersucht werden kann. Man unterscheidet verschiedene Stichprobenarten:

- **Zufallsstichprobe:** Hierbei erfolgt die Entnahme der Stichprobe aus der Grundgesamtheit zufällig – alle Personen haben die gleiche Wahrscheinlichkeit, in die Auswahl aufgenommen zu werden. Zuvor muss sichergestellt sein, dass theoretisch jede Person auffindbar ist (z.B. Auswahl jedes siebten Namens aus einem nationalen Melderegister).
- **Mehrstufige/-schichtige Stichproben:** Hierfür erfolgt zunächst die Bildung von unterschiedlichen Gruppen (= erste Stufe) aus der Grundgesamtheit, wonach aus diesen Schichten dann per Zufall die Versuchspersonen gezogen werden (= zweite Stufe):

Tab. 3.3 Die unterschiedlichen Studiendesigns im Überblick

Studienart	Design	Beispiel
Randomisierte kontrollierte Studie	Teilnehmer werden zufällig einer Interventions- oder Kontrollgruppe zugewiesen, um Bias zu minimieren und kausale Zusammenhänge zwischen Intervention und Ergebnis zu untersuchen.	Patienten mit Diabetes werden randomisiert entweder einer Gruppe zugeteilt, die ein neues Medikament erhält, oder in eine Placebogruppe randomisiert, um die Wirksamkeit zu testen.
Quasiexperimentelle Studie	Die Zuordnung zu Kontroll- und Experimentalgruppe erfolgt nicht zufällig, sondern anhand bestimmter Merkmale.	Die Lungenfunktion von Rauchern und Nichtrauchern wird über mehrere Jahre miteinander verglichen.
Querschnittstudie	Zu einem einzigen Zeitpunkt werden eine oder mehrere Gruppen auf ein Merkmal hin untersucht.	Prävalenzmessung einer Krankheit
Prospektive Längsschnittstudie	Prospektiv= vorausschauend Eine oder mehrere Gruppen (Kohorten) werden jetzt und zu einem späteren Zeitpunkt untersucht.	Sammeln von Daten über Lebensstilfaktoren, Genetik und Krankengeschichte bei einer Gruppe von Jugendlichen über mehrere Jahrzehnte hinweg zum Verständnis von Risikofaktoren für Herzkrankheiten und Präventionsstrategien.
Kohortenstudie	Prospektiv und retrospektiv möglich Eine Gruppe von Personen mit einem gemeinsamen biografischen Ereignis wird über die Zeit hinweg untersucht. Es gibt keine Kontrollgruppe.	Eine Gruppe von Patienten mit Lungenkrebs wird retrospektiv beobachtet, um eine gemeinsame mögliche Ursache für das Ereignis Lungenkrebs festzustellen.
Fall-Kontroll-Studie	Retrospektiv = zurückschauend Eine Fall- und eine Kontrollgruppe werden auf zurückliegende Faktoren untersucht.	Eine Gruppe von Patientinnen mit Brustkrebs wird mit gesunden Frauen hinsichtlich ihrer früheren Hormontherapie (Risikofaktor) verglichen.
N-of-1-Studie	Prospektiv Eine einzelne Person wird wiederholt unter verschiedenen Bedingungen untersucht und fungiert als eigene Kontrolle.	Ein Patient mit chronischen Rückenschmerzen erhält jeweils über 2 Wochen einmal Massage, aktive Bewegungstherapie und Schmerzmedikamente.
Einzelfallstudie	Eine einzelne Person wird detailliert beschrieben, oft beobachtend und ohne experimentelle Manipulation.	Ein seltenes genetisches Syndrom wird anhand eines einzelnen Patienten detailliert beschrieben.
Ein-Gruppen-Prä-Post-Studie	Prospektiv In einer einzigen Gruppe wird ein Merkmal vor und nach einer Intervention verglichen. Es gibt keine Vergleichsgruppe.	Die Blutdruckwerte einer Gruppe werden vor und nach einer Diätintervention verglichen.
Ökologische Studie	Beobachtungsstudie, bei der umwelt- bzw. regional bedingte Einflüsse auf eine Population untersucht werden	Der Zusammenhang zwischen Luftverschmutzung und Lungenkrebs wird anhand nationaler Statistiken untersucht.
Metaanalyse	Statistische Zusammenfassung mehrerer Studien zu einer Fragestellung, um eine übergeordnete Effektstärke zu berechnen; stellt die Basis für evidenzbasierte Medizin dar	Mehrere klinische Studien zur Wirksamkeit eines neuen Blutdruckmedikaments werden zusammengefasst, um eine übergeordnete Effektstärke zu berechnen.

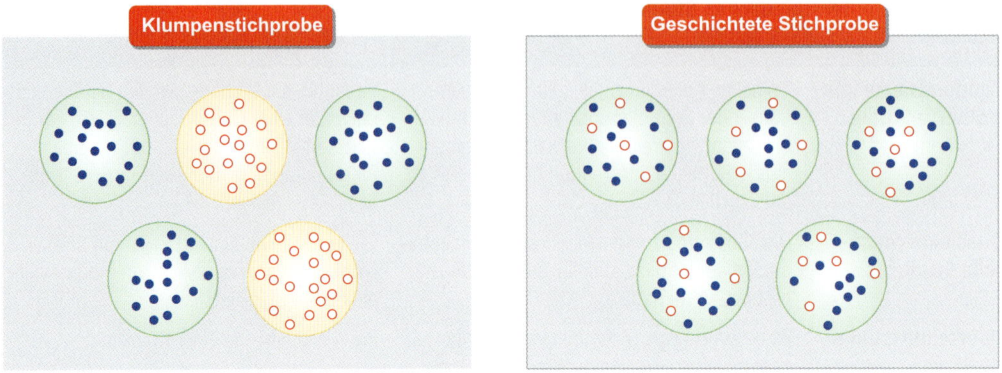

Abb. 3.5 Bei der Klumpenstichprobe werden aus einer Grundgesamtheit Gruppen gebildet (Kreise) und innerhalb der ausgewählten Gruppen (gelb hinterlegte Kreise) alle Proben untersucht. Bei der geschichteten Stichprobe werden Gruppen gebildet und aus jeder Gruppe zufällig Proben (rote Punkte) entnommen. [P1613/L157]

- **Klumpen- oder Clusterstichprobe:** Bei Klumpen handelt es sich um Gruppen innerhalb einer Gesamtmenge. *Beispiel:* die Bewohner eines Stadtteils als Stellvertreter für alle Stadtbewohner, die Erstgebärenden in einer Klinik als Stellvertreter für alle Erstgebärende in Kliniken usw. Diese Klumpen werden dann vollständig (also jede einzelne Person in der Teilmenge) untersucht (► Abb. 3.5).
- **Geschichtete Stichprobe:** Hierfür wird zunächst eine Schichtung innerhalb der Gesamtpopulation anhand bestimmter Merkmale vorgenommen (z. B. Aufteilung nach Geschlecht in zwei Schichten, Aufteilung nach Schulabschluss in drei Schichten etc.) und dann aus jeder Gruppe eine Zufallsstichprobe gezogen (► Abb. 3.5).
- **Konsekutive Stichprobe:** Alle Teilnehmer, die während eines Zeitraums behandelt werden und dabei ein bestimmtes Kriterium erfüllen, werden in die Stichprobe aufgenommen.
- **Quotenauswahl:** Die Stichprobe setzt sich aus Personen zusammen, die in ihrer Anzahl (Quote) hinsichtlich bestimmter Merkmale (z. B. Alter, Schulabschluss, Einkommen) ein Abbild der Gesamtmenge sind.
- **Ad-hoc-Stichprobe** (Gelegenheitsstichprobe): Dies ist die einfachste und ungenauste Form der Stichprobe. Als Elemente bzw. Probanden werden jene gewählt, die gerade zur Verfügung stehen (z. B. Befragung von Passanten in der Fußgängerzone), ohne dass klar ist, welche Population dadurch repräsentiert bzw. nicht repräsentiert wird.

Merke

- **Probabilistische Stichprobe:** Jedes Element der Grundgesamtheit hat theoretisch die gleiche Chance, in die Stichprobe aufgenommen zu werden. Dies trifft für Zufalls-, Klumpen- und geschichtete Stichproben zu.
- **Nichtprobabilistische Stichprobe:** Die Wahrscheinlichkeit, in die Stichprobe aufgenommen zu werden, ist für die einzelnen Elemente der Grundgesamtheit ungleich bzw. unbekannt. Zu dieser Form gehören die Quotenauswahl und die Gelegenheitsstichprobe.

Zur besseren Übersicht sind in ► Tab. 3.4 noch einmal alle Methoden der Stichprobengewinnung aufgeführt.

Die jährlich bei 1 % der Haushalte im Rahmen des **Mikrozensus** durchgeführte Befragung dient der Erfassung der wirtschaftlichen und sozialen Lage in Deutschland. Ihr liegt eine **geschichtete Klumpenstichprobe** zugrunde. Die Klumpen sind Wohnbezirke, die eine partielle Rotation durchlaufen: Jedes Jahr wird ein Viertel der Auswahlbezirke durch neue ersetzt.

3.3.4 Methodentriangulation

In der Geometrie und Vermessungslehre wird die Lage eines Punktes mithilfe zweier Bezugspunk-

Tab. 3.4 Methoden der Stichprobengewinnung

Stichprobenart	Beschreibung
Einfache Zufallsstichprobe	Jedes Populationsmitglied hat die gleiche Auswahlwahrscheinlichkeit, um eine repräsentative Stichprobe zu gewährleisten.
Mehrstufige Stichprobe	Die Stichprobe wird in mehreren Stufen gezogen, indem aus einer Gruppe zunächst eine zufällige Auswahl getroffen und daraus erneut zufällig gewählt wird. Diese Methode kann – je nach Gruppengröße – weiter fortgeführt werden.
Klumpenstichprobe	Aus einer Gesamtpopulation werden Gruppen per Zufall ausgewählt, innerhalb derer dann alle Personen untersucht werden.
Geschichtete Stichprobe	Die Population wird in verschiedene Gruppen eingeteilt, und aus jeder Gruppe werden zufällig Teilnehmer ausgewählt.
Konsekutive Stichprobe	Alle Teilnehmer, die ein bestimmtes Kriterium innerhalb eines Zeitraums erfüllen, werden eingeschlossen.
Quotenstichprobe	Die Stichprobe wird prozentual nach Quoten gemäß der Gesamtpopulation aufgeteilt.
Ad-hoc-Stichprobe	Der Untersucher wählt die Teilnehmer aus, die gerade verfügbar sind.

te, also unter Bildung eines Dreiecks (Triangel), genau definiert. Um auch in der Sozialforschung ein möglichst umfassendes Bild zu entwerfen, das der Komplexität der Wirklichkeit Rechnung trägt, kann es sinnvoll sein, mehrere Untersuchungsmethoden miteinander zu kombinieren bzw. einen Gegenstand aus unterschiedlichen Blickwinkeln zu betrachten. Dieses Vorgehen bezeichnet man als **Triangulation.** Auf diese Weise will man die Nachteile und Insuffizienzen der einzelnen Methoden ausgleichen und eine höhere Validität der Ergebnisse erzielen.

3.3.5 Untersuchungsfehler und deren Kontrolle

Zur Planung eines Tests oder einer Studie gehört es, sich mit möglicherweise auftretenden Untersuchungs- und Messfehlern auseinanderzusetzen und ihnen vorzubeugen. Auf folgende Fehlerquellen ist dabei besonders zu achten.

Standardmessfehler

Hierbei handelt es sich um die Streuung der einzelnen Messwerte um den **wahren Wert.** Wenn viele Personen jeweils einmal eine Prüfung (z. B. 100 Multiple-Choice-Fragen) oder eine Person mehrfach dieselbe Prüfung absolvieren, ist vorstellbar, dass nicht immer ganz genau dieselben Ergebnisse herauskommen. Der wahre Wert für das innerhalb der Gruppe oder für den Einzelnen zu erreichende Ergebnis liegt irgendwo innerhalb der **Streubreite** aller Ergebnisse. Ähnliches gilt für medizinische Messwerte wie z. B. Blutdruck, Körpertemperatur oder Laborwerte. Je geringer die Streuung, desto geringer der Standardmessfehler und desto höher die Reliabilität des Tests. Der ermittelte Standardmessfehler wird bei der Berechnung des **Konfidenz- oder Vertrauensintervalls** berücksichtigt. Darunter versteht man den Rahmen, innerhalb dessen der wahre Wert mit Sicherheit liegt.

Fehler bei der Erhebung/Antworttendenzen

Die Validität eines Tests kann darunter leiden, dass sich der Proband Gedanken um das Testergebnis macht und diese, meist unbewusst, in seine Antworten einbezieht. Auf diese Weise kommt es zu Ergebnisverzerrungen, die schwer zu korrigieren sind.

Tendenz der sozialen Erwünschtheit Der Proband beantwortet eine Frage nicht wahrheitsgemäß, weil er negative soziale Konsequenzen fürchtet. Dies ist häufig der Fall bei Fragen zur sexuellen Präferenz, zu extremen politischen Ansichten, zum Alkohol- oder Drogenkonsum oder zum Essverhalten. Das Ausmaß, in dem sich eine Person an der sozialen Anerkennung orientiert und damit bei Befragungen dazu neigt, sich „besser" darzustellen als es der Wahrheit entspricht, kann z. B. mithilfe der **Marlowe-Crowne-Skala** ermittelt werden.

Ja-Sage-Tendenz (Akquieszenz) Eine Verzerrung des Untersuchungsergebnisses kann dadurch entstehen, dass Menschen unabhängig vom Inhalt einer

Frage zur Zustimmung neigen. Eine Möglichkeit, diesen Fehler zu umgehen, besteht darin, Alternativen zur Beurteilung anzubieten: „Sollte der Konsum von Cannabis legalisiert werden oder nicht?"

Tendenz zur Mitte Viele Befragte bevorzugen bei einer mehrstufigen Antwortskala die Auswahl mittlerer Werte anstelle von Extremen. Dieser Effekt lässt sich durch die Vorgabe einer geraden Anzahl von Skalenwerten zumindest abmildern.

Reaktivität Die Beobachtung/Messung bestimmter Vorgänge nimmt Einfluss auf diese und verändert die Messdaten. Bei Beobachtungen kann ein Einwegspiegel oder eine versteckte Videoaufzeichnung, natürlich mit vorheriger Zustimmung, dieses Phänomen teilweise abschwächen. *Beispiel:* Der Blutdruck einer Person kann dadurch steigen, dass der Arzt den Raum betritt und die Vorbereitungen für eine Blutdruckmessung trifft.

Fehler bei der Beurteilung

Auch bei der Beurteilung und Auswertung von Testergebnissen kann es zu Messfehlern kommen. Sie beruhen oft auf Mängeln bei der Objektivität und schränken die Validität ein.

Kontrasteffekt Die Beurteilung des Ergebnisses des Einzelnen wird durch die Ergebnisse des Umfelds beeinflusst. *Beispiel:* In einer Klasse mit leistungsschwachen Schülern gilt jemand, der immer befriedigende Ergebnisse erreicht, schon als gut. Wird er in eine Klasse mit leistungsstarken Schülern versetzt, bekommt er für dieselben Leistungen vielleicht die Bewertung „ungenügend".

Halo-Effekt Durch eine bekannte Eigenschaft wird unbewusst auf weitere Eigenschaften der Person geschlossen. *Beispiel:* Brillenträger z. B. werden oft für schlau und schlanke Personen für sportlich gehalten.

Milde-Effekt Dieser Effekt beschreibt die Tendenz, andere zu positiv zu bewerten, unabhängig von ihrer Leistung. Viele Testleiter neigen zu freundlichen, milden Einschätzungen und vermeiden negative Beurteilungen.

Härte-Effekt Der Härte- oder Strenge-Effekt bezeichnet ein Phänomen, nach dem Menschen bspw. ein Verhalten, das sie aus persönlicher Überzeugung ablehnen, strenger beurteilen, als sie es bei genauer Überlegung tun dürften.

Projektionseffekt Uneingestandene Eigenschaften des Untersuchers werden von diesem in seinen „Untersuchungsobjekten" besonders deutlich wahrgenommen. *Beispiel:* Ärzte, die selbst unter hohem Arbeitsdruck stehen, diagnostizieren womöglich eher ein Burnout-Syndrom bei ihren Patienten.

Effekt der zentralen Tendenz Genau wie Probanden neigen auch Untersucher dazu, ihre Beurteilungen in einem Mittelfeld anzusiedeln, anstatt Extreme wahrzunehmen.

Reihenfolge-Effekte Dieser Untersuchungsfehler entsteht durch den zeitlichen Ablauf der Untersuchung. So können die Versuchspersonen z. B. dadurch schlechter oder besser in einem kognitiven Test abschneiden, dass dieser am Anfang oder am Ende einer längeren Untersuchung stattfindet. Neben Ermüdung tragen auch durch die Untersuchung herbeigeführte Stimmungsschwankungen zu dieser Verfälschung bei. Durch **Ausbalancieren** der Reihenfolge kann der Effekt verhindert werden (siehe unten).

Kontexteffekt Die Art und Weise, wie Informationen präsentiert werden, beeinflusst Entscheidungen. *Beispiel:* Wenn eine Screeninguntersuchung beschrieben wird und der Fokus auf einer seltenen Nebenwirkung liegt, könnten Patienten sich eher gegen die Untersuchung entscheiden, selbst wenn der gesundheitliche Nutzen eigentlich überwiegt. Das bedeutet, dass die Wahrnehmung der Situation stark davon abhängt, welche Aspekte hervorgehoben oder weggelassen werden.

Heuristik bezeichnet eine Faustregel.

- **Verfügbarkeitsheuristik:** Menschen neigen dazu, Entscheidungen auf der Grundlage von Informationen zu treffen, die ihnen gerade besonders präsent oder leicht abrufbar sind. Im medizinischen Kontext bedeutet das: Ein Arzt kann eine Diagnose stellen, weil die Symptome eines Patienten ihn an kürzlich behandelte Fälle erinnern. Dadurch werden häufige Krankheiten schnell erkannt, während seltene Erkrankungen leicht übersehen werden, weil sie im Gedächtnis nicht so präsent sind.
- **Anker- oder Anpassungsheuristik:** Wenn ein Arzt bereits eine bestimmte Diagnose im Kopf hat, sucht er bevorzugt nach Informationen, die diese Annahme bestätigen (der Arzt „hält an seinem Anker fest"). Abweichende oder widersprüchliche Hinweise werden dabei oft nicht ausreichend beachtet. Dies kann dazu führen, dass alternative Diagnosen übersehen oder voreilige Schlüsse gezogen werden.

Erwartungseffekte Besonders komplex und schwer zu überblicken sind die Erwartungseffekte und ihre Auswirkungen auf das Ergebnis einer Untersuchung.

- **Hawthorne-Effekt:** Dieser auch als Versuchspersonenartefakt bezeichnete Effekt beschreibt den Umstand, dass sich Probanden allein deshalb anders verhalten, weil sie wissen, dass sie an einer Studie teilnehmen.

- **Rosenthal-Effekt:** auch als Versuchsleiterartefakt bezeichnet. Die Erwartung des Versuchsleiters bzgl. der Ergebnisse des Probanden beeinflusst diese (unbewusst!) im Sinne einer „selbsterfüllenden Prophezeiung".
- **Placebo-Effekt:** Die Erwartung einer therapeutischen Wirkung (z. B. eines Medikaments oder einer psychotherapeutischen Intervention) führt dazu, dass diese eintritt, ohne dass dies durch den Wirkstoff selbst zu erklären ist bzw. ohne dass ein Wirkstoff tatsächlich verabreicht wurde.

Lerntipp

Beurteilungsfehler sind nicht nur für das Verständnis von Messverzerrungen zentral, sondern gehören zugleich zu den Lieblingsfragen des IMPP.

Kontrollstrategien

Um Messfehler zu verhindern oder ihre Auswirkungen zu kontrollieren, stehen verschiedene Strategien zur Verfügung:

- **Kontrolluntersuchungen:** Eine Untersuchung kann mehrfach mit denselben Probanden, aber z. B. von unterschiedlichen Untersuchern durchgeführt werden, um Fehler durch mangelnde Objektivität auszuschließen.
- Die Ergebnisse der Untersuchung können mit gängigen Expertenmeinungen und den Ergebnissen ähnlicher Untersuchungen **verglichen** werden. Man spricht dann von **kriteriumsbezogener Validierung.** Deutliche Diskrepanzen können ein Hinweis auf Messfehler sein.
- Die **interne Logik** eines Tests und die möglichen Effekte von Antworttendenzen werden mithilfe gezielter Prüffragen erfasst, die zwischen die Testitems eingestreut sind.
- Durch die Bildung von **Kontrollgruppen** lassen sich Störvariablen neutralisieren und Therapieeffekte gezielter untersuchen. Dafür werden die Versuchspersonen **randomisiert** (zufällig) entweder der Experimental- oder der Kontrollgruppe zugeteilt. Über diesen Versuchsaufbau werden die Probanden informiert, nicht aber darüber, in welcher Gruppe sie sind. Man spricht von **Verblindung.** Um Beurteilungsfehler auszuschließen, weiß meist auch der Untersucher nicht, welcher Proband welcher Gruppe zugeordnet wurde. Die Studie wird dann als **doppelblind** bezeichnet. Für die Untersuchung der Wirkung eines Medikaments erhalten z. B. die Versuchspersonen der Experimentalgruppe tatsächlich das Präparat, während die Probanden der Kontrollgruppe ein Placebo bekommen, also eine wirkstofffreie Substanz. Signifikante Ergebnisunterschiede zwischen beiden Gruppen weisen auf eine Wirksamkeit des Medikaments hin.
- Eine weitere Möglichkeit zur Vermeidung systematischer Fehler ist die **Parallelisierung** von zwei Untersuchungsgruppen. Dabei werden der Experimental- und der Kontrollgruppe jeweils zwei Personen zugeordnet, die sich in bestimmten Kriterien wie Alter, Geschlecht oder Gesundheitszustand ähneln.
- Systematische Fehler können z. B. in Aufbau und Form eines Fragebogens begründet sein (Art der Fragestellung, Layout und Gestaltung) oder in zufälligen und unbeeinflussbaren Faktoren wie Motivation und Stimmung der Versuchsperson, Wetter oder ablenkenden Faktoren im Untersuchungsraum. Durch **Ausbalancieren** der Reihenfolge (jede Aufgabe wird zu jeder Position in der Reihenfolge durchgeführt, ► Tab. 3.5), Untersuchung zu verschiedenen Tageszeiten) und eine möglichst **große Zahl** von Versuchspersonen können solche Fehler minimiert werden.

Merke

Fragebögen sind anfällig für Verzerrungen, insbesondere durch soziale Erwünschtheit, da Befragte dazu neigen, Schwächen zu verschweigen. Eine **Lügenskala** hilft, die Ehrlichkeit der Antworten einzuschätzen, indem sie Fragen zu alltäglichen kleinen Schwächen stellt (z. B. „Haben Sie schon einmal eine Notlüge benutzt?"). Wer solche Fragen unrealistisch verneint, könnte seine Antworten sozial erwünscht anpassen, was bei der Dateninterpretation berücksichtigt werden muss.

Tab. 3.5 Ausbalancierung der Reihenfolge zur Vermeidung des Reihenfolge-Effekts

	Aufgabe			
Person 1	1	2	3	4
Person 2	3	1	4	2
Person 3	2	4	1	3
Person 4	4	3	2	1

Merke

Bias ist die Bezeichnung für systematische Fehler und Verzerrungen in einer wissenschaftlichen Untersuchung. Man unterscheidet u. a.:

- **Selektionsbias:** Fehler bei der Auswahl der Stichproben. So wäre es ein Fehler, die Auswirkungen sozialer Ungleichheit auf die schulischen Leistungen zu untersuchen und dabei ausschließlich Kinder eines Elitegymnasiums zu befragen.
- **Social-Bias:** Vernachlässigung des Effekts der sozialen Erwünschtheit.
- **Publikationsbias:** Studien mit signifikanten Ergebnissen haben eine höhere Wahrscheinlichkeit, veröffentlicht zu werden als solche mit negativen oder nichtsignifikanten Ergebnissen
- **Confirmation-Bias:** Forscher suchen gezielt nach Daten, die ihre Hypothese stützen, und ignorieren widersprechende Informationen.

3.3.6 Biopsychologische Methoden der Datengewinnung

Die Psychobiologie untersucht die **Zusammenhänge** zwischen **psychischen Phänomenen** (z. B. Emotionen, Kognitionen, Verhalten) und **physiologischen bzw. biologischen Parametern.** Wichtige Forschungsschwerpunkte sind z. B. Möglichkeiten der Messbarkeit von Gedanken und Gefühlen (Lügendetektoren, Traumaverarbeitung, Lernen), Stress, Schlaf, Schmerz sowie psychische Erkrankungen (z. B. Demenz, Sucht, Depression).

Elektrophysiologische Parameter

Mittels elektrophysiologischer Verfahren werden elektrochemische Übertragungsprozesse im Nervensystem und deren Störungen untersucht. Folgende Methoden kommen dafür in Klinik und Forschung zum Einsatz:

- **Elektrodermale Aktivität (EDA):** Aufgrund einer Aktivierung des Sympathikus (z. B. durch Angst, Freude, Schmerz, Stress etc.) kommt es zu einer vermehrten Schweißsekretion. Diese bewirkt eine Zunahme der elektrischen Leitfähigkeit der Haut bzw. eine Abnahme des elektrischen Leitungswiderstands. Mithilfe zweier Elektroden, die z. B. an den Fingern befestigt werden, kann diese Veränderung des Hautwiderstands im Zusammenhang mit emotionaler Erregung gemessen werden. Dieses Verfahren bildet u. a. die Grundlage für moderne Lügendetektoren und wird therapeutisch als Biofeedback genutzt.
- **Elektromyografie (EMG):** Die elektrische Muskelaktivität, die sich bei An- oder Entspannung als Potenzialschwankung eines Muskels äußert, kann mithilfe von Messelektroden überprüft werden. Beim Oberflächen-EMG werden diese auf die Haut geklebt, beim Nadel-EMG direkt in den Muskel eingeführt. Das Verfahren dient in erster Linie der Untersuchung muskulärer oder neuronaler Funktionseinschränkungen, wird aber auch als Biofeedback genutzt.
- **Elektroneurografie (ENG):** Dieses Verfahren dient der Funktionsuntersuchung peripherer Nerven. Mithilfe einer impulsgebenden und einer messenden Elektrode werden die Nervenleitgeschwindigkeit, die Reizamplitude und die Refraktärzeit gemessen.
- **Elektroenzephalografie (EEG):** Die Veränderungen elektrischer Potenziale im Gehirn lassen Rückschlüsse auf regionale Aktivitäten bzw. Aktivitätsunterschiede zu. Die Ableitung der Hirnströme erfolgt beim EEG mithilfe einer Elektrodenhaube. Medizinische Fragestellungen beziehen sich in erster Linie auf eine erhöhte zerebrale Erregbarkeit (z. B. bei Epilepsie), fokale Aktivitätsänderungen (z. B. aufgrund eines Tumors) oder Störungen der Schlafstruktur. Zudem wird die Untersuchung zur Feststellung des Hirntods eingesetzt.

Klinik

Ein Bestandteil der Diagnostik **chronischer Schlafstörungen** ist die Untersuchung in einem Schlaflabor. Dort erfolgt die Ableitung und Aufzeichnung von Hirnströmen (EEG), Herzfrequenz, Atemfrequenz, Augenbewegungen, Muskelaktivität und Sauerstoffsättigung zur Erstellung eines **Schlafprofils.** Damit lassen sich Rückschlüsse auf die Schlafqualität und die Ursachen der Schlafstörung ziehen.

In der biopsychologischen Forschung werden Möglichkeiten der Computersteuerung durch mittels gezielter kognitiver Prozesse geleitete Hirnströme untersucht.

- Als **evozierte Potenziale (EP)** bezeichnet man elektrische Aktivitäten im Gehirn, die durch gezielte Reizung eines Sinnesorgans oder eines peripheren Nervs hervorgerufen wurden. Sie werden mittels EEG abgeleitet und sichtbar gemacht. Man unterscheidet visuell (VEP), akustisch (AEP), somatosensibel (SSEP) oder motorisch (MEP) evozierte Potenziale, durch die die Funktionsfähigkeit von Sehbahn, Hörnerv, peripheren Nerven und Muskeln überprüft werden kann (▸ Kap. 2.9.2).

- **Langsame Hirnpotenziale (LHP)** sind niederfrequente elektrische Aktivitäten der Großhirnrinde, die bei der Planung von Handlungen und der Vorbereitung auf erwartete Reize eine zentrale Rolle spielen. Das **Bereitschaftspotenzial (BP)** entsteht vor willkürlichen Bewegungen und zeigt die neuronale Vorbereitung einer Handlung an, während die **Contingent Negative Variation (CNV)** zwischen einem Warnreiz und einem nachfolgenden Handlungsreiz auftritt und die phasische Aufmerksamkeit sowie die motorische Vorbereitung widerspiegelt. Beide Potenziale entstehen durch die Synchronisation apikaler Dendriten kortikaler Pyramidenzellen und manifestieren sich als langsame Negativierung der elektrischen Aktivität an der Schädeloberfläche. Diese Negativierung deutet auf eine koordinierte neuronale Aktivierung hin, die der Initiierung von Handlungen vorausgeht. Bei Patienten mit Epilepsie kann eine gestörte Regulation dieser Potenziale zu einer pathologisch verstärkten Negativierung führen, die zerebrale Krampfanfälle begünstigt. Mithilfe von Biofeedbackmethoden können manche Probanden lernen, ihre LP selbst zu steuern und somit zerebrale Anfälle zu verhindern.
- **Ereigniskorrelierte (evozierte) Potenziale (EPs):** Sie sind eine spezielle Form des EEGs, die als Wellenformen während oder kurz nach bestimmten Sinnesreizen und kognitiven Prozessen auftreten. Da die gemessenen Signale sehr schwach sind, werden sie mehrfach erfasst und gemittelt.
  - **P300:** Von besonderer Bedeutung ist das als P300 bezeichnete positive Signal, das 300 ms nach einem Reiz auftritt. Es ist gut nachweisbar und wurde daher intensiv untersucht, insbesondere im Zusammenhang mit Aufmerksamkeits- und Evaluationsprozessen. Erste diagnostische Anwendungen bei psychiatrischen Erkrankungen werden erforscht, sind aber noch nicht etabliert.
- **Transkranielle Magnetstimulation (TMS):** Ein starkes Magnetfeld wird direkt über der Schädeloberfläche angebracht. Durch das lokal sehr beschränkte Magnetfeld wird der Gehirnbereich, der sich unter diesem befindet, kurzfristig entweder gehemmt oder angeregt. Durch die zu beobachtende Veränderung kann die Funktion der betreffenden Kortexregion erforscht werden.

Klinik

Im Rahmen von Experimenten zur Untersuchung der **Stressreaktion** werden die Probanden hinsichtlich bestimmter biologischer und physiologischer Parameter (z. B. Blutdruck, Herzfrequenz, Atemfrequenz, Hautwiderstand, Hormonausschüttung) beobachtet, während sie bestimmten Stressoren ausgesetzt sind.

Die **Herzfrequenz,** also die Anzahl der Herzschläge pro Minute, unterliegt in ihrer Regulation **nervalen** (Sympathikus und Parasympathikus) und **hormonellen** (vor allem Katecholamine, Schilddrüsenhormone) **Einflüssen.** Aber auch mechanische Vorgänge wie die Änderung der thorakalen Druckverhältnisse mit der Atmung tragen zur Variation des Herzschlags bei. Darüber hinaus ist die **Herzfrequenzvariabilität** abhängig von Alter, Geschlecht und Trainingszustand. Nach einem Herzinfarkt deutet ihre Verminderung (also eine weitgehend starre, gleichmäßige Herzfrequenz) auf eine eher schlechte Prognose hin. Im Rahmen depressiver Störungen und bei andauerndem Stress ist sie ebenfalls reduziert. Sowohl in der Sportmedizin als auch in der Psychiatrie lernen Probanden, durch **Biofeedback** ihren Herzschlag zu beeinflussen und die Herzfrequenzvariabilität zu verbessern, was offenbar positive psychische und Trainingseffekte hat.

Bildgebende Verfahren

Bis Anfang des 20. Jahrhunderts bestanden die Methoden der Hirnforschung im Wesentlichen aus **Tierversuchen,** aus der Beobachtung und Untersuchung von **Patienten mit Hirnschäden** sowie der **Sektion von Verstorbenen.** Erste Eindrücke von der Funktion des Gehirns lebender, gesunder Menschen erhielt man mithilfe der **Elektroenzephalografie** (EEG). Informationen über die anatomische Hirnstruktur und ihre pathologischen Veränderungen beim Lebenden konnten später mittels **Computertomografie** (CT) und Magnetresonanztomografie (MRT) gewonnen werden. Eine Fortentwicklung stellt die funktionelle Magnetresonanztomografie (fMRT) dar, die es ermöglicht, Stoffwechsel und Durchblutung des Gehirns in Bilderserien zu visualisieren.

- Die **Magnetresonanztomografie (MRT, Kernspintomografie)** unterscheidet sich dadurch, dass sie vollständig ohne radioaktive Strahlung auskommt. Mit einer hohen räumlichen Auflösung von **1×1×1 mm** ermöglicht die MRT eine detaillierte Darstellung der Gehirnstrukturen. Deshalb lässt sie sich gut für Weichteile und Organe nutzen. Durch spezielle Auswertungssoftware lassen sich **Volumen** und **Integrität** der grauen und weißen Substanz verschiedener Hirnregionen analysieren. In der Diagnostik neurodegenerativer Erkrankungen hat sich die MRT mittlerweile als bewährte Methode etabliert.
- Die **funktionelle Magnetresonanztomografie (fMRT)** misst indirekt die Aktivität verschiedener Gehirnareale, indem sie Veränderungen der Sauerstoffsättigung des Hämoglobins erfasst (BOLD-Signal: „blood oxygenation level-dependent"). Da aktives Gehirngewebe mehr Sauerstoff verbraucht, kann aus diesen Veränderungen auf die lokale neuronale Aktivität geschlossen werden. Besonders relevant ist dabei die Zuordnung kognitiver Funktionen zu bestimmten Hirnregionen. Um diese Aktivität von allgemeinen Hirnprozessen abzugrenzen, wird eine Kontrollbedingung benötigt, die unspezifische Hirnaktivität erfasst. Nach statistischer Analyse entsteht eine Karte, die zeigt, welche Regionen im Vergleich zur Kontrollbedingung stärker oder schwächer aktiviert wurden.
- Die **Positronenemissionstomografie (PET)** und die **Einzelphotonenemissionstomografie (SPECT)** werden in der medizinischen Diagnostik und in der Hirnforschung eingesetzt. Hierbei werden mit radioaktivem Fluor (^{18}F) markierte stoffwechselaktive Substanzen wie ^{18}F-Fluorouracil oder ^{18}F-FDG (= Fluordesoxyglukose) verwendet. Diese sammeln sich nach Einbringung in die Blutbahn in Regionen mit gesteigertem Energieumsatz und zerfallen dort. Durch den Zerfall der Radiotracer entstehen Positronen, die mit Elektronen kollidieren und zur Emission von zwei entgegengesetzten Gammastrahlen führen. Diese können dann mithilfe von Detektoren lokalisiert werden, und ein Computer erstellt ein 3D-Bild. Man geht davon aus, dass ein gesteigerter Stoffwechsel mit einer Aktivität des jeweiligen Organs bzw. der Organregion einhergeht, und nutzt die genannten Verfahren, um einzelne Hirnfunktionen zu lokalisieren.

Klinik

Eine übliche Versuchsanordnung zur **Darstellung der Hirnfunktionen** besteht darin, dass ein Proband mit einem dieser Verfahren beobachtet wird, während er Aufgaben löst, Sinnesreizen ausgesetzt ist oder zu bestimmten emotionalen Reaktionen provoziert wird. Im fMRT oder PET „leuchten" dann die aktivierten Hirnregionen auf und lassen somit Rückschlüsse auf die beteiligten Strukturen zu. „Dem Gehirn beim Denken zusehen", wie es zuweilen euphorisch heißt, kann man auf diese Weise (noch) nicht – einzelne Gedanken lassen sich auch mit bildgebenden Verfahren nicht sichtbar machen. Aber die angesprochenen kognitiven, emotionalen oder sensorischen Kategorien können mittlerweile recht sicher festgestellt werden.

Merke

- **MRT:** detaillierte Darstellung anatomischer Strukturen wie Organe, Weichteile oder Gehirn, z. B. bei Tumoren, Multipler Sklerose
- **fMRT:** Analyse der Funktion bestimmter Hirnregionen anhand ihres Sauerstoffverbrauchs, z. B. bei Depression, Schizophrenie, Epilepsie
- **PET:** Darstellung des Stoffwechsels und biochemischer Prozesse durch radioaktive Tracer, z. B. bei Tumoren, Alzheimer-Demenz, Parkinson-Krankheit

Endokrinologische und immunologische Parameter

Neurotransmitter, Hormone und immunologische Faktoren stellen eine wichtige Verbindung zwischen Psyche und Soma (Seele und Körper) her, indem sie wechselseitig als Botenstoffe fungieren. Psychische Prozesse können z. B. eine Veränderung der Hormonausschüttung bewirken, was bestimmte Reaktionen an Effektororganen hervorruft, die ihrerseits Einfluss auf das psychische Befinden nehmen.

Kortisol gilt neben den Katecholaminen als wichtigstes **Stresshormon.** Seine Synthese und Freisetzung aus der Nebennierenrinde folgen üblicherweise einem **zirkadianen Rhythmus** mit höchsten Werten in den frühen Morgenstunden und niedrigsten Werten gegen Mitternacht. Im Zusammenhang mit **körperlichem** (Schmerz, Infektion, starke körperliche Beanspruchung, Verletzung) oder

psychischem (starke oder andauernde emotionale Erregung, Depression) **Stress** steigt der Kortisolspiegel an. Dies dient kurzfristig dem **Schutz** des Organismus: Kortisol hemmt Entzündungsprozesse und fördert die Wundheilung. Seine **immunsuppressive Wirkung** zeigt sich u. a. darin, dass Erkältungen üblicherweise nicht in Zeiten der höchsten Arbeitsbelastung, sondern zu Beginn der Ferien, „wenn der Stress nachlässt", auftreten.
Jüngere Untersuchungen konnten auch einen protektiven Effekt gegenüber psychischen Belastungen nachweisen: Probanden, denen man Kortisol verabreicht hatte, ehe man sie Stresssituationen aussetzte, reagierten ausgeglichener und litten an weniger Nachwirkungen als die Mitglieder der Vergleichsgruppe.
Erfolgt die Stressbelastung aber über einen längeren Zeitraum, kommt es zu einer Erschöpfung der Kortisolsynthese und zum Verlust der schützenden Wirkung des Hormons. Die Infektanfälligkeit nimmt aufgrund der geschwächten Abwehr zu, der Wundheilungsprozess wird verzögert, Körper und Seele sind geschwächt, Symptome wie Müdigkeit, Schlafstörungen, Unruhe, depressive Verstimmung und Antriebsschwäche treten auf.
Das **Immunglobulin A (IgA)** leistet als Bestandteil von Körperflüssigkeiten wie Speichel, Urogenitalsekret, Tracheobronchialschleim, Tränen und Milch einen wichtigen Beitrag zur Infektabwehr. **Stress** führt zu einem Absinken der IgA-Konzentration und damit auch auf diesem Wege zu einer Verschlechterung der Immunabwehr.

Klinik

Zur Beurteilung des Immunstatus bei Patienten mit erhöhter Infektanfälligkeit sowie bei Untersuchungen im Rahmen der Stressforschung werden **Kortisol** und/oder **IgA im Speichel** bestimmt.

3.4 Datenauswertung und -interpretation

Für eine sinnvolle Auswertung der durch Untersuchungen, Befragungen, Interviews und Tests gewonnenen Daten ist eine regelgerechte Untersuchungsplanung Voraussetzung. Zudem sollen die Daten möglichst frei von Störungen und Messfehlern erhoben werden. Die Interpretation der Ergebnisse wird u. a. von persönlichen Erfahrungen, wissenschaftlichen Voruntersuchungen und einer profunden Kenntnis des Forschungsgebiets geleitet. Das klassische Beispiel eines **Interpretationsfehlers,** der seinen Anfang bereits in der Fragestellung selbst und der Untersuchungsplanung nimmt, ist der Zusammenhang zwischen Storchendichte und Geburtenrate als „Beweis" für die These vom kinderbringenden Storch.
Man unterscheidet **quantitative Auswertungsverfahren,** deren Ergebnis statistische Beschreibungen sind (▸ Kap. 3.4.1), von **qualitativen Verfahren,** bei denen es um geistige Analysen geht (▸ Kap. 3.4.2).

3.4.1 Qualitative Auswertungsverfahren

Qualitative Verfahren dienen der genauen, umfassenden, tiefgründigen, sprachlichen Beschreibung eines Gegenstands. Untersucht werden nicht Gruppen, sondern Individuen. Ziel ist nicht die Hypothesenprüfung, sondern ihre Generierung. Qualitative Daten können durch Einteilung in Kategorien leicht in quantitative Daten umgewandelt werden. Eine Transformation in die andere Richtung ist nicht möglich.

Inhaltsanalyse

Die Inhaltsanalyse untersucht systematisch Texte, Bilder oder audiovisuelle Aufzeichnungen, um Kommunikationsinhalte und deren Wirkung zu erfassen. Sie folgt festen Regeln, um wissenschaftliche Nachprüfbarkeit zu gewährleisten, und analysiert, wer was zu wem mit welcher Wirkung sagt. Ursprünglich zur Untersuchung von Propaganda genutzt, ist sie heute besonders in der soziologischen und psychologischen Forschung etabliert, etwa zur Analyse transkribierter Interviews. Zunächst müssen Kategorien für Aussagen und Verhaltensweisen gebildet werden, die eine möglichst erschöpfende Kodierung zulassen. Dann müssen Kodierer ausgebildet werden, damit eine hohe (Interrater-)Reliabilität erreicht wird. Meist lässt man mehrere Kodierer den gleichen Abschnitt bewerten und bildet einen Mittelwert.

Gruppendiskussion

Gruppendiskussionen, insbesondere Fokusgruppen, eignen sich besonders zur Exploration neuer Themen, wenn wenig Vorwissen vorhanden ist. Durch den Austausch von Experten oder Personen mit besonderen Erfahrungen lassen sich wertvolle Anregungen für Verbesserungen und zukünftige

Forschung gewinnen. Dabei ermöglichen sie nicht nur die Identifikation gemeinsamer Muster und Perspektiven, sondern auch die Generierung neuer Hypothesen.

Soziometrie

Der österreichisch-amerikanische Arzt, Psychologe und Soziologe Jacob Levy **Moreno** veröffentlichte 1934 sein Buch „Who shall survive?", in dem er die Grundlagen der von ihm entwickelten Soziometrie beschrieb. Dieses Verfahren dient der Darstellung **emotionaler Beziehungen** in einer Gemeinschaft, z. B. einem Kollegium oder einer therapeutischen Gruppe. Dafür erhält jedes Gruppenmitglied eine Liste der anderen Gruppenmitglieder, die anhand einer mehrstufigen Skala hinsichtlich bestimmter Fragen einzuschätzen sind. Beispielfragen sind: „Wie gern würden Sie mit dieser Person in den Urlaub fahren?", „Wie sehr vertrauen Sie dieser Person?", „Wie bewerten Sie die Ehrlichkeit dieser Person?"

Eine andere Form verzichtet auf Einzelbeurteilungen und ermöglicht eine direkte Auswahl: „Mit wem würden Sie am liebsten in einem Büro zusammenarbeiten?", „Wem würden Sie im Notfall Ihre Kinder anvertrauen?", „Wer hat die schönste Singstimme?"

Eine weitere Möglichkeit besteht darin, Kontakt und Kommunikation zwischen Gruppenmitgliedern zu beobachten und z. B. aus der Art und Häufigkeit der Begegnungen soziometrische Schlüsse zu ziehen.

Zur Auswertung kann man die Beziehungen als Zahlenwerte darstellen oder eine Matrix der Gruppe erstellen. Aus den gegebenen Antworten und Beobachtungen lässt sich ein **Soziogramm** erstellen, in dem die Beziehungen der Gruppenmitglieder zueinander grafisch dargestellt sind (z. B. durch unterschiedliche Verbindungslinien, ▸ Abb. 3.6).

Dokumentenanalyse

Die Dokumentenanalyse dient häufig der Einarbeitung in ein bestimmtes Themengebiet. Abhängig von der Fragestellung können ganz unterschiedliche Schriftstücke untersucht werden, z. B. Aufsätze, Tagebucheinträge, Briefe, Krankenakten, Archivmaterialien usw. Als Dokumente gelten da-

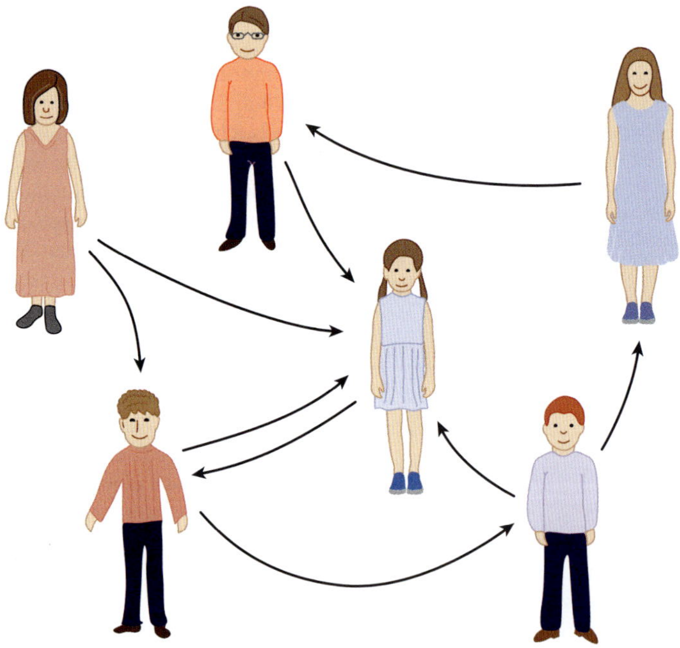

Abb. 3.6 Mithilfe eines Soziogramms lassen sich die Beziehungen innerhalb einer Gruppe (z. B. die Beliebtheit der einzelnen Mitglieder) darstellen. Diese sechs Kinder einer Schulklasse wurden danach gefragt, mit wem sie gern einmal ihr Pausenbrot teilen würden. [L231]

bei aber nicht nur Schriftmaterialen, sondern z. B. auch Bilder, Tonaufnahmen oder Filme angesehen.

Merke

- Die **Inhaltsanalyse** ist ein Auswertungsverfahren: Bereits erhobene Daten werden bzgl. ihres Inhalts untersucht.
- Die **Dokumentenanalyse** ist ein Erhebungsverfahren: Aus einer Vielzahl schriftlicher Informationen werden sachrelevante Daten extrahiert.

3.4.2 Quantitative Auswertungsverfahren

In der **quantitativen Forschung** werden mathematische, mithilfe von Zahlen, Mengenvergleichen und statistischen Kenngrößen darstellbare Zusammenhänge betrachtet. Dazu stehen unterschiedliche Verfahren zur Verfügung.

Deskriptive Statistik

In der deskriptiven (beschreibenden) Statistik geht es um die absolute und die relative Häufigkeit von bestimmten Merkmalen und ihre Verteilung, die in Tabellen, Diagrammen oder Grafiken dargestellt werden kann. Als Vergleichsparameter werden Kennwerte der zentralen Tendenz (= **Lagemaße**) und der Variabilität (= **Streuungsmaße**) verwendet (▸ Tab. 3.6).

Schiefe und Exzess

Neben den Lage- und Streuungsmaßen lässt sich auch aus der **Schiefe** und dem **Exzess (= Breite)** einer Verteilung wesentliche deskriptive Information gewinnen (▸ Abb. 3.8).

Inferenzstatistik

In der inferenziellen (= schließenden, auch induktiven oder analytischen) Statistik geht es darum, die in einer Stichprobe gewonnenen Ergebnisse auf eine größere Gesamtheit zu übertragen. Ein wichtiger Begriff ist in diesem Zusammenhang die symmetrische **Normalverteilung.** Sie impliziert eine Verteilung von Merkmalsausprägungen, die in einer **Gauß-Glockenkurve** dargestellt werden kann (▸ Abb. 3.9). Mittelwert und Median sind hierbei identisch. Für die meisten numerisch fassbaren Merkmale (z. B. Körpergröße, Intelligenzquotient, Laborparameter) wird innerhalb einer ausreichend großen Untersuchungseinheit eine Normalverteilung angenommen.

Es gilt:

- Im Intervall einer Standardabweichung (SD) rechts und links vom Mittelwert sind etwa 68 % aller Messwerte zu finden.
- Im Intervall von zwei SD rechts und links vom Mittelwert befinden sich rund 95 % aller Messwerte.
- Im Intervall von drei SD rechts und links vom Mittelwert sind ca. 99,7 % aller Messwerte enthalten.

Die Inferenzstatistik beschäftigt sich auch mit der Frage, ob einem gewonnenen Ergebnis der Zufall oder bestimmte Gesetzmäßigkeiten zugrunde liegen. Hier spielt der Begriff der **Signifikanz** eine große Rolle. Damit wird ausgedrückt, dass zwischen zwei Variablen ein überzufälliger Zusammenhang besteht. Die Signifikanz eines Ergebnisses ist umso wahrscheinlicher, je größer die Stichprobe ist. Solange die Stichprobe jedoch kleiner ist als die Grundgesamtheit, besteht hinsichtlich der Übertragbarkeit der Untersuchungsergebnisse eine gewisse **Irrtumswahrscheinlichkeit.** Diese wird auch als **Signifikanzniveau** bezeichnet. Ein Ergebnis mit einer Irrtumswahrscheinlichkeit von $p < 0{,}05$ gilt als signifikant (p steht für „probability" = Wahrscheinlichkeit).

Allgemein gilt: Je größer die Stichprobe, desto näher liegt der berechnete Mittelwert am tatsächlichen Mittelwert der Grundgesamtheit. Dies liegt daran, dass die Streuung um den Mittelwert mit zunehmender Stichprobengröße abnimmt.

Das **Central Limit Theorem (Zentraler Grenzwertsatz)** besagt, dass sich die Verteilung der Stichprobenmittelwerte – unabhängig von der ursprünglichen Verteilung der Population – mit wachsender Stichprobengröße einer **Normalverteilung** annähert. Das bedeutet, dass selbst dann, wenn die Ausgangsdaten nicht normalverteilt sind, die Mittelwerte aus vielen Stichproben dennoch eine **annähernd normalverteilte Form** annehmen. Dies ist eine zentrale Grundlage für viele statistische Tests und Schätzverfahren.

Merke

Central-Limit-Theorem: Je **größer die Stichprobe,** desto näher liegt der berechnete Mittelwert am **tatsächlichen Mittelwert** der Grundgesamtheit (▸ Abb. 3.10).

Tab. 3.6 Wichtige Lage- und Streuungsmaße

Kennwerte der zentralen Tendenz bzw. Lagemaße	
Mittelwert	**= arithmetisches Mittel** Zur Bestimmung des Mittelwerts werden alle Werte addiert, und ihre Summe wird durch die Anzahl der Werte dividiert (► Abb. 3.7). *Beispiel:* Tim besitzt 10 Euro, Rainer 300 Euro, Felix 85 Euro und Klaus 1 Euro. (10 + 300 + 85 + 1)/4 = 99. Im Durchschnitt besitzt also jeder der vier 99 Euro.
Median	**= Zentralwert** Der Median teilt die Individualdaten in zwei gleich große Hälften, von denen die eine oberhalb und die andere unterhalb des Medians liegt (► Abb. 3.7). Dazu bringt man die Zahlen zunächst in eine auf- oder absteigende Reihenfolge. • Bei einer **ungeraden** Zahl von Werten erhält man als Median jenen Wert, der von Anfang und Ende gleich weit entfernt ist. *Beispiel:* Der Median der Zahlenfolge 1, 2, 2, 4, 5, **6**, 7, 8, 8, 8, 9 ist 6. • Bei einer **geraden** Anzahl von Werten werden die beiden mittleren addiert und durch 2 geteilt. Der Quotient ist dann der Median. *Beispiel:* Der Median der Zahlenfolge 1, 2, 3, 3, **4, 6,** 7, 7, 7, 9 ist (4 + 6)/2 = 5
Modus	**= Modalwert** Der aus einer Menge von Werten am häufigsten gewählte Wert ist der Modus (► Abb. 3.7). *Beispiel:* In einer Wahl erhält Partei A 14 Stimmen, Partei B 88 Stimmen, Partei C 76 Stimmen und Partei D 35 Stimmen. Der Modus ist Partei B. In der nach einer Kabinettsauflösung erneut durchgeführten Wahl sieht das Ergebnis folgendermaßen aus: Partei A 18 Stimmen, Partei B 80 Stimmen, Partei C 80 Stimmen, Partei D 35 Stimmen. Hier liegt nun eine bimodale Verteilung mit den beiden Modi Partei B und Partei C vor.
Quantil	Ein Quantil unterteilt eine Datenmenge in Hälften (Median), Viertel (Quartil), Fünftel (Quintil), Zehntel (Dezile) oder Hundertstel (Perzentile). *Beispiel:* Unterteilt man die Zahlenfolge 1, 1, 1, 1, 2, 3, 4, 4, 5, 5, 6, 7, 8, 8, 8, 9 in Quartile, so lässt sich folgende Aussage treffen: 25 % der Werte liegen unter 2, 50 % der Werte liegen unter 5, 75 % der Werte liegen unter 8.
Kennwerte der Variabilität bzw. Streuungsmaße	
Varianz	Mithilfe der Varianz und der Standardabweichung lassen sich Aussagen darüber treffen, wie die einzelnen Werte einer Untersuchung um den Mittelwert oder Erwartungswert streuen. Die Varianz gibt dabei die mittlere quadratische Abweichung der Einzelwerte einer Stichprobe vom Mittelwert an. *Beispiel:* Mein Weg zur Uni dauert im Durchschnitt 20 min. Abhängig von Wetter, Ampelschaltung, zufälligen Begegnungen oder Ausgeschlafenheit benötige ich für die Strecke manchmal 17, 18 oder 19, 21 oder 25 Minuten. Formel für die Varianz, wobei μ der Mittelwert und N die Anzahl aller Werte ist: $s^2 = \frac{\Sigma(x - \mu)^2}{N}$ Für obiges Beispiel bedeutet dies: $\sigma^2 = \frac{3^2 + 2^2 + 1^2 + (-1)^2 + (-5)^2}{5} = 8\ min^2$
Standardabweichung	Die Standardabweichung wird als Quadratwurzel der Varianz berechnet. Sie gibt die durchschnittliche Entfernung aller tatsächlich gemessenen Werte vom (errechneten) Mittelwert an. Eine geringe Standardabweichung bedeutet also, dass die Messwerte in einem sehr engen Rahmen um den Mittelwert streuen. Umgekehrt steht eine hohe Standardabweichung für eine breite Streuung. Formel: $s = \sqrt{Var}$

Tab. 3.6 Wichtige Lage- und Streuungsmaße *(Forts.)*

Spannweite	Aus der Betrachtung des kleinsten und des größten Wertes kann man bereits abschätzen, welche Ausmaße die Messwerte besitzen. Zur Errechnung der eigentlichen Spannweite bildet man dann die Differenz der beiden Werte. Die Spannweite der Zahlenfolge 2, 4, 4, 12, 25 ist also 25–2 = 23.
Interquartilsbereich	Im Interquartilsbereich liegen genau 50 % aller Messwerte. Er wird berechnet, indem man von der Gesamtmenge der Ergebnisse jene abzieht, die dem 1. oder dem 4. Quartil zugeordnet wurden (▸ Abb. 3.7). *Beispiel:* Der Interquartilsbereich der Zahlenfolge 1, 1, 3, 4, 5, 6, 7, 7, 7, 8, 9, 9 liegt zwischen 4 und 7.

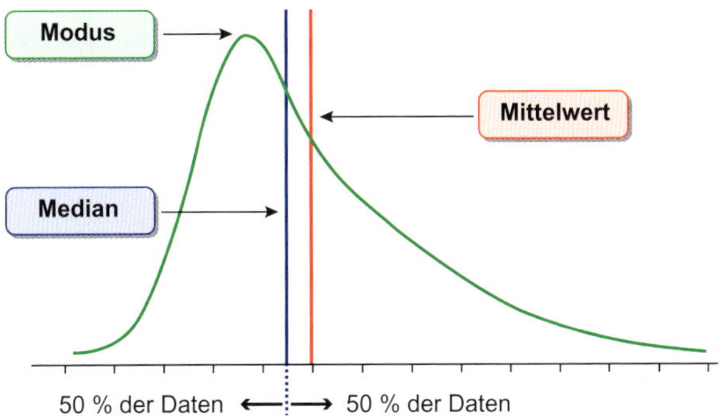

Abb. 3.7 Der Modus ist der am häufigsten vorkommende Wert, der Mittelwert ist der Durchschnitt aller Werte, und der Median teilt die Werte in zwei Hälften, wobei 50 % der Werte größer und 50 % der Werte kleiner als der Median sind. [P1613/L157]

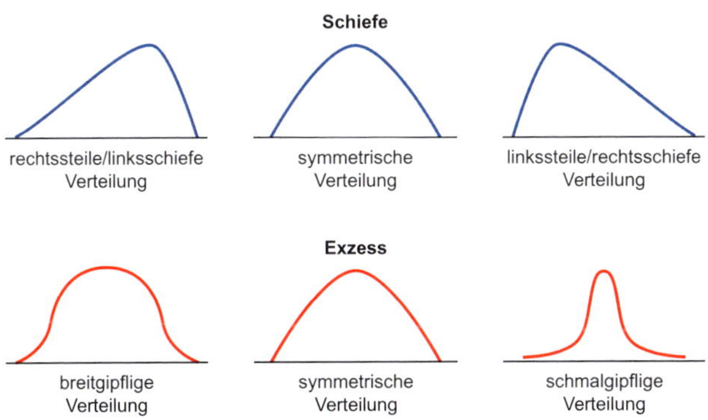

Abb. 3.8 Schiefe und Exzess [L231]

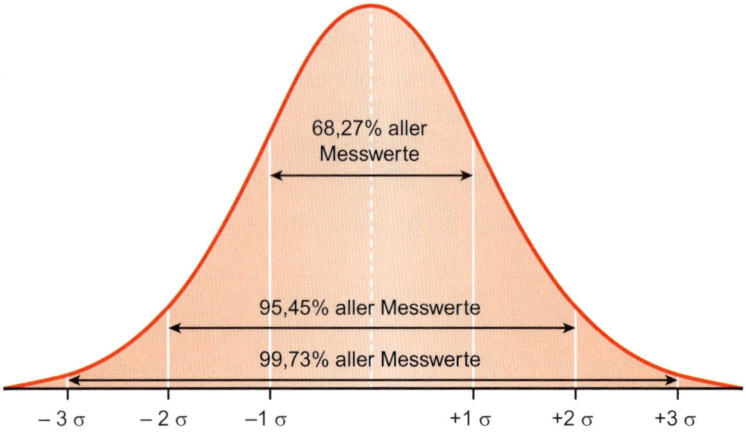

Abb. 3.9 Normalverteilung/Gauß-Glockenkurve.
Im Intervall der Abweichung ± 1 σ vom Mittelwert sind 68,27 % aller Messwerte zu finden.
Im Intervall der Abweichung ± 2 σ vom Mittelwert sind 95,45 % aller Messwerte zu finden.
Im Intervall der Abweichung ± 3 σ vom Mittelwert sind 99,73 % aller Messwerte zu finden.
(σ = Sigma) [L231]

Merke

- **Zusammenhangshypothesen** gehen von signifikanten Beziehungen zwischen den Variablen aus: „Wenn der Hahn kräht auf dem Mist, ändert sich das Wetter oder bleibt es, wie es ist."
- **Unterschiedshypothesen** postulieren eine signifikante Unterscheidung von Merkmalen oder Merkmalsausprägungen: „Buch A ist viel besser als Buch B."

Normwertskala

Normwertskalen sind standardisierte Skalen, die es ermöglichen, individuelle Testergebnisse in Bezug auf eine Referenzgruppe einzuordnen. Sie basieren häufig auf der ***z*-Skala,** einer standardisierten Skala mit einem **Mittelwert von 0** und einer **Standardabweichung von 1,** die angibt, wie viele SD ein Wert vom Mittelwert entfernt liegt. Hohe Werte entsprechen üblicherweise hohen Merkmalsausprägungen, bei Leistungsmerkmalen besseren Leistungen. In ► Tab. 3.7 sind ein paar Beispiele an relevanten Normwertskalen aufgeführt.

Mittelwertunterschiede

Der *t*-Test ist ein statistisches Verfahren zur Überprüfung von Mittelwertunterschieden zwischen zwei Gruppen. Er ermöglicht die Einschätzung, ob sich die Mittelwerte zweier Gruppen signifikant voneinander unterscheiden. Voraussetzung ist, dass eine **Zufallsstichprobe** vorliegt und die erhobenen Daten **intervallskaliert** sind. Zudem wird von einer **Normalverteilung** ausgegangen.

Signifikanzniveau und p-Wert

Das zentrale Ergebnis eines *t*-Tests ist der ***p*-Wert.** Das **Signifikanzniveau** legt die maximale Irrtumswahrscheinlichkeit fest, die noch als akzeptabel gilt. In der wissenschaftlichen Praxis wird üblicherweise ein Wert von **α = 0,05** gewählt. Das bedeutet, dass ein Unterschied als **signifikant** gilt, wenn die Wahrscheinlichkeit, dass er nur zufällig auftritt, unter 5 % liegt.

Je niedriger das Signifikanzniveau gewählt wird, desto geringer ist die Wahrscheinlichkeit, dass die Nullhypothese fälschlicherweise abgelehnt wird. Gleichzeitig steigt jedoch die Wahrscheinlichkeit, dass die Alternativhypothese zu Unrecht verworfen wird, obwohl tatsächlich ein Unterschied besteht.

Ein Beispiel dafür ist eine Studie, die untersucht, ob ein neues Medikament wirksamer ist als ein Placebo. Ergibt die Studie einen positiven Effekt des Medikaments, stellt sich die Frage, ob dieses Ergebnis tatsächlich auf die Wirksamkeit zurückzuführen ist oder nur zufällig zustande ge-

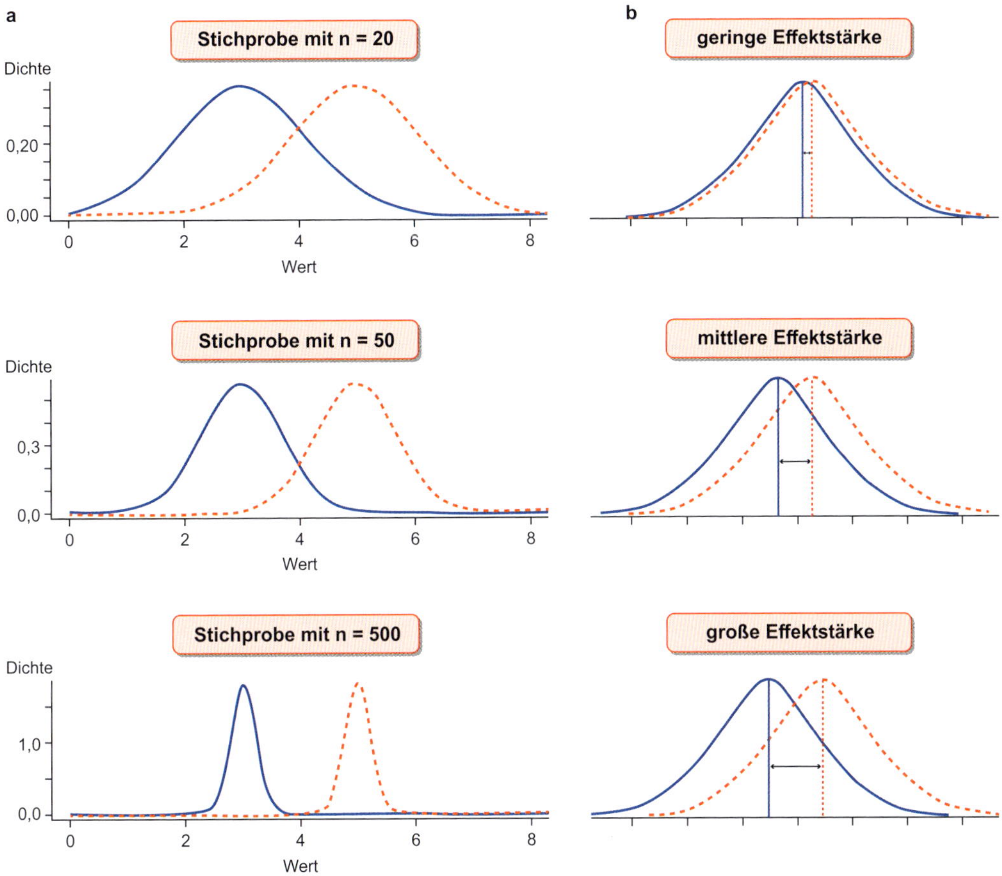

Abb. 3.10 **a** Je größer die Stichprobe, desto mehr nähert sich der Mittelwert der Stichprobe dem wahren Mittelwert an. **b** Je größer der Mittelwertunterschied zwischen zwei Gruppen, desto leichter kann man sie voneinander unterscheiden. [P1613/L143]

Tab. 3.7 Beispiele für Normwertskalen

Normskala	Mittelwert	Standardabweichung
z-Skala	0	1
IQ	100	15
SW (Standardwerte, auch Z)	100	10
T-Skala	50	10
Stanine (Skala 1–9)	5	2

kommen ist. Um diese Entscheidung zu treffen, wird vor Studienbeginn das Signifikanzniveau festgelegt – typischerweise bei 0,05, seltener auch bei 0,1 oder 0,01. Würde man das Signifikanzniveau extrem niedrig ansetzen, beispielsweise bei 0,0005, wäre es unwahrscheinlicher, dass ein Unterschied als signifikant eingestuft wird. In diesem Fall würde man häufiger fälschlicherweise die Nullhypothese beibehalten und annehmen, dass das Medikament und das Placebo gleich wirksam sind, obwohl tatsächlich ein Unterschied existieren könnte.

Da die Wahl des Signifikanzniveaus direkte Auswirkungen auf die Interpretation der Ergebnisse hat, ist es essenziell, dieses **vor Beginn der Studie** festzulegen, um Verzerrungen und willkürliche Anpassungen der Entscheidungsgrundlage zu vermeiden.

Merke

Der ***p*-Wert** ist ein zentrales Instrument in der Statistik. Daher sind hier noch einmal die wichtigsten Eigenschaften zusammengefasst:

- Entspricht der Wahrscheinlichkeit, dass ein mindestens so starker Unterschied wie im Testergebnis nur durch Zufall zustande kommt (**Fehler 1. Art**)
- Wird durch einen passend gewählten statistischen Test aus den vorliegenden Daten berechnet.
- Wenn der gemessene *p*-Wert unter dem geforderten **Signifikanzniveau** (meistens 0,05) liegt, gilt ein Unterschied als signifikant.
- Ein niedriger *p*-Wert spricht für die Alternativhypothese, bei einem hohen *p*-Wert sollte die Nullhypothese beibehalten werden (**Achtung:** Wir nehmen die Alternativhypothese nie an, wir lehnen nur die Nullhypothese zugunsten der Alternativhypothese ab, da in der Wissenschaft das Prinzip der Falsifizierbarkeit gilt und mit Tatsachen nicht bewiesen werden.)
- Einfluss der **Stichprobengröße:** Große Stichproben lassen einen Unterschied leichter erkennen, führen also zu niedrigeren *p*-Werten und somit zu einem signifikanten Ergebnis.

Fehler 1. und 2. Art

- **α-Fehler (Fehler 1. Art):** bezeichnet die Wahrscheinlichkeit, fälschlicherweise einen Unterschied anzunehmen, obwohl in Wahrheit kein Unterschied besteht. Das bedeutet, die Nullhypothese wird irrtümlich abgelehnt. Dieser Fehler ist besonders relevant, wenn ein Testergebnis als signifikant eingestuft wird.
- **β-Fehler (Fehler 2. Art):** bezeichnet die Wahrscheinlichkeit, einen tatsächlich vorhandenen Unterschied nicht zu erkennen. Die Alternativhypothese wird fälschlicherweise verworfen. Dieser Fehler sollte insbesondere dann berücksichtigt werden, wenn der *p*-Wert knapp über dem Signifikanzniveau liegt, da ein möglicher Effekt übersehen werden könnte.

	H0 ist wahr	**H1 ist wahr**
H0 annehmen	Richtige Entscheidung	Fehler 2. Art (β-Fehler)
H1 annehmen	Fehler 1. Art (α-Fehler)	Richtige Entscheidung

Je größer die Stichprobe ist, desto schmaler wird die Normalverteilung und desto mehr nähert sich der Mittelwert der Proben dem wahren Mittelwert an. Je größer der Unterschied zwischen zwei Gruppen ist, desto wahrscheinlicher kann man die zwei Verteilungen voneinander entscheiden. Das heißt, dass Ergebnisse eher signifikant sind, wenn der Unterschied groß, der Stichprobenumfang groß und die Streuung der Verteilung klein ist (► Abb. 3.11).

Multiples Testen und Bonferroni-Korrektur

Beim **multiplen Testen** werden mehrere statistische Tests gleichzeitig durchgeführt, z. B. bei der Analyse mehrerer Merkmale, Gruppenvergleiche oder Messungen zu verschiedenen Zeitpunkten. Dabei steigt das Risiko für **falsch positive Ergeb-**

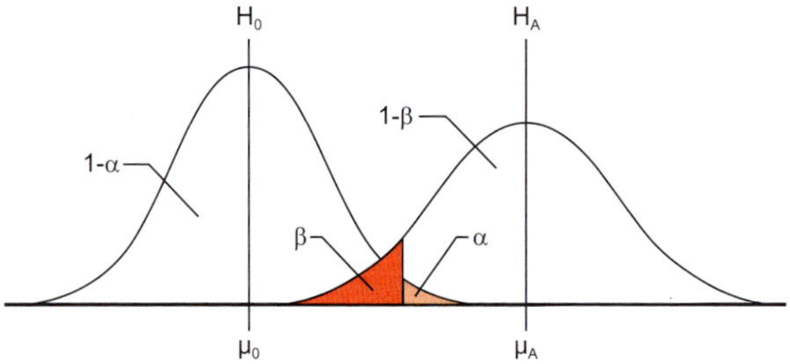

Abb. 3.11 Die Beziehung von Nullhypothese und Alternativhypothese und die Beziehung zwischen α-Fehler und β-Fehler sind dargestellt. H0: Daten unter Alternativhypothese; μ0: Mittelwert unter Alternativhypothese; α: Wahrscheinlichkeit, einen Fehler 1. Art zu begehen, die HA wird fälschlich angenommen; β: Wahrscheinlichkeit, einen Fehler 2. Art zu begehen, die H0 wird fälschlich beibehalten; 1-α: Wahrscheinlichkeit der richtigen Entscheidung in Bezug auf eine tatsächlich falsche HA, diese wird korrekterweise abgelehnt; 1-β: Wahrscheinlichkeit der richtigen Entscheidung in Bezug auf eine tatsächlich falsche H0, diese wird korrekterweise abgelehnt. [P176/L271]

nisse (Typ-1-Fehler) mit der Anzahl der Tests: Bei einem Signifikanzniveau von α = 5 % besteht pro Test eine 5-prozentige Wahrscheinlichkeit, dass die Nullhypothese fälschlicherweise abgelehnt wird. Werden jedoch mehrere Tests durchgeführt, summiert sich dieses Risiko. Beispielsweise beträgt die Wahrscheinlichkeit für mindestens einen zufällig signifikanten Test bei zwei Tests schon 10 %, bei 10 Tests 40 % und bei 100 Tests sogar 99 %.
Zur Korrektur dieses Fehlers wird häufig die **Bonferroni-Korrektur** angewendet, bei der das Signifikanzniveau durch die Anzahl der Tests geteilt wird.

$$\alpha_{neu} = \frac{\alpha}{k}$$

Dadurch bleibt das Gesamtrisiko für falsch positive Ergebnisse konstant.

Statistisches Schätzen und Konfidenzintervall

Beim **statistischen Schätzen** geht es darum, aus den Werten einer Stichprobe Rückschlüsse auf die unbekannten wahren Werte in der Grundgesamtheit zu ziehen. Dabei ist es wichtig, zwischen den Maßzahlen, die in der Stichprobe gelten, und dem Schätzwert, der für die Grundgesamtheit angenommen wird, zu unterscheiden.

- Ein **Punktschätzer** ist eine statistische Maßzahl, die aus der Stichprobe berechnet wird und als Schätzwert für die Grundgesamtheit dient. Die zentrale Annahme dabei ist, dass die Stichprobe **repräsentativ** für die gesamte Population ist. In der Interpretation bedeutet dies, dass der berechnete Wert ungefähr mit der entsprechenden Maßzahl der Grundgesamtheit übereinstimmt.
- Da ein einzelner Punktwert jedoch immer eine gewisse Unsicherheit mit sich bringt, wird oft ein **Intervallschätzer** verwendet. Dieser erweitert den Punktschätzer um einen Bereich, in dem der wahre Wert mit hoher Wahrscheinlichkeit liegt. Das am häufigsten verwendete Intervall ist das **95 %-Konfidenzintervall.** Dies bedeutet, dass mit einer Wahrscheinlichkeit von 95 % das berechnete Intervall den tatsächlichen Wert aus der Grundgesamtheit enthält.

Ein signifikantes Ergebnis liegt vor, wenn das Konfidenzintervall **nicht den Wert 0 enthält.** *Beispiel:* Ein neues blutdrucksenkendes Medikament wird mit dem bisherigen Standard verglichen. Angenommen, die mittlere Blutdrucksenkung in Gruppe A beträgt 8 mmHg und in Gruppe B 3 mmHg. Das Konfidenzintervall der Differenz zwischen A und B beträgt 2–7 mmHg. Da 0 mmHg nicht im Intervall enthalten ist, bedeutet dies, dass der Unterschied statistisch signifikant ist. Man kann also mit hoher Sicherheit davon ausgehen, dass Medikament A den Blutdruck tatsächlich stärker senkt als Medikament B.

Power

Die **Teststärke (Power)** gibt an, wie gut ein statistischer Test in der Lage ist, einen tatsächlich vorhandenen Unterschied nachzuweisen. Ein typischer Zielwert ist 80–90 %. Anders gesagt gibt die **Power (1 – β)** eines statistischen Tests also die Wahrscheinlichkeit an, einen tatsächlich vorhandenen Effekt zu entdecken, d. h. eine falsch negative Entscheidung **(β-Fehler)** zu vermeiden. In 80–90 % der Fälle wird ein vorhandener Effekt korrekt erkannt.
Die Teststärke kann durch verschiedene Faktoren beeinflusst werden. Sie steigt, wenn die **Stichprobe größer** ist, da eine größere Anzahl an Beobachtungen dazu beiträgt, auch kleine Unterschiede zuverlässiger zu erkennen. Ebenso führt ein **höheres Signifikanzniveau** dazu, dass Unterschiede eher als signifikant eingestuft werden, da die Grenze zur Ablehnung der Nullhypothese weniger streng ist. Darüber hinaus spielt auch die **Art des statistischen Tests** eine Rolle, da einige Verfahren empfindlicher auf Unterschiede reagieren als andere.

Fallzahlberechnung

Die Fallzahlberechnung basiert auf vier Faktoren: dem Signifikanzniveau α, der Power (1–β), der Standardabweichung σ sowie der erwarteten Effektstärke.
Es werden umso mehr Probanden benötigt, …

- je kleiner α (Signifikanzniveau), üblicherweise 5 % (0,05)
- je kleiner β (Fehlerrisiko, 1 – Power) bzw. je größer die Power (typischerweise ist das Fehlerrisiko β 0,2 und die Power 0,8 [80 %])
- je größer σ (Standardabweichung der Messwerte)
- je kleiner die erwartete Effektgröße

Korrelation

Eine Korrelation (lat. „correlatio“: Wechselbeziehung) beschreibt den **statistischen Zusammenhang** zwischen zwei Variablen. Das zentrale Maß für den linearen Zusammenhang ist der **Korrelationskoeffizient nach Bravais-Pearson (r)**, der Werte zwischen −1 und +1 annehmen kann. Je näher r an +1 oder −1 liegt, desto stärker ist der Zusammenhang zwischen den Variablen. Ein Wert nahe 0 deutet auf einen sehr schwachen oder keinen Zusammenhang hin.

- **r = +1:** perfekter positiver linearer Zusammenhang – Höhere Werte der einen Variable gehen mit höheren Werten der anderen Variable einher.
- **r = 0:** keine Korrelation – Es besteht kein systematischer Zusammenhang zwischen den Variablen.
- **r = −1:** perfekter negativer linearer Zusammenhang – Höhere Werte der einen Variable gehen mit niedrigeren Werten der anderen Variable einher.

Auch für Korrelationen kann ein **Signifikanztest** durchgeführt werden. Wie bei Mittelwertvergleichen muss der *p*-Wert unter dem festgelegten Signifikanzniveau (z. B. 0,05) liegen, um von einem signifikanten Zusammenhang sprechen zu können. Besteht ein Zusammenhang zwischen zwei Variablen, so bedeutet dies nicht automatisch, dass eine die andere bedingt. Der Zusammenhang kann stets auf beide kausale Richtungen oder durch eine nicht untersuchte dritte Variable entstehen. Falls der Zusammenhang kausal nicht durch die untersuchten Variablen zustande kommt, so spricht man von einer **Scheinkorrelation.**

Lineare Regression

Die **Regression** beschreibt in einer **linearen Beziehung** den Zusammenhang zwischen einer **unabhängigen** und einer **abhängigen Variable.** Eine Regressionsanalyse ergibt die dazugehörige mathematische bzw. grafische Darstellung (Regressionsgerade oder Regressionsfunktion). Auf diese Weise lässt sich das Verhalten der abhängigen Variable infolge einer Veränderung der unabhängigen Variable vorhersagen. Ein umgekehrter Schluss ist allerdings nicht möglich.

Beispiel: Je besser die Noten in der Schule sind, desto mehr Taschengeld erhält ein Kind. Für jede 3 bekommt es einen Euro, für jede 2 fünf Euro, für jede 1 zehn Euro. Die Zensuren sind die unabhängige Variable, die Taschengeldbeträge die abhängigen Variablen. Der umgekehrte Schluss „Je mehr Taschengeld ich erhalte, desto besser werden die Zensuren" trifft nicht zu.

Als **Strukturgleichungsmodelle** bezeichnet man komplexe Methoden der Datenanalyse und Hypothesentestung. In ihnen werden die Zusammenhänge mehrerer unabhängiger und abhängiger Variablen dargestellt.

Beispiel: Ob ein Student lernt oder ins Schwimmbad geht, hängt von mehreren Faktoren ab: Wann ist die Prüfung? Wie viel hat er schon gelernt? Wie ist das Wetter? Was machen seine Freunde? Ist er ein eher risikofreudiger oder ein vorsichtiger Typ? usw.

Zwischen diesen einzelnen Faktoren gibt es ebenfalls Korrelationen; z. B. hängt es auch vom Wetter ab, was die Freunde machen usw. Diese können in einem Strukturgleichungsmodell in ihrer Multidimensionalität dargestellt werden. Letztlich geht es darum, die auf theoretischen Überlegungen beruhenden Hypothesen hinsichtlich ihrer Übereinstimmung mit den empirisch gewonnenen Daten zu prüfen. Voraussetzung ist, dass zwischen den in die Untersuchung eingehenden Variablen ein linearer Zusammenhang besteht und mindestens eine Intervallskalierung vorliegt.

Univariate, bivariate und multivariate Analysen

Abhängig von der Anzahl der interessierenden **Variablen** unterscheidet man uni-, bi- und multivariate Analysen.

- Bei der **univariaten Untersuchung** geht es um die Verteilung bzw. Häufigkeit genau eines Merkmals, z. B. die Körpergröße aller Kinder in einer Schulklasse. Dabei werden Lage- und Streuungsmaße in die Betrachtung einbezogen.
- In **bivariaten Analysen** werden zwei Merkmale miteinander in Zusammenhang gebracht, z. B. Körpergröße und -gewicht aller Kinder in einer Schulklasse. Hierfür werden Kreuztabellen, Korrelations- und Regressionsanalysen angewandt.
- **Multivariate Analysen** dienen der Entdeckung und Überprüfung komplexer Strukturen mit mehreren Faktoren, die mithilfe von Strukturgleichungsmodellen dargestellt werden, z. B. Zusammenhang zwischen Größe, Gewicht, Gesundheitszustand, schulischer Leistung und Bildungsgrad der Eltern bei allen Kindern einer Schulklasse.

Effektstärke

Ein **Effekt** liegt vor, wenn die Wahrscheinlichkeit, dass die Nullhypothese zutrifft, kleiner als

5 % (der p-Wert) ist: A ist ungleich B. Das Ausmaß dieses Unterschieds bezeichnet man als **Effektstärke.** Sowohl für Mittelwertunterschiede als auch für Zusammenhänge lässt sich eine **Effektstärke** zur weiteren Interpretation berechnen. Sie ist ein Indikator für die Bedeutsamkeit eines Untersuchungsergebnisses.

Durch den Aufbau von statistischen Tests führen einige Faktoren, wie z. B. eine sehr große Stichprobe, eher zu signifikanten Ergebnissen (► Abb. 3.10). Andererseits zeigt eine hohe Effektstärke bei nichtsignifikanten Tests an, dass eine weitere Studie mit einer größeren Stichprobe wahrscheinlich ein signifikantes Ergebnis finden würde.

Der amerikanische Psychologe Jacob **Cohen** entwickelte mit dem nach ihm benannten Wert **Cohens *d*** ein Maß für die Effektgröße von Mittelwertunterschieden zwischen zwei Stichproben. Es errechnet sich aus der Differenz der Mittelwerte geteilt durch deren gepoolte (gemittelte) Standardabweichungen. Bei Korrelationen ist der Korrelationskoeffizient r als Effektstärke zu verstehen. Nach der Einteilung von Cohen selbst gilt:

- $d = 0{,}2$ steht für eine geringe Effektstärke
- $d = 0{,}5$ steht für eine mittlere Effektstärke
- $d = 0{,}8$ steht für eine hohe Effektstärke

Merke

- Die **Signifikanz** drückt aus, wie sicher es ist, dass der ermittelte Unterschied zwischen zwei Merkmalen wirklich vorliegt und nicht auf Zufall beruht.
- Die **Effektstärke** lässt eine Aussage darüber zu, wie bedeutend dieser Unterschied ist.

Risikokennwerte

Absolutes Risiko (AR) Wahrscheinlichkeit, mit der eine Erkrankung auftritt, ausgedrückt in Prozent bzw. im Verhältnis von Erkrankten zu Nicht-Erkrankten.

Beispiel: Von 100 Personen erkranken 67 an einer Erkältung. Das absolute Risiko, eine Erkältung zu bekommen, liegt bei 67 %.

Relatives Risiko (RR) Verhältnis des Risikos einer gegenüber bestimmten Risikofaktoren exponierten Gruppe zum Risiko einer anderen, nichtexponierten Gruppe.

Beispiel: Von 100 Kindergärtnerinnen erkranken im Winter 80 an einer Erkältung (80 %); von 100 Büroangestellten sind es 50 (50 %). Um das relative Risiko der exponierten Gruppe (also der Kindergärtnerinnen) zu ermitteln, dividiert man ihr absolutes Risiko durch das der Vergleichsgruppe:

$$80\,\% / 50\,\% = 1{,}6$$

Kindergärtnerinnen haben demnach ein relatives Risiko von 1,6, also ein gegenüber Büroangestellten um 60 % erhöhtes Risiko, im Winter an einer Erkältung zu erkranken. Dies lässt sich tabellarisch veranschaulichen:

	Personen mit Risikofaktor	Personen ohne Risikofaktor
Erkrankte Personen	A (Bsp.: 80 Kindergärtnerinnen)	B (Bsp.: 50 Büroangestellte)
Nicht erkrankte Personen	C (Bsp.: 20 Kindergärtnerinnen)	D (Bsp.: 50 Büroangestellte)

$$RR = A / (A + C) / B / (B + D)$$

Beispiel: $80 / (80 + 20) / 50 / (50 + 50) = 1{,}6$

Risikoreduktion Um die Wirksamkeit einer Intervention (z. B. einer neuen Therapie) im Vergleich zu Nichtbehandlung oder zu einer anderen Intervention zu ermitteln, berechnet man die Reduktion des Risikos.

- **Absolute Risikoreduktion (ARR):** Änderung der Ereignisanzahl; Differenz des AR der Kontrollgruppe und des AR der Interventionsgruppe
  Beispiel: Von 100 geimpften Kindergärtnerinnen erkranken 20 an einer Erkältung; unter den nichtgeimpften sind es nach wie vor 80. Die absolute Risikoreduktion beträgt 60 %.
- **Relative Risikoreduktion (RRR):** Änderung des Risikos
  Beispiel: Das relative Erkrankungsrisiko für die geimpften Kindergärtnerinnen im Vergleich zu den nichtgeimpften beträgt:
  20 %/80 % = 0,25 = 25 %.
  Die relative Risikoreduktion besteht aus der Differenz zwischen dem RR der Kontrollgruppe (definitionsgemäß 1 bzw. 100 %) und dem RR der Interventionsgruppe: 1–0,25 = 0,75. Die relative Risikoreduktion beträgt 75 %.

Die relative Risikoreduktion liefert meist eine beeindruckend hohe Zahl. Dies führt insbesondere dann zu Überschätzungen einer Intervention, wenn das Erkrankungsrisiko von vornherein sehr gering ist.

Beispiel: Von 100 Personen erkranken 4 an einer Erkältung. Nach der Impfung sind es nur noch 2.

RR = 2 %/4 % = 0,5; RRR beträgt dann 1–0,5 = 0,5 bzw. 50 %.

Die absolute Risikoreduktion beträgt 4 % – 2 % = 2 %.

	Personen mit Risikofaktor	Personen ohne Risikofaktor
Erkrankte Personen	a	b
Nicht erkrankte Personen	c	d

$$OR = (a \times d) / (b \times c)$$

$$AR = (a / [a + c]) - (b + [b + d])$$

$$BAR = (e - f) / e$$

Number-Needed-to-Treat (NNT) Die Anzahl der notwendigen Behandlungen gibt an, bei wie vielen Menschen eine Intervention durchgeführt werden muss, damit ein Mensch tatsächlich davon profitiert.

Beispiel: Wie viele Kindergärtnerinnen muss man impfen, damit eine Kindergärtnerin nicht an einer Erkältung erkrankt? Die NNT ist der reziproke Wert der absoluten Risikoreduktion (1/ARR): Je höher diese ist, umso weniger Menschen müssen behandelt werden, damit einer von ihnen profitiert.

Odds Ratio (OR) Die Assoziationsstärke zweier Ereignisse wird als Verhältnis (= Ratio) ihrer Auftretenshäufigkeiten (Chancen oder Quoten = Odds) dargestellt. In der Medizin geht es vor allem um die Bedeutsamkeit von Risikofaktoren für das Auftreten einer Erkrankung. Eine OR von 1 bedeutet, dass kein Zusammenhang besteht – das Auftreten der Erkrankung ist unabhängig vom untersuchten Faktor. Je höher der OR-Wert ist, umso stärker ist die Assoziation zwischen dem Faktor und der Krankheit.

Attributable Risiko (AR) Das AR bzw. die Risikodifferenz lässt eine Aussage darüber zu, welchen Anteil der Risikofaktor an der gesamten Erkrankungshäufigkeit hat: „An wie viel Prozent der Lungenkrebserkrankungen ist wirklich das Rauchen schuld?" oder anders: „Um wie viel Prozent könnte mein Risiko, an Lungenkrebs zu erkranken, gesenkt werden, wenn ich mit dem Rauchen aufhöre?"

Attributable Fraktion Diese Kennzahl betrachtet ausschließlich die Gruppe der exponierten Personen und sagt aus, wie viele von ihnen aufgrund der Exposition erkranken: „Wie viele Raucher bekommen Lungenkrebs, weil sie rauchen (und nicht aus anderen Gründen)?"

Bevölkerungsbezogenes attributables Risiko (BAR) Das BAR sagt aus, welche Bedeutung ein Risikofaktor innerhalb der Gesamtbevölkerung hat.

	Personen mit Risikofaktor	Personen ohne Risikofaktor
Erkrankte Personen	a	b
Nicht erkrankte Personen	c	d

$$OR = (a \times d) / (b \times c)$$

$$AR = (a / [a + c]) - (b + [b + d])5$$

$$BAR = (e - f) / e$$

e = Erkrankungshäufigkeit in der Gesamtbevölkerung, f = Erkrankungshäufigkeit in der Gruppe der Nichtexponierten

Ergebnisbewertung

Die Auswertung der in einer Untersuchung erhobenen Daten führt zu einem Ergebnis, das seinerseits bewertet werden kann: Wie ordnet es sich in andere Ergebnisse ein? Welche praktische Bedeutung hat es? Welche neuen Hypothesen lassen sich daraus ableiten? Welche früheren Annahmen müssen eventuell verworfen oder zumindest revidiert werden?

Im Folgenden wird ein Beispiel für die Durchführung einer Studie vorgestellt – von der Wahl des Studiendesigns über die Datenerhebung bis hin zur statistischen Auswertung. Ein besonderes Augenmerk wird dabei auf das Verständnis der Grundbegriffe Nullhypothese, Alternativhypothese, *p*-Wert und Signifikanz gelegt, da es essenziell ist, diese zu verstehen – nicht nur für die Klausur, sondern auch später für den ärztlichen Beruf – und

Fallbeispiel

Eine Studie untersucht, ob das neu entwickelte Medikament Focusin die Konzentrationsfähigkeit von Medizinstudierenden beim Lernen verbessert. Ziel ist es herauszufinden, ob die Einnahme von Focusin zu einer signifikanten Steigerung der Lernleistung führt.

A) Wie lautet die passende Null- und Alternativhypothese zu dieser Studie?

1. **Nullhypothese H0:** Focusin hat keinen Einfluss auf die Konzentrationsfähigkeit, d. h., es gibt keinen signifikanten Unterschied zwischen den beiden Gruppen.
2. **Alternativhypothese H1:** Focusin verbessert die Konzentrationsfähigkeit, d. h., die Lernleistung in der Interventionsgruppe ist signifikant höher als in der Kontrollgruppe.

B) Welches Studiendesign ist am geeignetsten und liefert die bestmöglichen Daten, um einen bestehenden Unterschied festzustellen? Wie werden die Teilnehmenden dafür rekrutiert?

Es wird eine **randomisierte placebokontrollierte Doppelblindstudie** durchgeführt. Die Teilnehmenden werden zufällig in zwei Gruppen eingeteilt:

1. **Interventionsgruppe** (Gruppe A) erhält Focusin.
2. **Kontrollgruppe** (Gruppe B) erhält ein Placebo.

Die Konzentrationsfähigkeit wird durch einen Test zur Lernleistung **operationalisiert,** um die Kenngröße messbar und quantifizierbar zu machen. Die Teilnehmenden absolvieren diesen Test einmal vor und einmal nach der Einnahme des Medikaments bzw. Placebos. Das Ergebnis des Tests kann Werte von 0 bis 100 annehmen. Das **Placebo** dient dazu, den reinen Effekt des Medikaments von anderen Einflussfaktoren zu trennen.

C) Was ist die unabhängige (UV) und was die abhängige Variable (AV)?

Die UV ist das Medikament bzw. das Placebo, d. h. der Teil des Experiments, der vom Versuchsleiter verändert werden kann. Die AV ist die Konzentrationsfähigkeit, also die Variable, die sich durch Änderung der UV verändert.

D) Welche möglichen Moderator- und Mediatorvariablen könnten in dieser Studie eine Rolle spielen?

Ein Moderator beeinflusst die Stärke oder Richtung des Effekts von Focusin auf die Konzentrationsfähigkeit, während ein Mediator den kausalen Zusammenhang zwischen Medikamenteneinnahme und Konzentration erklärt.
Mögliche Moderatorvariablen sind der Chronotyp der Teilnehmenden (vielleicht wirkt *Focusin* stärker bei Nachtaktiven) und Prüfungsstress/der Zeitpunkt während des Semesters (Studierende mit hohem Stresslevel könnten stärker auf Focusin reagieren).
Mögliche Mediatorvariablen sind Veränderungen im Dopaminspiegel (Focusin könnte die Konzentrationsfähigkeit über eine Erhöhung des Dopaminspiegels verbessern) und Schlafqualität (Focusin könnte über eine Verbesserung der Schlafqualität einen positiven Einfluss auf die Konzentrationsfähigkeit haben).

E) Wie berechnet man die Stichprobengröße, und von welchen Faktoren ist sie abhängig?

Die Stichprobengröße kann anhand folgender Faktoren mit entsprechenden Berechnungsprogrammen ermittelt werden:

- **Signifikanzniveau (α):** meist 0,05, also 5 % Irrtumswahrscheinlichkeit
- **Statistische Power (1-β):** üblicherweise 0,8 oder 0,9 (d. h. 80–90 % Wahrscheinlichkeit, einen tatsächlich vorhandenen Effekt auch zu entdecken)
- **Effektstärke (Cohens *d*):** je größer der erwartete Effekt, desto kleiner die benötigte Probandenanzahl
- **Standardabweichung:** je größer die Varianz, desto größer die benötigte Stichprobe

F) Wie prüft man in der statistischen Auswertung, ob das Medikament einen relevanten Einfluss auf die Konzentrationsfähigkeit hat?

Zur Analyse der Daten wird ein *t*-Test für unabhängige Stichproben durchgeführt. Dabei wird überprüft, ob der Mittelwert der Konzentrationsleistung in Gruppe A signifikant höher ist als in Gruppe B. Das zentrale Ergebnis ist der ***p*-Wert,** der angibt, mit welcher Wahrscheinlichkeit der gefundene Unterschied zufällig entstanden sein könnte. Falls **der p-Wert < 0,05** ist, wird die **Nullhypothese zugunsten der Alternativhypothese abgelehnt** – das Medikament zeigt dann eine signifikante Wirkung.

G) Angenommen, die Effektstärke liegt bei 0,2 und der *p*-Wert bei 0,37. Das Konfidenzintervall des Mittelwertunterschieds zwischen den zwei Gruppen liegt bei –5 bis 20. Was sagt das über die Bedeutsamkeit des Ergebnisses und seine medizinische Relevanz aus?

Der gefundene Unterschied zwischen Focusin und Placebo ist statistisch nicht signifikant. Die Effektstärke von 0,2 zeigt nur einen schwachen Unterschied in der Konzentrationsfähigkeit, und der *p*-Wert von 0,37 ist > 0,05. Das Konfidenzintervall des Mittelwertunterschieds enthält mit 95 % Wahrscheinlichkeit den wahren Mittelwertunterschied. Nachdem es die 0 enthält, ist das Ergebnis statistisch nicht signifikant signifikant. Die Evidenz reicht damit nicht aus, um die Nullhypothese zu verwerfen.

korrekt anzuwenden. Zudem fragt das IMPP gerne danach. Überlege bei den Zwischenfragen jeweils zuerst selbst, wie du sie beantworten würdest, bevor du dir die Lösung anschaust.

3.4.3 Gütekriterien: Replizierbarkeit, Generalisierbarkeit, Kreuzvalidierung

Die Gütekriterien der Ergebnisbewertung beruhen auf den Gütekriterien der Untersuchungsplanung und -durchführung.

- **Replizierbarkeit,** also die Möglichkeit, eine Untersuchung unter gleichen Bedingungen zu wiederholen und dabei das gleiche Ergebnis zu erzielen, ist nur gegeben, wenn eine hohe Reliabilität besteht.
- **Generalisierbarkeit** bedeutet, dass die an einer Stichprobe gewonnenen Ergebnisse auf eine größere Gesamtheit oder auf ähnliche Zusammenhänge übertragbar sind. Dies setzt ein hohes Maß an Standardisierung und Regulierung von Untersuchungsbedingungen voraus. Generalisierbarkeit ist ein wesentliches Merkmal der **externen Validität.**
- Zur **Kreuzvalidierung** teilt man die Stichprobe einer Untersuchung in zwei Teile (z.B. ⅓ und ⅔) auf, mit denen man dann die Untersuchung wiederholt. Liefert diese dieselben Ergebnisse, ist das ein Hinweis auf eine hohe **interne Validität.**

Merke

Zur Erinnerung:
- Reliabilität: Wie verlässlich und genau ist der Test?
- Validität: Misst der Test genau das, was er messen soll?

Raphael Kunisch

4 Soziologie

IMPP-Hits

- Altern und Demografie (► Kap. 4.1.3, ► Kap. 4.2.1)
- Soziale Ungleichheit und Status (► Kap. 4.1.4)
- Sozialisation und Kommunikation (► Kap. 4.1.4)
- Stigmatisierung und Vorurteile (► Kap. 4.1.4)
- Migration und Integration (► Kap. 4.2.1)
- Epidemiologische Grundbegriffe (► Kap. 4.2.3)

Die medizinische Soziologie untersucht den Einfluss sozialer Strukturen und Normen auf Gesundheit und Krankheit. Sie analysiert, wie gesellschaftliche Erwartungen, Rollenbilder und soziale Ungleichheiten das Verhalten von Individuen in Gesundheitsfragen beeinflussen. Ein zentrales Thema ist die Abweichung von Normen durch Krankheit und deren gesellschaftliche Konsequenzen auf das betroffene Individuum.

4.1 Individuum

4.1.1 Adoleszenz

Die Entwicklungsphase **zwischen Kindheit und Erwachsenenalter** wird als Adoleszenz (lat. „adolescere“ = heranwachsen und stark werden) bezeichnet (► Abb. 4.1).

Die Veränderung der eigenen Rolle in der Gesellschaft, aber auch in der Familie bringt Veränderungen mit sich. Durch den Rollenwechsel zum Erwachsenen hin wird auch das Gefüge der **familiären Sozialisation verändert,** was häufig von allen Mitgliedern der Kernfamilie als Herausforderung erlebt wird. Die schwindende Kontrolle durch die Eltern eröffnet neue Freiheiten, mit denen ein verantwortungsvoller Umgang erst erlernt werden muss.

Die Adoleszenz birgt daher verschiedene **gesundheitliche Gefahren.** Die körperlichen und sozialen Veränderungen rufen häufig eine Verunsicherung bei den betroffenen Individuen hervor. Wenn diese **Krisen des Selbstkonzepts und Selbstwertgefühls** meist auch gut überstanden werden, sind sie doch auch einer der Gründe dafür, dass Suizid die zweithäufigste Todesursache bei Adoleszenten darstellt. Auch kann durch den sozialen Druck nach Zugehörigkeit gesundheitsschädigendes Verhalten (z. B. Alkohol-, Nikotin- oder anderer Drogenkonsum) gefördert werden. Eine besonders große Rolle spielt hierbei die **Peergroup,** also die Gruppe der gleichaltrigen oder gleichgestellten Bezugspersonen, die Druck, den sogenannten **Peer-Pressure (Gruppenzwang),** ausüben (z. B. „Rauchen, um dazuzugehören“). Natürlich spielt bezüglich der Anfälligkeit für ein derartiges gesundheitsriskantes Verhalten auch immer die **Persönlichkeit des betroffenen Individuums** eine große Rolle.

4.1.2 Pubertät

Der Begriff Pubertät leitet sich von lat. „pubertas“ (= Geschlechtsreife) ab (► Abb. 4.1). Diese Phase der Adoleszenz ist gekennzeichnet durch die Herausbildung sekundärer Geschlechtsmerkmale, die beim Mädchen mit ca. 11 Jahren (Brustwachstum, Menarche) und beim Jungen mit ca. 13 Jahren (Hodenwachstum) beginnt. Der Körper wandelt sich, Größe und Kraft nehmen zu, die Stimme verändert sich (besonders deutlich bei Jungen: Stimmbruch), Scham- und Achselbehaarung treten auf, die verstärkte Synthese von Geschlechtshormonen prägt das Verhalten. Dieses Verhalten ist von der Entdeckung des eigenen und der Abgrenzung vom anderen Geschlecht gekennzeichnet. Dabei treten Diskrepanzen bezüglich des Tempos von körperlicher, seelischer und geistiger Entwicklung auf. Pubertierende gelten als unberechenbar, launisch, albern, selbstunsicher und herausfordernd für Eltern und Lehrkräfte, was den Ruf der Pubertät als eine für alle Beteiligten schwierige Lebensphase begründet.

4.1.3 Senium

Als Senium wird das höhere Lebensalter ab ca. 60–65 Jahren bezeichnet (▸ Abb. 4.1). Dieses wird nochmals in das junge Alter bis zum 80. Lebensjahr und das darauffolgende alte Alter unterteilt. Wichtiger als das kalendarische ist medizinisch gesehen jedoch das **biologische Alter,** also das Ausmaß der Gesundheit und spezifischer der Funktionalität.

Intelligenz

Ein kognitives Merkmal des Alters ist, dass sich die geistigen Fähigkeiten insgesamt verlangsamen. Während die fluide Intelligenz mit zunehmendem Alter abnimmt, steigt die kristalline Intelligenz an, weshalb nicht grundsätzlich von einem Intelligenzverlust mit zunehmendem Lebensalter gesprochen werden kann (▸ Kap. 2.4.2).

Klinik

Mit zunehmendem Lebensalter **sinkt die fluide Intelligenz,** während die **kristalline Intelligenz ansteigt.**

Theorien des Alterns

Es gibt unterschiedliche Theorien des Alterns, die unterschiedliche Bedürfnisse und Fähigkeiten von Senioren postulieren:

- Die **Disengagement-Theorie des Alterns** besagt, dass sich Menschen im Ruhestand aus dem **gesellschaftlichen Leben lösen** und nach **Ruhe und Entspannung** streben, um ihren Lebensabend zu genießen.
- Der **Aktivitätstheorie des Alterns** zufolge sind für Senioren **soziale Kontakte und Aktivitäten** die wichtigsten Faktoren für die Lebenszufriedenheit. Daher soll der alte Mensch möglichst aktiv am gesellschaftlichen Leben beteiligt werden.
- **Kompetenztheorie des Alterns:** Anstatt sich auf die negativen Aspekte des Alterns wie Funktionseinschränkungen und Defizite zu konzentrieren und diese zu behandeln, sollen durch spezielle Förderung die individuellen **Ressourcen von Senioren erhalten und gestärkt** werden. Dies wird auch als Ressourcenansatz bezeichnet.
- Die **Kontinuitätstheorie des Alterns** besagt, dass Senioren lediglich die **Verhaltensweisen des Erwachsenenalters fortführen.** Sie postuliert, dass extrovertierte, aktive Menschen eher der Aktivitätstheorie des Alterns entsprechen, während introvertierte, zurückgezogene Menschen im Alter eher der Disengagement-Theorie des Alterns folgen.

Alter und Krankheit

Mit dem höheren Lebensalter nimmt das Krankheits- und Sterberisiko stetig zu. Dies ist auf einen Rückgang der physiologischen Reserve sowie auf degenerative Prozesse zurückzuführen. Durch das „Anhäufen“ chronischer Erkrankungen (z. B. Diabetes mellitus, Arthrose) steigt mit dem Lebensalter auch die **Häufigkeit von Multimorbidität** (Mehrfacherkrankungen) an.

Dennoch ist es durch den medizinischen Fortschritt, ein besseres Gesundheitsverhalten und den gestiegenen Lebensstandard in Deutschland nicht nur zu einer höheren Lebenserwartung, sondern auch zu einer **Kompression der Morbidität** gekommen. Dies bedeutet, dass die Lebensspanne des behinderungsfreien Lebens in den vergangenen Jahren kontinuierlich gestiegen ist. Die Menschen leben nicht nur länger, sondern sie leben auch überproportional länger in Gesundheit. Die Phase der schweren Krankheit und Behinderung vor dem Tod hat sich stark verkürzt.

4.1.4 Sozialer Status

Als sozialen oder sozioökonomischen Status bezeichnet man die soziale Position eines Individuums in der Gesellschaft. Gruppen von Personen mit ähnlichem Sozialstatus werden als soziale Klassen bezeichnet, die wiederum durch ihre Rangfolge die soziale Schichtung einer Gesellschaft bilden.

Meritokratische Triade

Als meritokratische Triade werden die drei Faktoren bezeichnet, über die in der Soziologie der **sozioökonomische Status und die Schichtzugehörigkeit eines Individuums** definiert werden:

- **Bildung:** der höchste erreichte Bildungsabschluss

- **Beruf:** gesellschaftlicher Status des Berufs und individuelle Stellung
- **Einkommen:** individueller Verdienst

Durch die Bewertung der unterschiedlichen Variablen lässt sich der **Schichtindex** eines Individuums errechnen und dieses hierüber einer sozialen Schicht zuordnen.

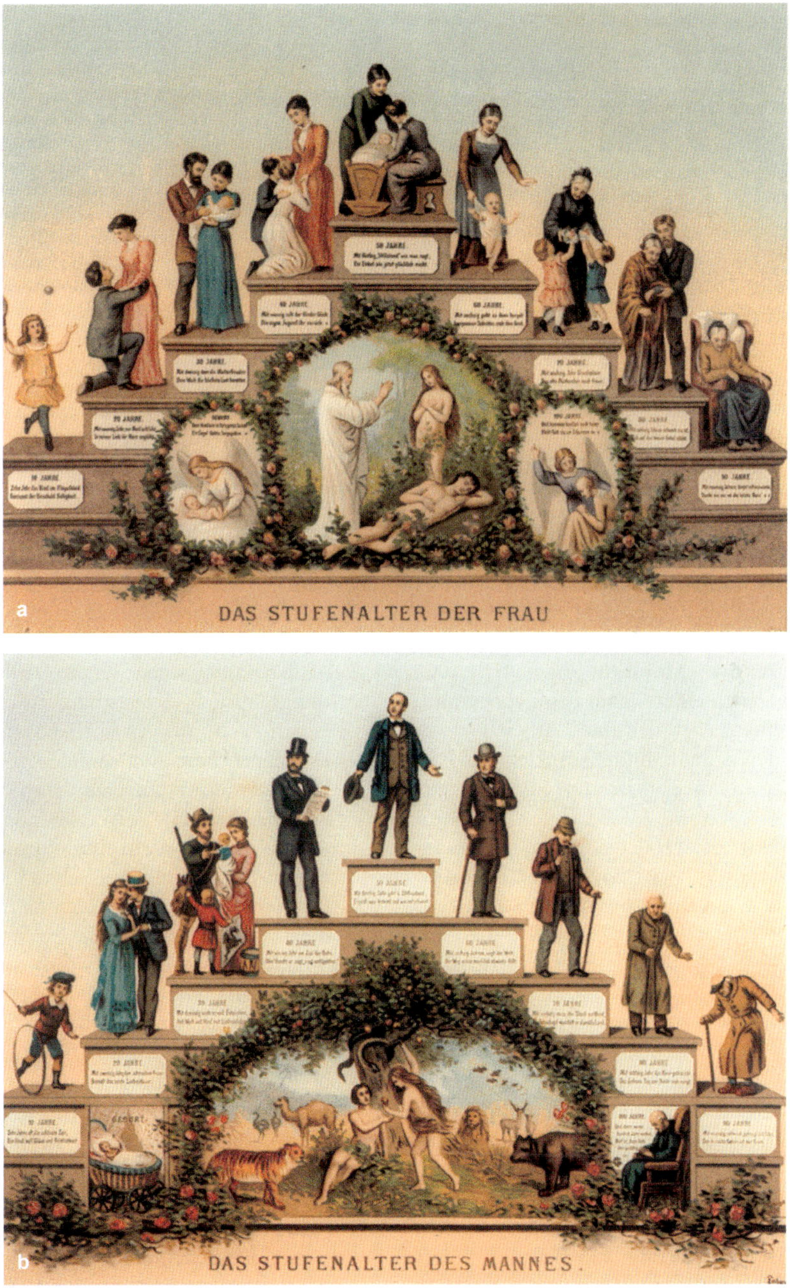

Abb. 4.1 Lebensstufen von a) Frau und b) Mann nach Fridolin Leiber (1853–1912) [O901]

Statuskristallisation

Statuskristallisation, auch **Statuskonsistenz** genannt, liegt bei **Übereinstimmung aller drei Statusindikatoren** der meritokratischen Triade vor. Beispielsweise trifft dies auf ein Individuum zu, das Medizin studiert hat, in diesem Fach promoviert wurde, als Arzt arbeitet und ein hohes Einkommen erzielt.

Statusinkonsistenz

Wenn eine Person bezüglich der einzelnen Statusindikatoren der meritokratischen Triade **starke Unterschiede** aufweist, spricht man von Statusinkonsistenz. Ein Beispiel hierfür ist ein promovierter Arzt, der bei einer Hilfsorganisation arbeitet und hier wenig verdient.

Soziale Mobilität

Die soziale Mobilität wird auch als **vertikale Mobilität** bezeichnet, da sie den **sozialen Auf- oder Abstieg** beschreibt. Sie sollte nicht mit der **horizontalen Mobilität** verwechselt werden; diese beschreibt eine **geografische Mobilität,** die sich nicht auf die Schichtzugehörigkeit auswirkt (z. B. ist es für die Schichtzugehörigkeit einer Ärztin unerheblich, ob sie für eine Weiterbildungsstelle von Hannover nach München zieht).

Zudem werden ***intra*generative und *inter*generative Mobilität** unterschieden:

- **Intragenerative Mobilität** bedeutet, dass diese **innerhalb einer Generation** vorkommt, z. B. bei einem Arzt, der einen Arbeitsplatz in einer anderen Stadt findet, umzieht und so eine intragenerative horizontale Mobilität aufweist.
- Im Gegensatz dazu spielt sich eine **intergenerative Mobilität zwischen zwei Generationen** ab, z. B. bei einer Mutter, die Krankenschwester ist, und ihrer Tochter, die Ärztin wird und somit eine intergenerative vertikale Mobilität zeigt.

Stereotyp

Pauschalisierte Einstellungen zu Personen oder Gruppen werden als Stereotyp bezeichnet. Ein Beispiel hierfür ist die Überzeugung, alle Medizinstudentinnen wollten Kinderärztin werden.

Wenn das Stereotyp ein diskreditierendes, also **herabsetzendes Merkmal** beinhaltet, spricht man von **Stigmatisierung.** Ein Beispiel hierfür ist die Überzeugung, alle psychisch Kranken seien dumm.

Opportunitätsstruktur

Die **Chancen zur Lebensgestaltung,** die eine Gesellschaft ihren Mitgliedern zur Verfügung stellt, werden in ihrer Gesamtheit als Opportunitätsstruktur bezeichnet. Unter diesen breiten Begriff fallen sowohl institutionelle Einrichtungen wie Schulen als auch materielle Güter wie Lebensmittel.

Sozialstatus und Krankheit

Soziologische Untersuchungen haben ergeben, dass ein niedriger sozialer Status negativ mit Gesundheit korreliert ist. Zur Ursache hierfür existieren zwei etablierte Erklärungsmodelle:

Merke

- **Drift-Hypothese:** Krankheit macht arm.
- **Soziale Verursachung:** Armut macht krank.

- Die **Drift-Hypothese** wird auch als Modell des sozialen Abstiegs bezeichnet, da die Annahme hierbei lautet, dass die **Erkrankten erst durch ihre Krankheit sozial absteigen** (sozialer Drift) und sich deswegen so überdurchschnittlich viele Kranke in den niedrigeren Gesellschaftsschichten finden. Entwickelt wurde die Hypothese an Untersuchungen zur Schizophrenie, die gezeigt haben, dass bei den Betroffenen bereits einige Jahre vor dem Auftreten typischer Symptome durch Ausbildungsabbruch, Arbeitsplatzverlust und soziale Isolation ein sozialer Abstieg stattfindet.
- Die **Hypothese der sozialen Verursachung** hingegen nimmt an, dass die mit einem **niedrigen sozialen Status** verbundenen Lebensumstände das **Auftreten von Krankheiten begünstigen** und deren Behandlung und Heilung erschweren. Die vermuteten Ursachen hierfür sind vielfältig; sie reichen von einer ungünstigeren Umwelt (z. B. höhere Luftverschmutzung, minderwertige Ernährung, belastendere Arbeitsverhältnissen) über geringere Bildung mit ungünstigerem Gesundheitsverhalten (z. B. Rauchen, mangelnde Bewegung) bis hin zu einer niedrigeren Inanspruchnahme von Gesundheitsleistungen (z. B. Präventionsmaßnahmen, ärztliche Konsultationen). Forschungsergebnisse legen nahe, dass die Theorie der sozialen Verursachung den bedeutenderen Anteil der gesundheitlichen Ungleichheit zwischen den sozialen Schichten erklärt.

Merke

Deprivation bedeutet in der Soziologie „Benachteiligung". Die Hypothese der sozialen Verursachung von Krankheiten basiert maßgeblich auf der Deprivation der unteren Gesellschaftsschichten.

- **Strukturelle Deprivation** liegt dann vor, wenn eine Gruppe oder ein Individuum **objektiv benachteiligt** wird, z. B. in seinem Zugang zu Gütern und Dienstleistungen.
- **Relative Deprivation** hingegen bedeutet, dass sich einzelne Personen oder Gruppen **subjektiv benachteiligt fühlen** im Vergleich mit ihrer Umgebung.

Schichtspezifität

Die verschiedenen Gesellschaftsschichten unterscheiden sich in vielen gesundheitsrelevanten Aspekten. Besonders ausgeprägt sind diese Unterschiede zwischen Unter- und Oberschicht. So haben Angehörige der Unterschicht z. B. eine deutlich niedrigere Lebenserwartung als Angehörige der Oberschicht. Die Nutzung von alternativ- oder komplementärmedizinischen Leistungen ist bei Angehörigen der Unterschicht geringer ausgeprägt als in höheren Sichten.

Klinik

Die meisten Erkrankungen kommen in der Unterschicht sehr viel häufiger vor, insbesondere Suchterkrankungen und psychische Störungen, aber auch lebensstilabhängige Erkrankungen wie Typ-2-Diabetes.
Ausnahmen: Einige Erkrankungen, z. B. Allergien und Essstörungen, treten in der Oberschicht häufiger auf oder werden hier häufiger erkannt. Einige Erkrankungen sind in allen Schichten gleich häufig vertreten, z. B. Brustkrebs.

Soziokultureller Rahmen der Kommunikation

Der Begriff **Soziokultur** umfasst alle sozialen, kulturellen und politischen Interessen und Bedürfnisse einer Gesellschaft bzw. einer Gruppe. Beim Zusammentreffen unterschiedlicher Kulturen können sprachliche und nicht-sprachliche **Kommunikationsschwierigkeiten** auftreten.

Sprachstile

- Die **Umgangs- oder Alltagssprache** bedient sich meist eines übersichtlichen Wortschatzes und einer einfachen Grammatik und ist damit gut verständlich, zuweilen salopp. Bei der Interaktion zwischen Arzt und Patient vermittelt sie eine soziale Gleichheit, was in den meisten Fällen den Kontakt begünstigt.
- Die **Fachsprache** dient in erster Linie der kommunikativen Abgrenzung: Sie wird unter Kollegen verwendet und trägt dort meist zu einer inhaltlichen Präzision bei. Ihre Verwendung gegenüber Patienten erfüllt einerseits – ähnlich wie der weiße Kittel – Rollenerwartungen, schafft aber andererseits auch Distanz durch das Empfinden, dass man nicht dieselbe Sprache spricht.
- Als **Soziolekt** werden Sprachvarianten bezeichnet welche in Analogie zum Begriff des Dialekts an Stelle von regionale Varianten Schichtspezifische Sprachvarianten darstellen.

Gemäß der Bernstein-Hypothese des britischen Soziologen **Basil Bernstein** lassen sich Sprachcodes unterscheiden, die eine soziale **Schichtspezifität** zeigen.

- **Elaborierter (sorgfältiger) Sprachcode:** Kennzeichen der Oberschicht sowie Mittelschicht. Zu seinen Charakteristika gehören die häufige Verwendung von Fachbegriffen, sprachliche Explizitheit, grammatikalische Korrektheit, logische Strukturierung, umfangreicher Wortschatz und häufige Verwendung des Passivs.
- **Restringierter (begrenzter) Sprachcode:** Kennzeichen bildungsferner Schichten. Zu seinen Charakteristika gehören kurze, teils unvollständige Sätze, einfache, teils inkorrekte Grammatik und ein eher geringer Wortschatz.

Kommunikation über Sprachgrenzen hinweg

Häufig entstehen Kommunikationsschwierigkeiten durch unterschiedliche Sprachkenntnisse von Arzt und Patient, beispielsweise bei Ärzten ausländischer Herkunft. Die Übersetzungshilfe durch Angehörige birgt immer die Gefahr einer übergriffigen Interpretation des Gesagten. Professionelle Dolmetscher stehen mittlerweile in den vielen Krankenhäusern zur Verfügung oder können gebucht werden. Auch technische Übersetzungsmöglichkeiten werden oft genutzt bergen jedoch auch datenschutztechnische und qualitative Risiken.

Kulturspezifische Besonderheiten der Kommunikation sollten nach Möglichkeit beachtet werden. Dazu gehören auch religiöse Gebräuche. Die Gefahr von **unbewussten Grenzverletzungen** besteht bei unterschiedlichen kulturellen Hintergründen noch mehr als im gewöhnlichen Behandlungskontext. Insbesondere bei der körperlichen Untersuchung, zumal wenn Arzt und Patient nicht dasselbe Geschlecht haben. Eine offene explizite Kommunikation und das aktive Einholen der Erlaubnis kann hier helfen das Entstehen ungünstiger Situationen zu vermeiden.

4.2 Gesellschaft

4.2.1 Bevölkerungsentwicklung

Demografisches Altern

Die Bevölkerungsentwicklung in Deutschland wird gegenwärtig durch das sogenannte demografische Altern bestimmt. Dies bedeutet, dass der prozentuale **Anteil der Senioren an der Gesamtbevölkerung zunimmt.** Grund hierfür ist der Prozess des **doppelten Alterns.** Damit wird der Umstand beschrieben, dass die Lebenserwartung in den vergangenen Jahrzehnten den höchsten Stand in der Geschichte der Menschheit erreicht hat, während gleichzeitig die Geburtenrate in Deutschland seit den 1960er-Jahren kontinuierlich zurückgeht. Somit leben die älteren Menschen einerseits immer länger, während gleichzeitig immer weniger junge Menschen nachgeboren werden. Dies lässt sich eindrucksvoll anhand der grafischen Darstellung der Altersstruktur nachvollziehen. Hierbei ist für ein bestimmtes Lebensalter in Jahren die Anzahl der männlichen und weiblichen Personen aufgetragen. Der Begriff für eine solche Grafik lautet **Alterspyramide,** was sich aus der klassischen Form im Jahr 1950 leicht erklären lässt. Durch die steigende Lebenserwartung wandelt sich der Altersaufbau (► Abb. 4.2): Die Menschen beginnen statistisch nicht mehr ab dem 40. Lebensjahr sukzessive zu versterben wie noch im Jahr 1950; vielmehr steigt die Mortalität erst im höheren Lebensalter ab dem 70. Lebensjahr stark an. Hierdurch kommt es zu einer **Abflachung der Pyramidenspitze, die als Rektangularisierung** bezeichnet wird. Gegenwärtig spricht man im Bezug auf den Altersaufbau Deutschlands von einer **Urnenform.** Das Verhältnis von Menschen im Erwerbsalter zu Menschen im Ruhestandsalter wird als **Altenquotient** bezeichnet. Hiervon zu unterscheiden ist der **Belastungsquotient,** der das Verhältnis der Bevölkerung im Erwerbsalter (20.–64. Lebensjahr) zur älteren und jüngeren Bevölkerung beschreibt.

Kenngrößen des Bevölkerungswachstums

Es existieren verschiedene epidemiologische Kenngrößen zur Beschreibung des Bevölkerungswachstums. Dieses speist sich einerseits durch Einwanderung beschrieben durch die Migrationsrate und folgende Messgrößen zur Geburt:

- **Geburtenziffer:** Anzahl der Kinder, die jede Frau statistisch in ihrem Leben gebiert. Im Jahr 2020 lag diese in Deutschland bei etwa 1,5 Kindern pro Frau. Wird auch als Geburtenrate oder Natalität bezeichnet.
- **Nettoreproduktionsziffer:** Anzahl der Mädchen, die von Frauen über ihr Leben hinweg geboren werden, weshalb bei einem Wert von 1 die Bevölkerung konstant bleibt. Berücksichtigt im Gegensatz zur Geburtenziffer auch die Sterblichkeit von Frauen im gebärfähigen Alter.
- **Fertilität:** Die jährliche Anzahl an Geburten in einem Jahr im Verhältnis zu Frauen im gebärfähigen Alter. Würden hypothetisch alle Frauen im Alter von 15 bis 49 Jahre jedes Jahr ein Kind gebären, läge die Fertilität bei 1. Wird auch als Fruchtbarkeitsziffer oder Fertilitätsrate bezeichnet.
- **Nuptialität:** Heiratshäufigkeit. Damit wird die Anzahl der Eheschließungen in einer Bevölkerung in einem bestimmten Zeitraum bezeichnet.
- **Mortalität:** Sterberate bzw. Anzahl der Todesfälle in einer Bevölkerung in einem bestimmten Zeitraum.
- **Letalität:** Tödlichkeit einer Erkrankung bzw. Anteil der an einer bestimmten Krankheit Verstorbenen an der Gesamtzahl der dieser Krankheit Erkrankten in einem bestimmten Zeitraum.
- **Sterbeziffer:** Anzahl der Todesfälle innerhalb eines Jahres bezogen auf 1.000 Einwohner.
- **Geschlechtsproportion:** Verhältnis von weiblichen und männlichen Personen bezogen auf einen Jahrgang bzw. Altersgruppen.
- **Altenquote bzw. Altenquotient:** Verhältnis von Personen im Rentenalter zu den Personen im Erwerbsalter innerhalb einer Bevölkerung. In Deutschland nimmt die Altenquote zu („Bevölkerung altert").

Das Wachstum einer Bevölkerung ist nicht nur abhängig von Geburten- und Sterbeziffer, sondern auch von **Migrationsbewegungen.** In Deutschland versucht man, ein Schrumpfen der Bevölke-

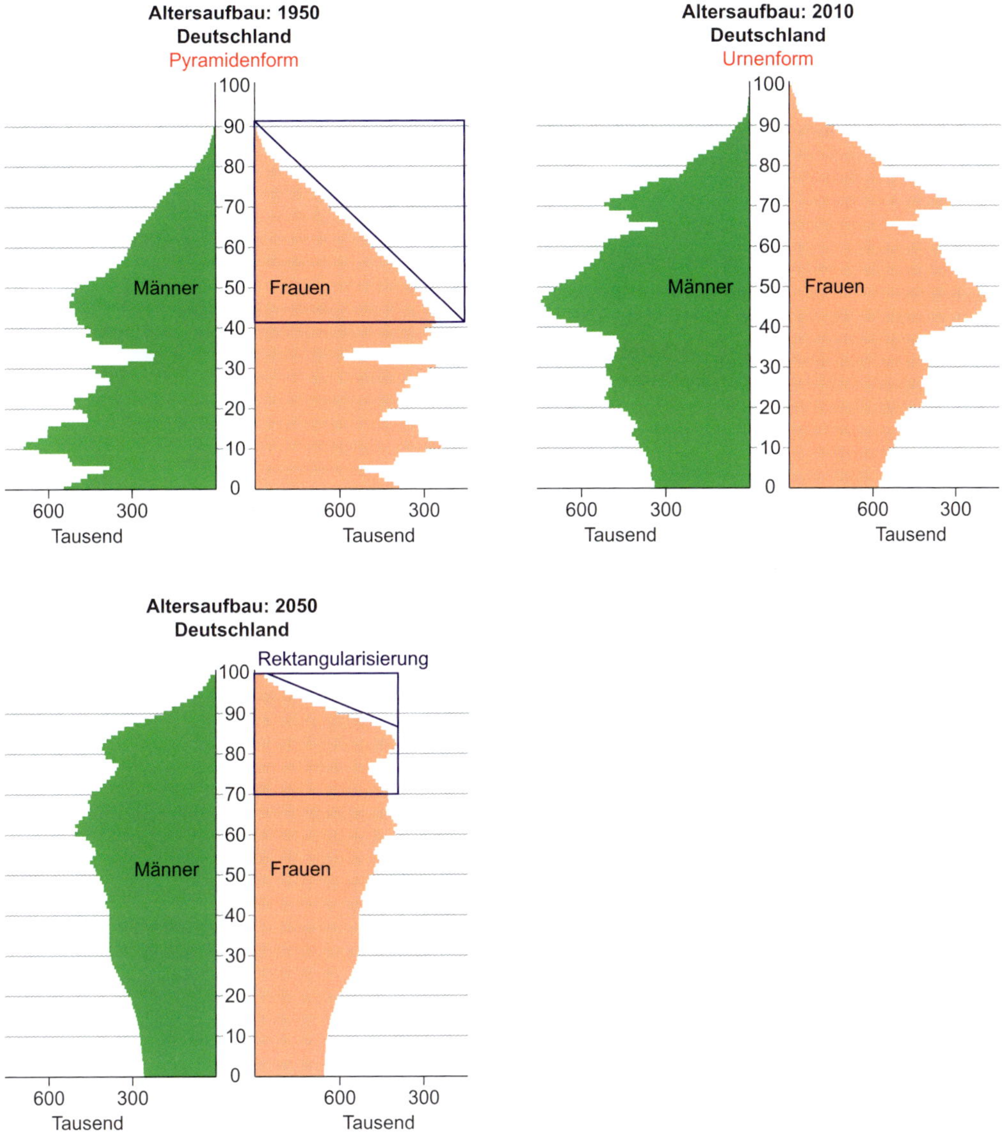

Abb. 4.2 Altersaufbau in Deutschland [L231]

rung aufgrund einer verminderten Geburtenrate durch Veränderungen der Familien- und Einwanderungspolitik zu verhindern. Das Statistische Bundesamt geht dennoch von einer Reduktion der Einwohnerzahl von ca. 80 Millionen im Jahr 2020 auf 70 Millionen im Jahr 2060 aus (▸ Abb. 4.2).

Lebenserwartung

Die Lebenserwartung ist in Deutschland in den vergangenen 100 Jahren massiv gestiegen. Im Jahr 1900 lag sie bei 46 Jahren für Männer und bei 53 Jahren für Frauen. Für 100 Jahre später geborene Männer liegt die Lebenserwartung nun bei 75 Jahren und für Frauen bei 81 Jahren. Den wichtigsten Beitrag hierzu lieferte die Verbesserung der Lebensumstände durch eine bessere Hygiene, Ernährung und Bildung. Der medizinische Fortschritt trug im Vergleich relativ wenig dazu bei. Die Lebenserwartung wächst weiter um durchschnittlich **3 Monate pro Jahr.**

Immigration

Die **Zuwanderung von Menschen aus anderen Ländern** wird als Immigration bezeichnet. Die Immigration hat die Folgen des demografischen Alterns in Deutschland teilweise kompensiert. Migranten werden durch die Veränderung vor die Herausforderung der **Akkulturation, also des Hineinwachsens in eine fremde Gesellschaft,** gestellt. Hierbei werden vier verschiedene Akkulturationsstrategien unterschieden:

- Die fremde Kultur wird **angenommen,** und
  - die eigene Kultur wird **aufgegeben:** Assimilation (Anpassung)
  - die eigene Kultur wird **beibehalten:** Integration (Einfügen)

Die fremde Kultur wird **nicht angenommen,** und die eigene Kultur

- die eigene Kultur wird **aufgegeben:** Marginalisation (Ausgrenzung)
- die eigene Kultur wird **beibehalten:** Separation (Abgrenzung)

Merke

Der Begriff **Healthy-Migrant-Effekt** beschreibt das Phänomen, dass Immigranten eine niedrige Mortalität aufweisen als die Durchschnittsbevölkerung des Landes, in das sie einwandern. Dies erscheint insbesondere dahingehend paradox, dass für Migranten eine soziökonomische Deprivation im Vergleich zur Gesamtbevölkerung nachgewiesen ist. Eine solche korreliert gewöhnlich mit einer niedrigeren Lebenserwartung – jedoch nicht bei Migranten. Die gängigste Erklärung des Healthy-Migrant-Effekts beruht auf einer positiven Selektion besonders **belastbarer und gesunder Individuen,** welche die Hürden einer Migration überwinden.

Demografische Transformation

Der geschichtliche Übergang von einer traditionellen Agrargesellschaft zur modernen Industriegesellschaft ging mit einer schrittweisen Veränderung der Sterbe- und Geburtenrate einher (► Tab. 4.1). Es werden fünf Phasen unterschieden,

Tab. 4.1 Demografische Transformation

Phase	Sterberate	Geburtenrate	Merkmale
Prätransformative Phase	**hoch**	**hoch**	Agrargesellschaft (bis ca. 1860)
Frühtransformative Phase	**sinkt**	**gleichbleibend** (hoch)	Frühindustriell (bis ca. 1900)
Umschwungphase	**gleichbleibend** (niedrig)	**sinkt**	Industrialisierung (bis ca. 1945)
Spättransformative Phase	**gleichbleibend** (niedrig)	**gleichbleibend** (niedrig)	Industrielle Gesellschaft (bis ca. 1980)
Posttransformative Phase	**gleichbleibend** (niedrig)	**gleichbleibend** (niedrig)	Postindustrielle Gesellschaft (seit ca. 1980)

in deren Verlauf beide Werte im Wechsel sinken, beginnend mit der Sterblichkeit.

Merke

- **Demografische Transformation:** der Wandel der **Bevölkerungsstruktur** im Rahmen von gesellschaftlichen Entwicklungsphasen, z. B. Geburtenrückgang
- **Epidemiologische Transition:** der Wandel der **Gesundheitsverhältnisse** ganzer Bevölkerungen im Rahmen von gesellschaftlichen Entwicklungsphasen, z. B. Rückgang von Infektionskrankheiten

4.2.2 Beschäftigung und Einkommen

Fourastié-Hypothese

Diese auch Drei-Sektoren-Hypothese genannte Theorie teilt die Wirtschaft in **drei Sektoren** ein. Durch den **technischen Fortschritt** werden die ersten beiden Sektoren immer weiter automatisiert, sodass der Personalbedarf hier zurückgeht und sich die Beschäftigung zunehmend auf die weniger technisierbare Sektoren verteilt:

- **Primärer Sektor: Landwirtschaft** (als Erster technisierter Sektor)
- **Sekundärer Sektor: industrielle Produktion** (zweiter hoch automatisierter Sektor)

- **Tertiärer Sektor: Dienstleistungen** (schwer automatisierbar, deshalb wichtigster Beschäftigungssektor in modernen Gesellschaften)

Da die Vorhersagen der in den 1930er-Jahren aufgestellten Hypothese zutreffend waren, gilt Fourastié-Hypothese inzwischen als erwiesen. Entsprechend dem hohen Beschäftigungszuwachs im Informationssektor wird dieser mitunter als vierter Sektor bezeichnet.

Gini-Koeffizient

Der nach seinem Erfinder, dem italienischen Statistiker Corrado Gini, benannte **Gini-Index** oder Gini-Koeffizient beschreibt die Ungleichverteilung von Einkommen in einer Gesellschaft. Er kann Werte von 0 (alle verdienen exakt das Gleiche) bis 1 (eine Person verdient alles) annehmen, die mitunter auch als Prozente angegeben werden. Innerhalb der Länder der OECD rangiert der **Gini-Koeffizient** zwischen 0,22 (Slowakei) und 0,62 (Südafrika), wobei Deutschland mit 0,29 einen mittleren Rang einnimmt.

4.2.3 Epidemiologie

Die **Epidemiologie** ist eine wissenschaftliche Disziplin, die sich mit dem **Vorkommen und den Ursachen und Folgen von gesundheitlichen Zuständen** beschäftigt. Da aus Untersuchungen in diesem Gebiet meist für eine größere Gruppe von Personen allgemeine Aussagen abgeleitet werden sollen und nur eine kleinere Stichprobe untersucht wird, hat die Epidemiologie große Überschneidungsbereiche mit der (Inferenz-)Statistik (▸ Kap. 3.1.2). Wesentliche Begriffe der Epidemiologie sind:

- Die **Inzidenz** gibt die Anzahl der Neuerkrankungen in einer Bevölkerungsgruppe in einem definierten Zeitraum an.
- Die **Prävalenz** bezeichnet die Anzahl der bereits an einer bestimmten Krankheit leidenden Personen in einer Bevölkerungsgruppe zu einem definierten Zeitpunkt (= Punktprävalenz) oder in einem bestimmten Zeitraum (= Periodenprävalenz). Für Krankheiten, die nicht lange andauern, ist eine Periodenprävalenz aussagekräftiger.
- Die **Letalität** gibt die Anzahl der in einem bestimmten Zeitraum verstorbenen Personen mit einer bestimmten Krankheit an.

Merke

- Die **Morbidität** beschreibt die Krankheitshäufigkeit in einer bestimmten Bevölkerungsgruppe und bildet somit einen Oberbegriff zu Inzidenz und Prävalenz.
- Die **Mortalität** bezeichnet die Todesfälle (= Sterbefälle) einer bestimmten Bevölkerungsgruppe und stellt somit einen Oberbegriff für die Letalität dar, die nur die Todesfälle der Erkrankten darstellt.

Raphael Kunisch

5 Arzt und Patient

IMPP-Hits

- Arztrolle nach Parsons (▸ Kap. 5.1.1)
- Krankheitsverhalten und Krankenrolle (▸ Kap. 5.1.2)
- Arzt-Patient-Kommunikation (inkl. Gesprächsführung und Modelle) (▸ Kap. 5.2)
- Adhärenz/Compliance (▸ Kap. 5.2.6)
- Krankheitsbewältigung und Informationsverarbeitung (▸ Kap. 5.3)
- Arbeitsbezogene Stressmodelle (▸ Kap. 5.3.11, ▸ Kap. 5.3.12)
- Kognitive Dissonanz und Motivation (▸ Kap. 5.3.2)
- Schutzfaktoren/Ressourcen (▸ Kap. 5.3.4)
- Modelle des Gesundheitsverhaltens (▸ Kap. 5.3.8)

5.1 Arzt- und Krankenrolle

5.1.1 Arztrolle nach Parsons

Die Rolle des Arztes ist aufgrund seiner zentralen gesellschaftlichen Bedeutung weit über das übliche Maß einer beruflichen Rolle hinaus definiert. Der amerikanische Soziologe Talcott Parsons hat vier zentrale Erwartungen an die Arztrolle definiert.

1. **Funktionale Spezifität:** Der Arzt soll **Expertise in seinem persönlichen Fachgebiet** der Medizin aufweisen. Er soll nicht außerhalb seines Fähigkeitsbereichs tätig werden und sich stets auf dem neusten Stand der Wissenschaft halten.
2. **Universalismus:** Der Arzt soll grundsätzlich **alle Menschen gleichbehandeln,** unabhängig von deren Religion, Geschlecht, Ethnie, sozialer Zugehörigkeit oder sonstigen Eigenschaften.
3. **Affektive Neutralität:** Der Arzt darf sich in seinem **Verhalten nicht beeinflussen lassen** von seinen Gefühlen für den Patienten. Dies bedeutet nicht, dass der Arzt keine Gefühle zeigen darf.
4. **Kollektivitätsorientierung:** Der Arzt soll den **Nutzen der gesamten Gesellschaft** zum Ziel haben und nicht seinen eigenen Vorteil.

Ärztliche Ethik

Die medizinische und ärztliche Ethik ist eine komplexe und große Disziplin. Einige ausgewählte Aspekte werden im Folgenden knapp erläutert:

- **Verantwortungsethik:** Der Begriff geht auf den deutschen Soziologen Max Weber zurück. Als Verantwortungsethik definierte er eine Ethik, die sich nach den Ergebnissen einer Handlung richtet.
- Hiervon grenzte Weber die **Gesinnungsethik** ab, bei der es auf die Absicht und nicht auf das Ergebnis ankommt. Da Ärzte bei allen Behandlungen stets deren Ergebnis bedenken müssen, ist die Verantwortungsethik für sie entscheidend.
- **Utilitarismus:** Der englische Philosoph Thomas Hobbes gilt als Begründer des modernen Utilitarismus. Der ethische Utilitarismus geht davon aus, dass diejenige Handlung richtig ist, die der größten Zahl von Menschen den größten Nutzen bringt. Kritisiert wird am Utilitarismus, dass er das Individuum und Minderheiten vernachlässigt und zur Zweckerreichung grundsätzlich jedes Mittel zulässt. So ist nach utilitaristischer Auffassung z. B. therapeutisches Klonen bedenkenlos möglich, wenn hierdurch verbesserte Heilungschancen von Krankheiten entstehen.

Merke

- **Verantwortungsethik:** Das Ergebnis zählt.
- **Gesinnungsethik:** Die Absicht zählt.
- **Utilitarismus:** Der Zweck heiligt die Mittel.

Rollenkonflikte

Im Laufe seines Lebens nimmt jeder Mensch unterschiedliche Rollen ein, die durch die gesellschaftliche und die eigene Erwartung geprägt sind, z. B. Tochter, Schwester, Schülerin, Ehefrau, Anwältin, Mutter, Großmutter, Rentnerin, Witwe. Jeder Mensch nimmt dabei auch immer mehrere Rollen zur gleichen Zeit ein. Durch Interessenkonflikte und unterschiedliche Rollenerwartungen kann es zu Konflikten kommen (► Abb. 5.1).

Wichtig ist die Unterscheidung zwischen Intra- und Interrollenkonflikten:

- **Interrollenkonflikte** sind Konflikte, die durch unterschiedliche Rollen, die ein Individuum zur

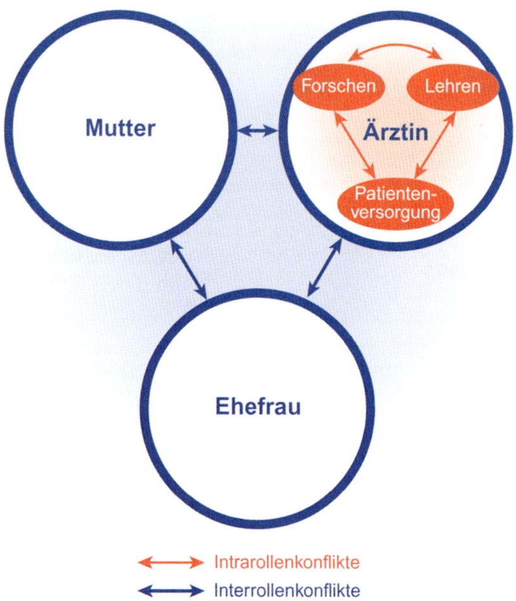

Abb. 5.1 Rollenkonflikte [L231]

gleichen Zeit innehat, entstehen. So würde es die Arztrolle eines Menschen verlangen, in der Praxis zu bleiben, bis alle Patienten versorgt sind; seine Rolle als Vater würde es hingegen erfordern, seinen Sohn vom Kindergarten abzuholen.

- **Intrarollenkonflikte** entstehen durch unterschiedliche Anforderungen an eine Person innerhalb der gleichen Rolle. So soll ein niedergelassener Arzt einerseits den Patienten optimal behandeln, muss andererseits jedoch gleichzeitig sein wirtschaftliches Überleben sichern. So kann bei der Entscheidung, eine Blutentnahme sofort durchzuführen oder den Patienten im neuen Quartal hierfür erneut einzubestellen, ein Intrarollenkonflikt bestehen.

Merke

- **Interrollenkonflikte:** Konflikte **zwischen** mehreren unterschiedlichen Rollen (Internet: zwischen mehreren Computern aus aller Welt)
- **Intrarollenkonflikte:** Konflikte **innerhalb** einer Rolle (Intranet: innerhalb eines Firmennetzwerks)

5.1.2 Krankenrolle nach Parsons

Talcott Parsons hat auch die Patientenrolle untersucht und diesbezüglich zwei Rechte und zwei Pflichten des Kranken postuliert.

1. **Entlastung von sozialen Rollenverpflichtungen:** Der Kranke wird von Pflichten wie z. B. der Arbeit durch die ärztliche Diagnosestellung befreit.
2. **Entlastung von der Verantwortung für die Krankheit:** Der Kranke wird für seine Erkrankung nicht verantwortlich gemacht.
3. **Pflicht, zur Genesung beizutragen:** Der Kranke muss sich bemühen, schnell wieder gesund zu werden.
4. **Pflicht zur Compliance:** Der Kranke muss fachkundige Hilfe in Anspruch nehmen und ärztliche Anweisungen befolgen.

5.1.3 Simulation, Aggravation und Dissimulation

Da die ärztliche Diagnose dem Patienten Vor- oder Nachteile bringen kann, ist es möglich, dass dieser seinen gesundheitlichen Zustand unaufrichtig darstellt. Dies kann bewusst oder unbewusst erfolgen. Folgende Begriffe sollten bekannt sein:

- **Simulation:** Der Patient täuscht seine Beschwerden vor.
- **Aggravation:** Der Patient übertreibt seine Beschwerden.
- **Dissimulation:** Der Patient spielt seine Beschwerden herunter.

Merke

Die häufigste Motivation für Simulation und Aggravation ist der **sekundäre Krankheitsgewinn.** Dieser bezeichnet die konkreten Vorteile, die sich für den Patienten aus der Krankheit ergeben. Typische Beispiele sind Berentung, Krankschreibung und Aufmerksamkeit.

5.1.4 Asymmetrie der Arzt-Patient-Beziehung

Die Arzt-Patient-Beziehung wird als asymmetrisch bezeichnet, da der Arzt sich in einer starken Machtposition gegenüber dem Patienten befindet. Diese kommt durch folgende Faktoren zustande.

- **Expertenmacht:** Der Arzt als „Gesundheitsexperte" hat mehr Informationen und ein tiefer gehendes Verständnis von Gesundheit und Krankheit als der betroffene Patient.
- **Definitionsmacht:** Dem Arzt kommt die gesellschaftlich und rechtlich legitimierte Funktion der Definition von „Krankheit" zu.
- **Steuerungsmacht:** Der Arzt entscheidet über den Beginn und den Verlauf der Behandlung vom Wartezimmer bis zum Therapieende. Dies beinhaltet auch mögliche Bevorzugungen wie z. B. das Vorziehen eines Patienten oder die Krankschreibung.

Auch der **soziale Status** kann Asymmetrie verstärken, da der Arzt durch seine hohe Ausbildung, sein hohes Einkommen und seine hohe gesellschaftliche Stellung meist auch einen hohen sozialen Status innehat, während Patienten allen sozialen Schichten entstammen können. Die Asymmetrie wird zudem in der **stationären Versorgung** verstärkt, da die Patienten sich durchgehend in einer ihnen fremden Situation befinden, die dem Arzt hingegen vertraut ist.

Patienten haben durch die freie Arztwahl in Deutschland die Möglichkeit, die Asymmetrie zu reduzieren, indem sie selbst entscheiden, bei wem sie sich in Behandlung begeben. Auch partizipative Entscheidungsfindung (Shared Decision-Making) kann durch aktive Einbeziehung der Patienten Asymmetrie reduzieren, sie jedoch nicht eliminieren. Je direktiver der Arzt im Kontakt auftritt, umso stärker wirkt sich die Asymmetrie auf die Beziehung aus.

5.2 Kommunikation und Interaktion

5.2.1 Vier-Seiten-Modell nach Schulz von Thun

Der deutsche Psychologe und Kommunikationswissenschaftler Friedemann Schulz von Thun hat das Vier-Seiten-Modell der Kommunikation (auch: Vier-Ohren-Modell oder Kommunikationsquadrat) aufgestellt (▸ Abb. 5.2). Demnach hat **jede Nachricht vier Aspekte.** Aus der unterschiedlichen Deutung des Nachrichteninhalts durch den Sender und den Empfänger der Nachricht können Missverständnisse entstehen. Das Kommunikationsproblem wird hierbei umso größer, je mehr Aspekte der Nachricht unterschiedlich interpretiert werden.
Im ärztlichen Alltag kann und muss nicht jede Kommunikation immer auf alle Aspekte hin analysiert werden. Bei Patienten, mit denen die Kommunikation jedoch scheinbar grundlos schwerfällt, empfiehlt es sich, prägnante Sätze auf die unterschiedlichen Aspekte hin zu reflektieren, um den Kern des Problems zu identifizieren.

- Die **Sachebene** beinhaltet die **Fakten** des Gesagten.
- Die **Selbstoffenbarung** trifft eine **Aussage über den Sender.**
- Die **Beziehungsebene** kommuniziert, wie **Sender und Empfänger zueinander stehen.**
- Die **Appellebene** transportiert, was der **Sender vom Empfänger will.**

5.2.2 Kommunikationsformen

Um Kommunikation gut zu beherrschen, ist es wichtig, sich bewusst zu sein, dass diese mehr als den Wortlaut des Gesagten umfasst. Einen Überblick über die Unterscheidungsmerkmale von Kommunikationsformen gibt ▸ Tab. 5.1.

5.2.3 Ärztliche Kommunikation

Anamnese

Der Begriff Anamnese stammt aus dem Altgriechischen und bedeutet Erinnerung. Heutzutage bezeichnet Anamnese das ärztliche Diagnosegespräch. Neben dem Zweck, Informationen zu sammeln, hat das Anamnesegespräch auch die Aufgabe, eine positive Arzt-Patient-Beziehung aufzubauen. Da das Anamnesegespräch meist den ersten intensiven Kontakt zwischen Arzt und Patient darstellt und für den Patienten zudem der Teil mit der stärksten aktiven Beteiligung ist, nimmt es eine zentrale Stellung in der Arzt-Patient-Kommunikation ein. Das Anamnesegespräch kann in verschiedene Abschnitte untergliedert werden (▸ Tab. 5.2).

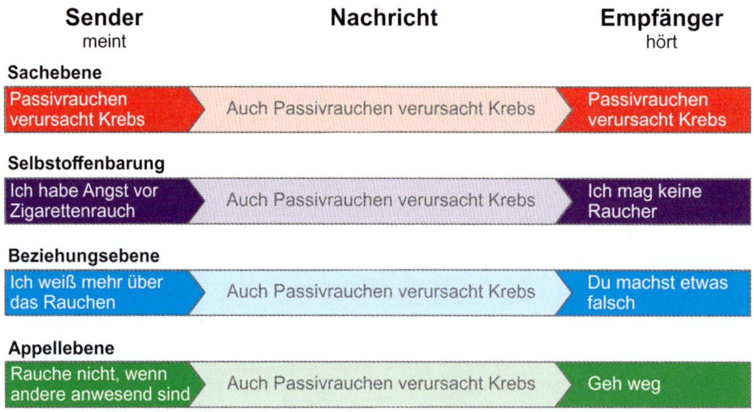

Abb. 5.2 Vier-Seiten-Modell: vier Ebenen einer Botschaft nach Schulz von Thun [L231]

Tab. 5.1 Kommunikationsformen

Kommunikationsform	Merkmale
Verbal	Informationsaustausch durch **Worte,** also sprachliche oder schriftliche Kommunikation
Paraverbal	Beschreibt die Aspekte der Kommunikation, die bei der **Übermittlung des Wortlauts** mitschwingen, z. B. Tonhöhe, Lautstärke und Pausen
Nonverbal	Kommunikation, die **ohne Worte** erfolgt; umfasst Körpersprache mit Mimik, Gestik und Blickkontakt, aber auch vegetative Zeichen wie Erröten, Zittern oder Schwitzen
Metakommunikation	**Kommunikation über Kommunikation,** also wenn die Kommunikation selbst und nicht ein anderer Sachinhalt das Thema des Gesagten ist. Beispiel: „Ihr Tonfall gefällt mir nicht!"
Persönlich	Direkt, **von Mensch zu Mensch**
Medial	Bedient sich eines **Zwischenmediums,** z. B. Brief, Telefonat, E-Mail, SMS oder Zeitung
Direkt	Versucht, ihren Inhalt möglichst **klar und deutlich** zu vermitteln
Indirekt	Hat eine **versteckte Bedeutung** und nutzt Andeutungen
Direktiv	Kommunikationspartner wird durch das Gesagte gelenkt; Nutzer **„gibt den Ton an";** häufiges Mittel: geschlossene Fragen
Nondirektiv	Die Lenkung des Gesprächs wird weitgehend dem Gesprächspartner überlassen; **wenig Einflussnahme durch den Arzt;** typisches Element: offene Fragen

Tab. 5.2 Anamnesegespräch

Abschnitt	Inhalt
Aktuelle Anamnese	Grund des Arztbesuchs mit Leitsymptom
Krankengeschichte	Vorerkrankungen (aktive und abgeschlossene), ggf. Zusammenhang mit Leitsymptom; subjektive Krankheitstheorie (weshalb glaubt der Patient, erkrankt zu sein)
Medikamentenanamnese, Drogen und Allergien	Medikation des Patienten mit Häufigkeit, Dosis und ggf. Nebenwirkungen; Alkohol-, Zigaretten- und sonstiger Drogenkonsum; vorbekannte Allergien mit ihren Symptomen
Sozialanamnese	Beruf und Arbeit des Patienten, Wohnsituation, Familienanamnese mit Partnerschaft und Familienverhältnissen; Freizeitaktivitäten

Fragetechnik

Um einerseits möglichst viele Informationen zu erhalten und andererseits dem Patienten die Möglichkeit zu geben, frei zu sprechen, empfiehlt es sich, das Anamnesegespräch mit einer offenen Frage zu beginnen, z. B.: „Was führt Sie zu mir?" Im weiteren Verlauf kann das Gespräch dann zunehmend durch direktive Gesprächsführung strukturiert werden. Hierzu sind konkrete oder geschlossene Fragen hilfreich, z. B.: „Mussten Sie erbrechen?"

- **Offene Frage:** kann auf viele verschiedene Arten beantwortet werden, z. B.: „Warum?"
- **Geschlossene Frage:** beschränkte Antwortmöglichkeiten, z. B.: „Welcher Zeh tut Ihnen weh?"
- **Katalogfrage:** geschlossene Frage, die mehrere Antwortmöglichkeiten vorgibt, z. B.: „Ist der Schmerz stechend, dumpf oder elektrisierend?"
- **Alternativfrage:** geschlossene Frage mit zwei vorgegebenen Antwortmöglichkeiten, z. B.: „Ist es ein Junge oder ein Mädchen?"
- **Dichotome Frage:** geschlossene Frage, die nur mit „Ja/Nein" beantwortet werden kann, z. B.: „Haben Sie erbrochen?"

- **Suggestivfrage:** drängt eine Aussage durch Suggestion auf, z. B.: „Vor den Kopfschmerzen haben Sie immer Sehstörungen, nicht wahr?"

Aktives Zuhören

Eine wichtige kommunikative Fähigkeit des Arztes ist das aktive Zuhören. Hierbei soll der Arzt durch **gesprächserleichternde Äußerungen** dem Patienten helfen, sich zu öffnen, z. B. mit **offenen Fragen** wie: „Was bedrückt Sie?" Auch **nonverbale Signale der Aufmerksamkeit** wie Blickkontakt oder Nicken während des Zuhörens zeigen dem Patienten, dass der Arzt aktiv zuhört. Durch regelmäßiges **Paraphrasieren des Gesagten,** also durch sinngemäßes Wiederholen des Gesagten, insbesondere **emotionaler Aussagen,** zeigt der Arzt **Empathie,** also die Fähigkeit, sich in den Patienten hineinzuversetzen und dessen Gefühle nachzuempfinden. Beispiel: „Ich höre, Sie verspüren große Angst vor den Nebenwirkungen?" Durch dieses **umschreibende Nachfragen** kann der Arzt auch sicherstellen, dass er den Patienten richtig verstanden hat. Beispiel: „Wenn ich Sie richtig verstehe, haben Sie Zweifel, ob die Behandlung Ihnen helfen wird?"

Überbringen schlechter Nachrichten

Das Überbringen schlechter Nachrichten, auch **„breaking bad news"** genannt, ist eine typische ärztliche Aufgabe, die eine große Herausforderung an die kommunikativen Fähigkeiten des Überbringers darstellt. Um Ärzten eine Hilfestellung bei dieser anspruchsvollen Tätigkeit zu geben, hat der amerikanische Psychiater Walter Bailer das **SPIKES-Schema** entwickelt, das als Leitfaden zur Überbringung schlechter Nachrichten dienen soll:

- Setting-up: Schaffung einer **geschützten Umgebung ohne Störungen.**
- Perception: Erfragen des gegenwärtigen **Informationsstandes** und der Sichtweise des Patienten.
- Invitation: Erfragen, bis zu welchem Detailgrad das **Informationsbedürfnis** des Patienten zu seiner Diagnose reicht.
- Knowledge: Mitteilung der **Informationen,** langsam und mit vielen Pausen in einer dem Patienten verständlichen Sprache ohne vage Umschreibungen; der Patient sollte dabei ermutigt werden, **Rückfragen** zu stellen und das von ihm **Verstandene zusammenzufassen.**
- Emotions: Ermutigung des Patienten, seine **Gefühle zu äußern,** und Verbalisieren der wahrgenommenen Patientenemotionen.
- Strategy: Fragen, ob der Patient nun das weitere **Vorgehen besprechen** möchte oder ob hierfür ein **anderer Termin** vereinbart werden soll. Im Rahmen des realistisch Möglichen sollte dem Patienten **Hoffnung vermittelt** werden.

5.2.4 Ausweichende Gesprächsstrategien

Untersuchungen zu ärztlichen Visiten des Schweizer Medizinsoziologen Johannes Siegrist haben **fünf ausweichende Gesprächsstrategien** identifiziert, die Ärzte häufig nutzen, um sich der Situation zu entziehen, wenn Patienten nachfragen und Informationen wünschen. Diese Ausweichstrategien werden auch als **asymmetrische Verbalhandlungen** bezeichnet, da die Asymmetrie der Arzt-Patient-Beziehung diese ungerechten Kommunikationsstrategien ermöglicht. Im Folgenden sind die Strategien nach absteigender Anwendungshäufigkeit aufgelistet:

- **Mitteilung funktionaler Unsicherheit:** Der Arzt gibt an, die nötigen **Informationen nicht zu besitzen,** was nicht der Wahrheit entspricht.
  Beispiel – Patient: „Ist der Tumor bösartig?", Arzt: „Da müssen Sie den Pathologen fragen, der weiß es am besten!"
- **Adressatenwechsel:** Ohne dem Patienten zu antworten, wendet sich der Arzt an **einen Dritten.**
  Beispiel – Patient: „Was passiert, wenn die Wunde nicht heilt?" Arzt zur Pflege: „Die Wunde muss dringend besser versorgt werden!"
- **Themenwechsel:** Der Arzt geht nicht auf die Aussage des Patienten ein, sondern **wechselt das Thema.**
  Beispiel – Patient: „Kann es sein, dass meine Atemnot von dem Medikament stammt?" Arzt: „Allergien haben Sie verneint!"
- **Beziehungskommentar:** Anstatt auf die Aussage des Patienten auf der Sachebene einzugehen, äußert sich der Arzt selektiv **zur Beziehungsebene.**
  Beispiel – Patient: „Jetzt ist wieder eine Woche ohne Fortschritte vergangen, warum?" Arzt: „Anschuldigungen helfen uns auch nicht!"
- **Übergehen von Fragen:** Die Frage des Patienten wird einfach ignoriert. Dies wird auch als **Negation** bezeichnet.
  Beispiel – Patient: „Werde ich heute noch operiert?" Arzt verlässt (kommentarlos) den Raum.

5.2.5 Modelle der Arzt-Patient-Beziehung

Zur Beziehung zwischen Arzt und Patient existieren **drei typische Modelle,** die sich in zentralen Eigenschaften unterscheiden.

Paternalistisches Modell

Der Begriff paternalistisch leitet sich von lat. „pater" (= Vater) ab und bezeichnet ein **stark autoritäres** Arzt-Patient-Verhältnis. Hierbei **trifft der Arzt alle Entscheidungen** zum mutmaßlichen Wohl des Patienten.

Diesem Modell liegt die Überzeugung zugrunde, dass der Arzt als medizinischer Experte besser beurteilen kann, was für den Patienten gut ist, als dieser selbst. Das paternalistische Modell gilt heutzutage als weitgehend überholt, da es die Patientenautonomie missachtet. In Ausnahmesituationen wie Notfällen oder bei Patienten mit Fremd- oder Eigengefährdung findet es jedoch auch weiterhin Anwendung.

Konsumentenmodell

Das Konsumentenmodell kann als Gegenentwurf zum paternalistischen Modell gesehen werden. Hier fungiert der Arzt lediglich als Dienstleister für den Patienten. Neben Diagnostik und Therapie hat er die Aufgabe, den Patienten mit allen notwendigen **Informationen in verständlicher Weise zu versorgen.** Ausschließlich der **Patient trifft Entscheidungen.** Deswegen wird diese Form der Arzt-Patient-Beziehung auch als **informatives Modell** bezeichnet.

Kritisiert wird an diesem Modell, dass die emotionale Komponente der Arzt-Patient-Beziehung keinen Raum hat und viele Patienten gerade bei schweren Erkrankungen mit der alleinigen Entscheidungsfindung überfordert sind.

Partnerschaftliches Modell

Das partnerschaftliche Modell stellt einen Mittelweg zwischen dem paternalistischen und dem Konsumentenmodell dar. Kern des partnerschaftlichen Modells ist der Prozess der **partizipativen Entscheidungsfindung,** auch **Shared Decision-Making** genannt. Hierbei erklärt der Arzt dem Patienten zunächst die Ausgangslage. Dann werden dem Patienten alle möglichen Behandlungsoptionen mit ihren Vor- und Nachteilen erläutert. Diesen Vorgang bezeichnet man als **Empowerment:** Der Patient wird in die Lage versetzt, eine fundierte Entscheidung zu treffen. Der Arzt kann auch eine eigene Behandlungsempfehlung abgeben und versuchen, den Patienten von den Vorteilen seines Konzepts zu überzeugen, wobei die Entscheidung letztendlich vom Patienten getroffen wird. Im Idealfall sollten sich Arzt und Patient am Ende der partizipativen Entscheidungsfindung auf einen gemeinsamen Behandlungsplan einigen. Manche Patienten bevorzugen es, die Entscheidung weitgehend an den Arzt zu delegieren. Auch dieses Vorgehen ist als Ausdruck einer autonomen Patientenentscheidung zu respektieren.

Das partnerschaftliche Modell wird **gegenwärtig favorisiert.**

> **Klinik**
>
> **Patientenschulungen**
>
> **Patientenschulungen** sind eine Maßnahme des Empowerments, die hauptsächlich bei **chronisch kranken Patienten** eingesetzt wird. Durch Schulung sollen die Patienten zu Experten für ihre Krankheit werden. Hierzu werden sowohl theoretische Kenntnisse in **strukturierten Vorträgen** als auch anwendbare Fertigkeiten durch **praktisches Üben** vermittelt. **Lernzielkontrollen** überprüfen den Erfolg der Schulung. Insgesamt soll den Patienten ein selbstständiger Umgang mit ihrer Erkrankung ermöglicht werden, was als **Selbstmanagement** bezeichnet wird. Durch Wissensvermittlung und **Gruppendiskussionen** sollen sich die Patienten eine eigene Meinung bilden und so in die Lage versetzt werden, fundierte Entscheidungen bezüglich ihrer Krankheit eigenständig zu treffen.

5.2.6 Kooperation von Arzt und Patient

Die Zusammenarbeit zwischen Arzt und Patient ist ein wichtiger Erfolgsfaktor bei der Behandlung. Die beste Blutzuckereinstellung ist nutzlos, wenn der Patient das Schema nicht befolgt, und auch eine ausführliche Diagnostik war zwecklos, wenn der Patient zur Diagnosebesprechung nicht mehr kommt. Im Folgenden werden knapp die wichtigsten Begriffe und Fakten vermittelt.

Adhärenz

Mit **Adhärenz** ist die konstruktive **Mitarbeit des Patienten** bei der Behandlung gemeint. Dies beinhaltet insbesondere die **Bereitschaft, Thera-**

pien und ärztliche Empfehlungen zu befolgen. Studien haben gezeigt, dass nur etwa die Hälfte der Patienten die Medikamente verordnungsgemäß einnimmt. Das heißt, die Adhärenz der Medikamenteneinnahme beträgt ungefähr 50 %. Der frühere Begriff Compliance wurde aufgrund seines paternalistischen Charakters aufgegeben.

Einflussfaktoren

Verschiedene Faktoren wirken sich auf die Mitarbeit von Patienten aus. Die Kenntnis dieser Faktoren hilft dem Arzt, die Behandlungsbereitschaft seiner Patienten zu erhöhen und diejenigen Patienten zu identifizieren, bei denen die Adhärenz besonders gefährdet ist.

- **Hinderlich** für die Adhärenz sind:
  - Erkrankungen mit niedriger Symptombelastung
  - Starke Angst vor Nebenwirkungen
  - Komplexe Behandlungs- oder Medikamentenpläne
  - Mangelnde Information durch den Arzt
  - Chronische Erkrankungen
- **Keinen Einfluss** auf die Adhärenz haben:
  - Intelligenz und Bildung des Patienten
  - Geschlecht des Patienten
  - Religion des Patienten
- **Förderlich** für die Adhärenz sind:
  - Gute Arzt-Patient-Beziehung
  - Starkes Krankheitsgefühl des Patienten
  - Überzeugung von der Behandlungsmaßnahme
  - Einfache Anweisungen
  - Schriftliche Medikamenten- und Behandlungspläne
- Aufklärung über **Vor- und Nachteile der Behandlung**

Non-Adhärenz

Generell bedeutet Non-Adhärenz (früher als **Non-Compliance** bezeichnet) das Gegenteil von Adhärenz: Patienten zeigen eine **mangelnde Mitarbeit.** Während Non-Adhärenz gewöhnlich als schlecht angesehen wird, existiert auch der positiv besetzte Begriff der intelligenten Non-Adhärenz: Der Patient hält sich aus gutem Grund nicht an die ärztlichen Anweisungen, z. B. setzt er ein verordnetes Medikament ab, weil eine allergische Reaktion aufgetreten ist. **Intelligente Non-Adhärenz** liegt also bei einer **vernünftigen Missachtung ärztlicher Anweisungen** vor.

Reaktanz

Bei Menschen entsteht Widerstand, wenn sie zu etwas gedrängt werden, das nicht ihren Bedürfnissen entspricht. Dieser **innere Widerstand** wird als **Reaktanz** bezeichnet. Reaktanz führt häufig dazu, dass aus Trotz das genau gegenteilige Verhalten gezeigt wird. Je mehr sich ein Mensch in seiner Freiheit eingeschränkt und bevormundet fühlt, desto größer wird die Reaktanz; dies ist mit ein Grund, weshalb ein paternalistisches Beziehungsmodell oft Non-Compliance fördert.

Merke

- **Reaktanz** = **innerer Widerstand** gegen äußeren Druck
- **Reaktionsbildung** = psychodynamischer Abwehrmechanismus mit **Überkompensation** ins gegenteilige Verhalten

Klinik

Das Konzept der **Balintarbeit,** die in sogenannten **Balintgruppen** erfolgt, geht auf den ungarischen Arzt und Psychoanalytiker Michael Balint zurück, der diese in den 1950er-Jahren in London entwickelte. Balints Methode fußt auf der Überzeugung, dass der Arzt und seine Beziehung zum Patienten in der Behandlung selbst als Heilmittel fungiert. In Balintgruppen stellen Ärzte sich gegenseitig als schwierig oder belastend empfundene Patienten vor. Durch die Schilderung der Interaktion und insbesondere der dabei empfundenen Gefühle sollen **Übertragungsphänomene** aufgedeckt und neue Erkenntnisse ermöglicht werden. Balintarbeit ist obligater Bestandteil mehrerer ärztlicher Weiterbildungen.

5.3 Modelle gesundheitsrelevanten Verhaltens

5.3.1 Repression und Sensitization

Nimmt eine Person eine Bedrohung wahr, bestehen grundsätzlich zwei Möglichkeiten, wie sie mit dieser Situation umgehen kann: Entweder sie wendet sich der Bedrohung zu und versucht, diese aktiv zu bekämpfen, oder sie wendet sich ab und versucht, die Bedrohung zu ignorieren. Patienten können nach ihrer Präferenz demnach in zwei unterschiedliche Kategorien eingeteilt werden, die unterschiedliche Bedürfnisse hinsichtlich ihrer Krankheitsbewältigung aufweisen.

Repressor

Als Repressoren bezeichnet man Erkrankte, die von ihrer **Krankheit wenig wissen** möchten. Der Arzt sollte diese Bewältigungsform akzeptieren und den Patienten so wenig wie möglich mit den unangenehmen Informationen konfrontieren. Bei der Präsentation von Behandlungsmöglichkeiten sollten besonders die **positiven Aspekte betont** werden, da Repressoren **angstauslösende Reize verdrängen.**

Sensitizer

Sensitizer sind Patienten, die sich **intensiv mit ihrer Erkrankung auseinandersetzen.** Sie möchten möglichst viel über die Krankheit und Möglichkeiten zu ihrer Bewältigung erfahren. Sensitizer sollte der Arzt möglichst **detailliert informieren** und ihnen ggf. auch **Lektüre** zur Verfügung stellen. Sensitizer sind sehr **ängstlich** und betrachten ihre Symptome meist aufmerksam. Ärzte sollten für die vielen Fragen von Sensitizern Verständnis aufbringen und diese als Teil der Krankheitsverarbeitung akzeptieren.

Merke

- **Sensitizer** = Person, die sich einer Bedrohung, z. B. einer **Erkrankung, aktiv zuwendet**
- **Sensation Seeking** = Persönlichkeitsmerkmal von Menschen, die **ständig Abwechslung und Spannung** suchen

5.3.2 Kognitive Dissonanzen

Die Theorie der kognitiven Dissonanzen (▸ Abb. 5.3) des amerikanischen Psychologen Leon Festinger besagt, dass Menschen danach streben, ihre Kognitionen wie z. B. ihre **Absichten und Überzeugungen in Einklang** zu bringen. Entsteht hier ein **Widerspruch,** auch **kognitive Dissonanz** genannt, muss das Individuum entweder sein Verhalten oder seine Einstellung ändern, um diesen Widerspruch aufzulösen. Festingers Untersuchungen haben gezeigt, dass Menschen in solchen Situationen eher **ihre Einstellung als ihr Verhalten ändern,** um kognitive Dissonanzen abzubauen. Beispiel: Auf die Aussage, dass Rauchen ungesund ist, erwidert der Patient: „Ich möchte gar nicht alt werden!"

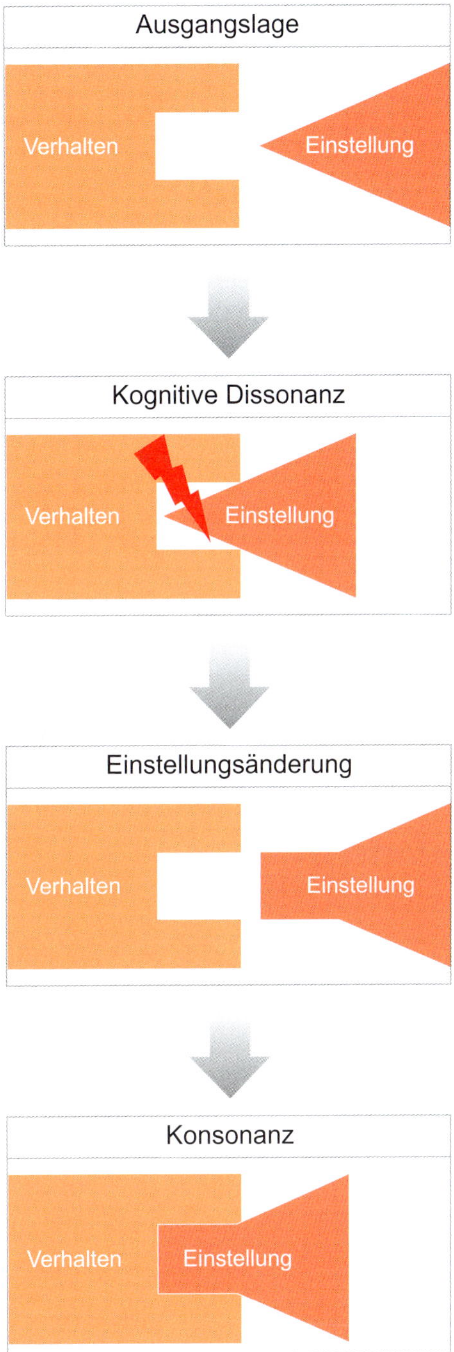

Abb. 5.3 Kognitive-Dissonanz-Theorie [L231]

5.3.3 Selbstwirksamkeitserwartung

Das Modell der Selbstwirksamkeitserwartung, auch als sozial-kognitives Prozessmodell des Gesundheitsverhaltens bezeichnet, wurde von dem kanadischen Psychologen Albert Bandura entwickelt. Zentrale Aussage des Modells: Die Selbstwirksamkeitserwartung (= die Überzeugung, ein bestimmtes Ziel erreichen zu können) stellt eine der wichtigsten Einflussgrößen für den Erfolg dar. **Je überzeugter** jemand davon ist, etwas erreichen zu können, **desto erfolgreicher** wird er sein. Beispiel: Je sicherer ein Student sich ist, dass er beim Physikum gut abschneidet, desto besser wird er die Prüfung tatsächlich meistern.

5.3.4 Dispositioneller Optimismus

Das Modell des dispositionellen Optimismus der amerikanischen Psychologen Charles S. Carver und Michael F. Scheier besagt, dass Optimismus eine charakterliche Disposition, also eine stabile Persönlichkeitseigenschaft, darstellt. Menschen mit dieser Eigenschaft erwarten demnach grundsätzlich einen guten Ausgang und sind erfolgreicher in der Umsetzung ihrer Ziele. Dispositioneller Optimismus gilt auch als psychischer Protektivfaktor.

Merke

Als **Protektivfaktoren** werden Faktoren bezeichnet, die ein Individuum **vor Erkrankung schützen.** Dazu zählen:
- Dispositioneller Optimismus
- Selbstwirksamkeit
- Soziale Integration
- Soziale Unterstützung
- Soziale Kohäsion (gesellschaftlicher Zusammenhalt)
- Soziales Kapital (Vertrauen in die Gesellschaft)

5.3.5 Health-Belief-Modell

Das Health-Belief-Modell wurde in den 1950er-Jahren von den amerikanischen Psychologen Godfrey M. Hochbaum und Irwin M. Rosenstock entwickelt. Es nennt vier Faktoren, die das Gesundheitsverhalten eines Individuums beeinflussen. Entscheidend ist hierbei immer die subjektiv wahrgenommene Einschätzung, nicht die objektiven Fakten.

Merke

Das **Health-Belief-Modell** postuliert vier Faktoren, die man sich anhand des Akronyms **BAHN** merken kann:
- **B**edrohlichkeit = die empfundene **Schwere der Erkrankung**
- **A**nfälligkeit = die Einstufung des **persönlichen Risikos,** tatsächlich zu erkranken
- **H**indernisse = die **Barrieren,** die dem Verhalten entgegenstehen, z. B. Kosten
- **N**utzen = die Einschätzung der **Wirksamkeit** des Verhaltens

5.3.6 Stadien des Hilfesuchens

Kranke durchlaufen in der Regel drei typische Phasen, um zum Patienten zu werden.

Symptomwahrnehmung

Die Person stellt Krankheitssymptome an sich fest. Sie kann diese ignorieren, selbst behandeln oder zur nächsten Phase übergehen. Die ätiologische Erkenntnis zu diesem Zeitpunkt entspricht der **subjektiven Krankheitstheorie,** also der persönlichen Überzeugung des Erkrankten über die Ursachen seiner Erkrankung.

Laiensystem

Als Laiensystem werden **Familienmitglieder und Bekannte** bezeichnet, die um Rat ersucht werden, jedoch medizinische Laien sind. Sie können Ratschläge zur Behandlung geben, an einen anderen Laien verweisen oder das Aufsuchen eines Arztes empfehlen. Diese Empfehlung zur weiteren Konsultation wird als **Laienzuweisung** bezeichnet. Die ätiologische Erkenntnis entspricht nun der **Laienätiologie,** also den Überzeugungen von medizinischen Laien zur Krankheitsentstehung.
Eine wichtige Rolle innerhalb des Laiensystems spielen sogenannte **Multiplikatoren.** Dieser Begriff bezeichnet Personen oder Institutionen, die viele andere Personen informieren, beraten und beeinflussen, indem sie Informationen aufgrund ihrer gesellschaftlichen Stellung niederschwellig verbreiten können.

Gesundheitssystem

Der Kranke nimmt nun Kontakt mit dem Gesundheitssystem auf und wird damit zum Patienten. In der Regel geschieht dies durch eine Vorstellung beim Arzt. Da der Kranke zuvor womöglich schon

diverse Behandlungen und Laienkonsultationen erfahren hat, lohnt es sich, danach zu fragen. Auch die subjektive Krankheitstheorie des Patienten sollte erfragt und ggf. vorsichtig korrigiert oder ergänzt werden.
Da ein Großteil der Krankheitssymptome remittiert, bevor der Kranke die dritte Phase erreicht, wird der **überwiegende Teil der Erkrankungen im Laiensystem diagnostiziert** und therapiert. Die wichtigsten Faktoren zur Inanspruchnahme ärztlicher Leistung in Deutschland stellen die Laienzuweisung und der **subjektive Gesundheitszustand** dar.

Klinik

Alternative Heilmethoden, auch als **Alternativmedizin** bezeichnet, erfreuen sich in den vergangenen Jahren zunehmender Beliebtheit. Die Definition einer alternativen Heilmethode ist unscharf und umfasst etwa alle Therapien, die durch die medizinische Wissenschaft („Schulmedizin"), nicht anerkannt werden. Ein anderer Begriff für Alternativmedizin lautet **Komplementärmedizin.** Der Begriff impliziert, dass Patienten alternative Heilmethoden meist **ergänzend zur medizinischen Versorgung** und nicht stattdessen nutzen.

5.3.7 Transtheoretisches Modell

Das **transtheoretische Modell** (▸ Abb. 5.4) von James O. Prochaska und Kollegen ist ein gesundheitspsychologisches Modell zur Beschreibung, Erklärung, Vorhersage und Beeinflussung von intentionalen Verhaltensänderungen. Es postuliert, dass Verhaltensänderungsprozesse mehrere qualitativ unterschiedliche und sukzessiv aufeinander aufbauende Stufen (Stadien) durchlaufen, weshalb es auch als Stufenmodell der Verhaltensänderung bezeichnet wird. In empirischen Überprüfungen konnte die Nützlichkeit und Praktikabilität des Modells belegt werden. In der Praxis wird es auf Gesundheitsverhaltensweisen wie Nikotin- und Alkoholkonsum, Ernährung und Bewegung angewandt.

Stadien der Verhaltensänderung

Es werden sechs Stadien der Verhaltensänderung beschrieben:

1. Im Stadium der Absichtslosigkeit besteht keine Absicht, das problematische Verhalten zu ändern.
2. Im Stadium der Absichtsbildung besteht die Absicht, das problematische Verhalten irgendwann zu ändern.
3. Im Stadium der Vorbereitung wird konkret geplant, das problematische Verhalten demnächst zu ändern, und es werden erste Schritte zur Verhaltensänderung unternommen.
4. Im Stadium der Handlung wird die Verhaltensänderung vollzogen.
5. Im Stadium der Aufrechterhaltung wurde das problematische Verhalten bereits über einen längeren Zeitraum aufgegeben.
6. Im Stadium des Abschlusses ist das problematische Verhalten dauerhaft aufgegeben worden, und das neue Verhalten ist verinnerlicht und wird aufrechterhalten.

Für jedes Stadium der Verhaltensänderung sind bestimmte Veränderungsprozesse relevant. Im Stadium der Absichtslosigkeit ist die Vermittlung von Informationen im Sinne eines Ansprechens von gesundheitsschädlichem Verhalten durch einen Arzt, im Stadium der Absichtsbildung ist die Schaffung eines Problembewusstseins und im Übergang vom Stadium der Vorbereitung in das Stadium der Handlung ist die Stärkung der Selbstwirksamkeit von Bedeutung.

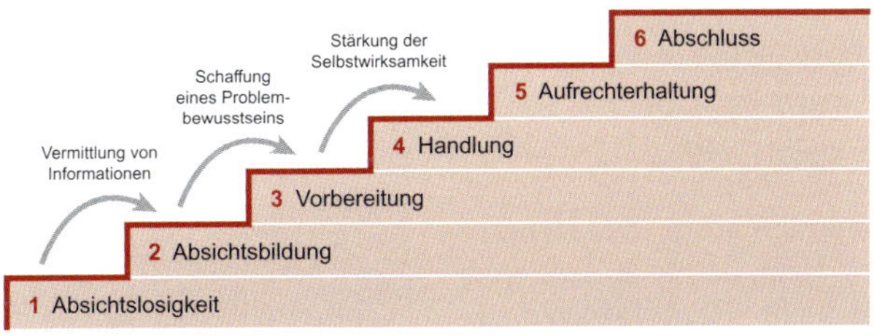

Abb. 5.4 Transtheoretisches Modell [L231]

Merke

Das **transtheoretische Modell** postuliert sechs Stadien der Verhaltensänderung:
1. Absichtslosigkeit
2. Absichtsbildung
3. Vorbereitung
4. Handlung
5. Aufrechterhaltung
6. Abschluss

Wichtige Veränderungsprozesse sind: Vermittlung von Informationen, Schaffung eines Problembewusstseins und Stärkung der Selbstwirksamkeit.

5.3.8 Sozialkognitives Prozessmodell gesundheitlichen Handelns

Das **sozialkognitive Prozessmodell gesundheitlichen Handelns** nach Ralf Schwarzer (engl. „Health Action Process Approach", HAPA) arbeitet mit weniger spezifischen Kategorien als das transtheoretische Modell, indem es die Schritte der Verhaltensänderung in drei Stadien zusammenfasst. Das erste Stadium wird der **„motivationalen Phase"** zugeschrieben, das zweite und dritte Stadium der **„volitionalen Phase"** (Willensphase).

1. **Nichtintentionales Stadium** (Unmotivierte): Die Person hat nicht die Absicht, ihr Verhalten zu ändern. In diesem Stadium besteht die wichtige Intervention darin, auf die Risiken des aktuellen Verhaltens hinzuweisen und Erwartungen der Verhaltensänderung zu betonen.
   Beispiel: „Rauchen führt erwiesenermaßen zu Erkrankungen und früherem Tod, aber ein Rauchstopp kann dies zu jedem Zeitpunkt noch reduzieren." – Motivationale Phase
2. **Intentionales Stadium** (Vorbereitende): Die Person hat die Absicht entwickelt, ihr Verhalten zu ändern. Sie kann durch Hilfestellungen bei der Planung der Verhaltensänderung unterstützt werden.
   Beispiel: „Was können Sie tun, wenn Sie merken, dass Ihr Verlangen nach einer Zigarette zunimmt?" – Volitionale Phase
3. **Aktionales Stadium** (Aktive): Die Person beginnt die Verhaltensänderung. Die Herausforderung liegt nun darin, das neue Verhalten beizubehalten und nicht in alte Muster zurückzufallen. – Volitionale Phase

In allen Stadien ist es gemäß diesem Modell entscheidend, die Selbstwirksamkeitserwartung des Individuums zu stärken, um eine Verhaltensänderung zu bewirken und aufrechtzuerhalten.

Merke

Unter Selbstwirksamkeit versteht man die Überzeugung, gewünschte Handlungen aufgrund eigener Kompetenzen erfolgreich ausführen zu können.

5.3.9 Salutogenese-Konzept

Der amerikanische Soziologe Aaron Antonovsky entwickelte in den 1970er-Jahren das Konzept der **Salutogenese,** das sich mit der Entstehung von Gesundheit (lat. „salus" = Gesundheit) beschäftigt, in Abgrenzung zur klassischen Medizin, die sich auf die Pathogenese, also die Entstehung von Krankheit, konzentriert. Im Zentrum des Salutogenese-Konzepts steht der Begriff **Kohärenzgefühl:** Es beschreibt, wie stark ein Mensch Stimmigkeit in seinem Leben empfindet.

Merke

Ein Kohärenzgefühl wird nach Antonovsky durch drei Komponenten gebildet:
1. **Verstehbarkeit:** die Überzeugung, dass die Ereignisse im Leben nicht willkürlich, sondern nach einem gewissen Muster ablaufen und damit verständlich und vorhersehbar sind
2. **Handhabbarkeit:** die Überzeugung, dass der Mensch über die Fähigkeiten und Ressourcen verfügt, um die Herausforderungen im Leben zu bewältigen
3. **Sinnhaftigkeit:** die Überzeugung, dass das Leben interessant und befriedigend ist und es gute Gründe gibt, sich darin zu engagieren

5.3.10 Modell der erlernten Hilflosigkeit

Der amerikanische Psychologe Martin Seligman stellte in den 1960er-Jahren anhand von Tierexperimenten das Modell der **erlernten** oder **gelernten Hilflosigkeit** auf. Bei diesen Experimenten wurden Hunde in einen Käfig gesperrt, in dem sie Elektroschocks erhielten, ohne etwas dagegen tun zu können. Eine zweite Gruppe von Hunden erhielt in ihrem Käfig zur gleichen Zeit ebenfalls Elektroschocks, konnte diese aber mit einem Hebel deaktivieren. Später wurden die gleichen Hunde in einem zweiten Schritt in einen Käfig mit zwei Bereichen gesetzt: Der Bereich, in dem sie saßen, wurde wieder regelmäßig unter Strom gesetzt. Die Hunde, die zuvor die Schocks mit einem Schalter deaktivieren konnten, flohen, genauso wie eine Kontrollgruppe von Hunden, die noch keine Elektroschocks erhalten hatten, in den stromlosen Bereich. Die Hunde, die jedoch zuvor den Schocks hilflos ausgesetzt waren, blieben einfach im ersten Kompartiment sitzen und ließen die Elektroschocks über sich ergehen.

Aus diesen Experimenten zog Seligman den Schluss, dass erlernte Hilflosigkeit zu **depressiver Stimmung, Passivität** und einer **stabilen internalen Attribution von Misserfolgen** führt, also zu dem Gefühl, selbst am Misserfolg schuld zu sein und immer wieder zu versagen.

5.3.11 Anforderungs-Kontroll-Modell

Das **Anforderungs-Kontroll-Modell** (▸ Abb. 5.5) des amerikanischen Soziologen Robert Karasek besagt, dass man das **körperliche Erkrankungsrisiko durch beruflichen Stress** durch die Kombination der beiden Faktoren **Anforderung** und **Kontrolle** bei der Arbeit abschätzen kann. Karasak vertritt dabei die These, dass geringe Kontrolle schädlicher ist als hohe Anforderungen.

Merke

Der Stressforscher Hans Selye prägte zwei Unterscheidungen von Stress.

- **Eustress:** positiv erlebter Stress (Viel zu tun, aber es macht Spaß!)
- **Distress:** negativ erlebter, gesundheitsschädlicher Stress (Viel zu tun und völlig überfordert!)

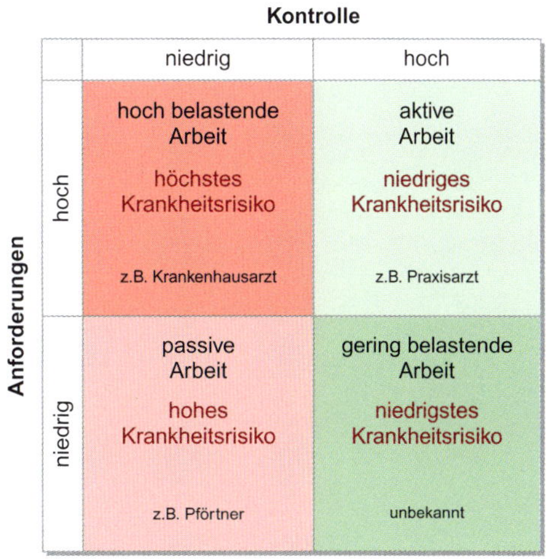

Abb. 5.5 Anforderungs-Kontroll-Modell [L231]

5.3.12 Gratifikationskrisen-Modell

Johannes Siegrist stellte das Modell der beruflichen Gratifikationskrisen auf. Nach diesem Modell führt eine Kombination aus starker beruflicher Verausgabung und geringer Belohnung zu einem erhöhten Erkrankungsrisiko. Die Belohnung kann auf drei verschiedene Arten erfolgen.

1. **Anerkennung: angemessenes Lob** oder eine **Auszeichnung,** z. B. „Mitarbeiter des Monats“
2. **Geld:** ein der Leistung **angemessener Verdienst** oder ein finanzieller **Bonus**
3. **Karriere:** eine der Leistung und den Fähigkeiten angemessene **sichere Position** oder eine **Beförderung**

Raphael Kunisch

6 Therapiemethoden und ihre Grundlagen

IMPP-Hits

- Lerntheorien (klassische und operante Konditionierung sowie Modelllernen) (► Kap. 6.1.1)
- Verhaltenstherapie (inkl. kognitive Verfahren und Expositionsmethoden) (► Kap. 6.1.2)
- Psychodynamische Ansätze (Abwehrmechanismen, Übertragung) (► Kap. 6.2)
- Klientenzentrierte Gesprächsführung (Empathie, Kongruenz) (► Kap. 6.3)

6.1 Lernen und Verhaltenstherapie

6.1.1 Lernen

Der Begriff Lernen hat in der behavioralen Psychologie eine andere Bedeutung als in der Umgangssprache.

Merke

Lernen in der behavioralen Psychologie bezeichnet eine **sichtbare Veränderung des Verhaltens.**

Diese Verhaltensveränderungen können zustande kommen durch

- Klassische Konditionierung,
- Operante Konditionierung,
- Modelllernen,
- Lernen durch Eigensteuerung,
- Lernen durch Einsicht und/oder
- Habituation und Sensitivierung.

Klassische Konditionierung

Die wesentliche Manipulation findet bei der klassischen Konditionierung über einen **Reiz** statt, der **vor** der **Reaktion** dargeboten wird. Aus diesem Grund kann sie auch als **Signallernen** bezeichnet werden. Bekanntestes Beispiel für eine klassische Konditionierung sind die sogenannten **Pawlowsche Hunde:** In einem historischen Experiment gelang es Iwan Pawlow, durch den Ton einer **Glocke** bei Hunden **Speichelfluss** auszulösen, indem er diesen Ton kurz vor der **Fütterung** regelmäßig darbot. Einige Fachbegriffe sind notwendig, um die klassische Konditionierung zu verstehen (► Tab. 6.1):

- **Unkonditionierter Reiz:** löst ohne Lernen eine (meist angeborene) Reaktion aus
- **Unkonditionierte Reaktion:** folgt ohne Lernen auf einen unkonditionierten Reiz
- **Neutraler Reiz:** führt zu einer unspezifischen Reaktion
- **Konditionierter Reiz:** war ursprünglich ein neutraler Reiz, der durch klassische Konditionierung (also wiederholte Darbietung zusammen mit dem unkonditionierten Reiz) eine konditionierte Reaktion auslöst
- **Konditionierte Reaktion:** war ehemals eine unkonditionierte Reaktion, die auf den unkonditionierten Reiz folgte, folgt nun aber auch auf den konditionierten Reiz

Reizgeneralisierung/Reizdiskrimination

Es kann (gewollt oder ungewollt) dazu kommen, dass die Verbindung zwischen dem konditionier-

Tab. 6.1 Die drei wesentlichen Schritte der klassischen Konditionierung

	Reiz	Reaktion
1	unkonditioniert	unkonditioniert
2	unkonditioniert + neutral	unkonditioniert
3	konditioniert	konditioniert

ten Reiz und der konditionierten Reaktion entweder allgemeiner oder spezifischer wird:

- Bei der **Reizgeneralisierung** erfolgt die Reaktion bereits auf Reize, die dem konditionierten Reiz in gewisser Weise ähnlich sind. So würden die Hunde aus dem Experiment z. B. nicht nur auf die Glocke, sondern auch auf eine Haustürklingel mit Speichelsekretion reagieren.
- Im Gegenteil hierzu findet bei der **Reizdiskrimination** eine Einschränkung in der Bandbreite der Reize statt, die eine Reaktion auslösen, welche meist spezifisch antrainiert wird. Man könnte den Hunden z. B. schrittweise beibringen, nur spezifisch auf Glockentöne zu reagieren, die eine bestimmte Tonhöhe aufweisen, obwohl sie anfangs auf alle Arten von Glocken reagiert haben.

Preparedness

Der Begriff **Preparedness** bezeichnet die Tatsache, dass bestimmte Reiz-Reaktions-Kombinationen leichter gelernt werden können als andere. So kann z. B. sehr leicht eine Kopplung von Spinnenbildern und einer Angstreaktion stattfinden, während diese für Bilder von Steckdosen bedeutend schwerer herzustellen ist. Als Begründung für Preparedness werden oft **evolutionspsychologische Argumente** (Überlebens- bzw. Fortpflanzungsvorteile, die durch bestimmte Verhaltensweisen entstehen) angeführt.

Konditionierung höherer Ordnung

Sobald ein neutraler Reiz nicht mit einem unkonditionierten Reiz, sondern mit einem konditionierten Reiz gekoppelt wird, um einen neuen konditionierten Reiz zu bilden, spricht man von Konditionierung höherer Ordnung. So kann z. B. bei den Pawlowschen Hunden ein Lichtblitz wiederholt zusammen mit dem Glockenton dargeboten werden, bis auch der Lichtblitz allein den Speichelfluss auslöst.

Operante Konditionierung

Bei der operanten Konditionierung (► Tab. 6.2) ist, im Gegensatz zur klassischen Konditionierung, die **Konsequenz nach** der **Handlung** zentral für den Lernmechanismus. Deswegen wird diese Art der Konditionierung auch als **Belohnungs-/Bestrafungslernen** bezeichnet. Wichtige Vokabeln zum Verständnis der operanten Konditionierung sind:

- **Verstärkung:** jede Art der Konsequenz, die die Auftretenswahrscheinlichkeit des Verhaltens in Zukunft steigert
- **Bestrafung:** jede Art der Konsequenz, welche die Auftretenswahrscheinlichkeit des Verhaltens in Zukunft senkt.
- **Positiv:** Hinzufügen einer Konsequenz
- **Negativ:** Entfernen einer Konsequenz

Tab. 6.2 Operante Konditionierung

		Ein Verhalten wird	
		häufiger	seltener
Konsequenz wird	hinzugefügt	positive Verstärkung	positive Bestrafung
	entfernt	negative Verstärkung	negative Bestrafung

Negative Verstärkung als Basis von Angst- und Zwangsstörungen

Das Prinzip der **negativen Verstärkung** (also einer Erhöhung der Auftretenswahrscheinlichkeit einer Handlung aufgrund des Wegfallens einer unangenehmen Konsequenz) wurde wiederholt zur Erklärung der Entstehung und Aufrechterhaltung von **Angst- und Zwangsstörungen** herangezogen. Man stelle sich hierzu eine Person vor, die ein moderates Unwohlsein empfindet, sobald sie das Gefühl hat, dass ihre Hände schmutzig geworden sind. Sie wird sich sofort die Hände waschen, um dieses Gefühl auszulöschen. Da das Gefühl auch wirklich nachlässt, also eine unangenehme Konsequenz entfallen ist, sieht sie sich in dieser Verhaltensweise bestärkt und wird sie in Zukunft häufiger durchführen. So kann es durch operante Konditionierung zu einer Überhöhung der Frequenz von angstvermeidenden Handlungen kommen.

Klinik

Beispiele

- **Positive Verstärkung** = Eine zusätzliche angenehme Konsequenz führt zu einer Steigerung der Häufigkeit. *Beispiel:* Ein Patient kommt häufiger pünktlich zum Therapietermin, da er vom Arzt immer gelobt wird, wenn er die vereinbarte Uhrzeit einhält.
- **Negative Verstärkung** = Eine reduzierte unangenehme Konsequenz führt zu einer Steigerung der Häufigkeit. *Beispiel:* Ein Patient nimmt seine Medikamentendosis häufiger als vorgeschrieben ein, da seine Schmerzen jedes Mal sofort nachlassen.
- **Positive Bestrafung** = Eine zusätzliche unangenehme Konsequenz führt zu einer Senkung der Häufigkeit. *Beispiel:* Ein Patient kommt seltener in die Gruppentherapie, da er den Eindruck hat, dass ihn die anderen Teilnehmer bei seinem Erscheinen immer auslachen.
- **Negative Bestrafung**= Eine reduzierte angenehme Konsequenz führt zu einer Senkung der Häufigkeit. *Beispiel:* Ein Arzt kümmert sich weniger um einen Patienten, da dieser ihm weniger Bewunderung entgegenbringt.

Verstärkerpläne

Durch die Verwendung von Verstärkerplänen lässt sich das erwünschte Verhalten effektiv aufbauen:

- **Kontinuierliche Verstärkung** (= Verstärkung auf jede korrekte Handlung) am Anfang des Verhaltenstrainings führt dazu, dass die Konditionierung besonders schnell stattfindet.
- **Intermittierende Verstärkung** (= Verstärkung mit einer bestimmten Quote oder innerhalb eines bestimmten Intervalls) im weiteren Verlauf sorgt für eine besonders hohe Resistenz gegen Löschung der gelernten Konditionierung.

Manchmal wird hier auch der Begriff der **Kontingenz** verwendet: Die Kontingenz ist die Häufigkeit, mit der ein bestimmtes Verhalten mit einer Belohnung/Bestrafung kommentiert wird.

Merke

- Kontinuierliche Verstärkung → hohe Kontingenz
- Intermittierende Verstärkung → niedrige Kontingenz

Premack-Prinzip

Häufig und gern ausgeführtes Verhalten kann besonders gut als Verstärker für weniger gern und weniger häufig ausgeführtes Verhalten verwendet werden. So wird ein Patient seine krankengymnastischen Übungen mit einer größeren Häufigkeit ausführen, falls er zustimmt, dass er sich erst danach mit einer bestimmten oft und gern ausgeführten Handlung belohnen darf, z. B. eine bestimmte Fernsehserie schauen.

Merke

- **Klassische Konditionierung:** Eingriff durch den Experimentator **vor** dem Verhalten
- **Operante Konditionierung:** Eingriff durch den Experimentator **nach** der Verhalten

Merkhilfe: „Klassische Opern" → **vorn** klassisch, **danach** operant

Extinktion

Merke

Jede Verhaltensweise, die gelernt/konditioniert werden kann, kann auch gelöscht werden.

Die **Löschung gelernten Verhaltens** (= **Extinktion**) kann sowohl für klassische als auch operante Konditionierungen stattfinden.

- **Extinktion klassischer Konditionierung:** Wird der konditionierte Stimulus wiederholt ohne den unkonditionierten Stimulus dargeboten, so führt er zwar weiterhin zur konditionierten Reaktion. Diese Kopplung schwindet allerdings mit der Zeit. Die Reaktion fällt immer schwächer aus, bis sie unterbleibt und der konditionierte Stimulus wieder zu einem neutralen Stimulus wird.
- **Extinktion operanter Konditionierung:** Wird eine Verhaltensweise nicht (positiv oder negativ) verstärkt, so sinkt ihre Auftretenswahrscheinlichkeit beständig, bis sie schließlich unterbleibt.

Nachdem sich eine Verhaltensweise bereits im Prozess der Extinktion befindet, kann es zu einer **Remission,** also zu einem erneuten Ansteigen der Häufigkeit der Durchführung kommen, ohne dass eine neue Konditionierung stattgefunden hat.

Modelllernen

Tiere, die in sozialen Verbänden leben, z. B. Affen und Menschen, probieren nicht jede Verhaltensweise selbstständig neu aus, bis sie eine bestimmte adaptieren. Stattdessen genügt es häufig, wenn andere Tiere (= Modelle) Verhaltensweisen vorführen und diese Modelle selbst entweder positiv bewertet oder für das Verhalten belohnt werden (stellvertretende Verstärkung). Nach **Bandura** verläuft **Lernen am Modell** in vier Phasen:

Aneignungsphase (Kompetenz):

1. **Aufmerksamkeitsphase:** Der Beobachter wendet seine Aufmerksamkeit dem Modell zu und wählt bewusst die Verhaltensweisen, die ihn besonders interessieren.
2. **Behaltensphase:** Die beobachteten Verhaltensweisen können über lange Zeit vom Beobachter behalten werden, ohne dass er sie direkt ausführt.

Ausführungsphase (Performanz):

1. **Reproduktionsphase:** Das Verhalten wird erinnert und motorisch nachgeahmt.
2. **Motivationsphase:** Eine Verstärkung des Verhaltens führt zu einer höheren Ausführungswahrscheinlichkeit.

6.1.2 Verhaltenstherapie

Die **Verhaltenstherapie (VT)** basiert auf der Überführung der Erkenntnisse der soeben dargestellten behavioristischen Lerntheorien in praktisch anwendbare Interventionen. Kritiker der VT beanstandeten, dass die Veränderung gedanklicher Wahrnehmungs-, Bewertungs- und Verarbeitungsmuster hier keine Beachtung fände. So entstand die **Kognitive Verhaltenstherapie (KVT),** die eine Erweiterung der VT um eben diese Faktoren darstellt. Eine reine VT wird heutzutage kaum noch angewandt. VT und KVT zielen darauf ab, ungewollte gelernte Verhaltensweisen zu löschen oder gewollte Verhaltensweisen zu erlernen. Im Gegensatz zu den psychodynamischen Ansätzen beansprucht die VT für sich, empirisch überprüfbar zu sein und somit wissenschaftlichen Standards zu genügen.

Expositionsverfahren

Expositionsverfahren kommen in der VT hauptsächlich zum Einsatz, um **Angst- und Zwangsstörungen** zu behandeln (► Abb. 6.1). Die Reaktion auf den gefürchteten Stimulus wird dabei als konditioniert betrachtet: Mit der Zeit hat die Person sich selbst so programmiert, dass sie jede Situation vermeidet, welche die Quelle der Angst oder des Ekels beinhalten könnte. Allmählich hat eine Reizgeneralisierung stattgefunden, die durch

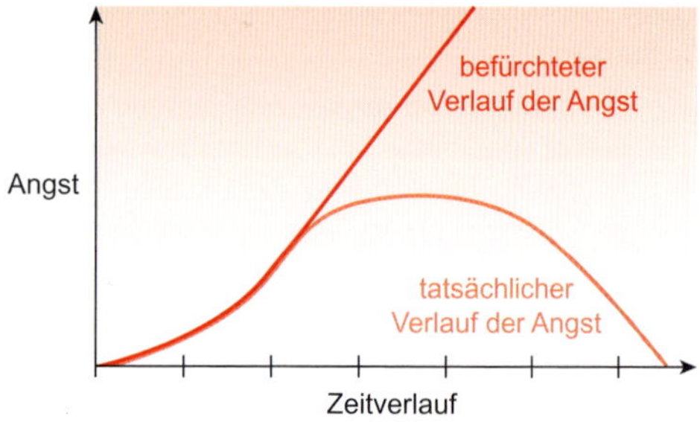

Abb. 6.1 Befürchteter und tatsächlicher Verlauf der Angst [L231]

die negative Verstärkung stabilisiert wurde. Diese Verbindung kann wieder gelöscht werden. Gemäß der Lerntheorie kann eine Extinktion (= Löschung) nur stattfinden, indem die Person der Situation direkt ausgesetzt (= exponiert) wird und lernt, dass das Unwohlsein mit der Zeit schwächer wird und nicht, wie befürchtet, exponentiell anschwillt. Durch die wiederholte Konfrontation findet eine Habituation statt. Diese Konfrontation kann entweder durch das Aufsuchen der problematischen Situation (= in vivo) oder durch das gedankliche Vorstellen der Situation (= in sensu=) stattfinden. Zudem kann durch schrittweise Annäherung an die Situation (= graduierter Ansatz) versucht werden, der Person die Therapie zu erleichtern, oder es kann mit direkter **Konfrontation** (= massierter Ansatz) eine hohe Effektivität erreicht werden.

Systematische Desensibilisierung

Die durch Joseph Wolpe entwickelte **systematische Desensibilisierung** ist ein graduiertes Vorgehen, bei dem die Konfrontation entweder in sensu oder in vivo stattfinden kann. Meist wird sie bei Angststörungen angewandt. Kern dieser Technik ist das Prinzip der **reziproken Hemmung:** Angst und Entspannung können nicht gleichzeitig im Patienten existieren. Auf diesem Prinzip aufbauend erstellte Wolpe folgenden Ablauf:

1. **Entspannungstraining:** Mithilfe von Entspannungstechniken wie z. B. der progressiven Muskelrelaxation nach Jacobson lernt der Patient, körperliche (und geistige) Anspannung abzubauen. Bei Abschluss des Trainings sollte der Patient diese Techniken eigenständig immer dann durchführen können, wenn seine Angstreaktion auftritt.

2. **Reiz-/Angsthierarchie:** Der Patient erstellt in Zusammenarbeit mit dem Therapeuten eine Liste der Reize, die bei ihm die Anspannung/Abscheu auslösen. Dies ist besonders wichtig, da bei Angststörungen häufig eine **Reizgeneralisierung** stattfindet, mit der Zeit also immer unspezifischere Reize eine Angstreaktion auslösen. So könnten bei einem Patienten z. B. Hunde eine sehr starke Angst auslösen, Katzen eine moderate Reaktion hervorrufen und das Fühlen von Fell bereits ein Unbehagen generieren.
3. **Konfrontation:** Im letzten Schritt wird der Patient in aufsteigender Reihenfolge mit den Reizen konfrontiert, während er die Entspannungstechniken anwendet. Der Patient muss so lange in jeder Herausforderungssituation verweilen oder diese so oft wieder aufsuchen, bis eine Habituation stattgefunden hat. Ziel ist allerdings keine vollständige Heilung, sondern das Erreichen eines Zustands, mit dem der Patient sein Leben meistern kann.

Flooding (Reizüberflutung)

Beim **Flooding (= Reizüberflutung)** wird **massiert** vorgegangen: Der Patient wird direkt in eine Situation versetzt, die eine **größtmögliche Angst/Abneigung** bei ihm auslöst. Verbleibt der Patient lange genug in dieser Situation, so findet, laut Stampfls Theorie, eine Habituation statt, und die unangenehmen Gefühle werden nach und nach abnehmen. In vivo wird der Patient in eine sehr belastende Situation geführt. In sensu beschreibt der Therapeut eine solche Situation mit vielen Details und mit großen Übertreibungen. So würde der Therapeut einem Patienten mit Flugangst z. B. einen Flug beschreiben, bei dem Turbulenzen und starke Turbinengeräusche auftreten.

Aufbau komplexer Verhaltensweisen

Die folgenden Techniken zum Aufbau komplexer Verhaltensweisen werden sowohl bei der Arbeit mit Patienten als auch bei der Dressur von Tieren verwendet:

- **Shaping:** Es wird zunächst eine Verhaltensweise verstärkt, die leicht ausgeführt werden kann. Diese ähnelt dem letztendlich gewünschten komplexen Verhalten. Stufenweise wird dann jeweils eine Annäherung an das Zielverhalten verstärkt, bis dieses erreicht wird. *Beispiel:* Nach einem Unfall mit Unterschenkelbruch soll sich ein Patient in physiotherapeutischer Behandlung schrittweise den folgenden Herausforderungen stellen: Stehen, Gehen mit Rollator, Gehen mit Stock, Gehen ohne Stock.
- **Chaining:** Die Konditionierung beginnt mit der Verstärkung mehrerer einfacher Verhaltensweisen. Sobald diese beherrscht werden, können sie in der gewünschten Reihenfolge aneinandergereiht werden, um die komplexe Gesamthandlung zu erhalten. *Beispiel:* Um einer Person das Schwimmen beizubringen, wird zunächst mit einem Styroporbrett der Beinschlag einstudiert. Danach wird außerhalb des Beckens die Armbewegung erklärt. Im letzten Schritt soll die Person versuchen, beides zusammen im Becken abzustimmen.
- **Prompting:** Das gewünschte Verhalten wird von außen angeregt. *Beispiel:* Der Operateur führt anfangs die Hand des Medizinstudenten in der chirurgischen Famulatur beim ersten Einschnitt, um den Druck und die Geschwindigkeit zu demonstrieren.

Merke

- Shaping = Verformen von Verhaltensweise
- Chaining = Verketten von Verhaltensweisen
- Prompting = Anregen von Verhaltensweisen

Token Economy

Der Begriff **Token Economy** bezeichnet eine Methode, die direkt auf den Erkenntnissen aus der operanten Konditionierung aufbaut. Als **positive Verstärker** für erwünschte Verhaltensweisen werden hier als Belohnung Wertmarken (Tokens) vergeben. Diese werden als **sekundäre Verstärker** bezeichnet, da sie Bedürfnisse nicht direkt befriedigen. Später können die Tokens gegen primäre Verstärker wie z. B. materielle Güter oder Aktivitäten eingetauscht werden. Das erwünschte Verhalten kann somit zeitlich kontingent, also direkt nach der Ausführung, belohnt werden. Dies ist bei primären Verstärkern nicht möglich, da diese nicht immer gleich verfügbar sind. Durch den kurzen Abstand zwischen Handlung und Verstärkung kommt die Konditionierung schneller zustande. Vorteile bestehen auch in der möglichen Aufteilung von größeren Belohnungen und in der Tatsache, dass das Individuum selbst seine Verstärkung wählen kann. Auch die Geldwirtschaft kann man als Token Economy auf Gesellschaftsebene betrachten.

Biofeedback

Beim **Biofeedback-Training** werden dem Patienten physiologische Funktionen wie z. B. Gehirnströme, Puls- oder Atemfrequenz direkt wahrnehmbar gemacht. Dies erfolgt meist über Balken auf einem Monitor oder über ansteigende und absinkende Töne aus Lautsprechern. Der Patient lernt in einem ersten Schritt, welche Auswirkungen Gedanken und Gefühle auf diese Vorgänge haben. Er verbessert also seine Fähigkeit zur **Interozeption** (= Wahrnehmung von inneren Vorgängen). In einem zweiten Schritt erlernt der Patient, die physiologischen Parameter indirekt zu beeinflussen. So kann z. B. autogenes Training zur Senkung der Pulsfrequenz ein gesetzt werden. Letztendlich soll der Patient mithilfe dieses Einblicks in das vegetative System die Möglichkeit erhalten, auch im Alltag eine Anpassung desselben vorzunehmen. Biofeedback lässt sich als Behandlungsmethode auf verschiedenste Erkrankungen anwenden, z. B. chronische Schmerzerkrankungen, Angst- und Panikstörungen oder Depression.

SORKC-Modell

Das **SORKC-Modell** (► Abb. 6.2) nach Frederick **Kanfer** folgt der verhaltenstherapeutischen Logik. Es beschreibt die **Entstehung und Aufrechterhaltung von problematischem Verhalten** durch einen lerntheoretischen Ansatz.

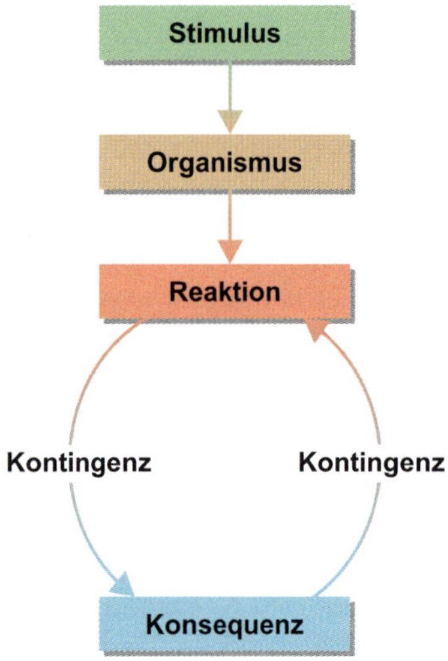

Abb. 6.2 SORKC-Modell [L231]

Jede Art von Problemverhalten kann in die fünf Schritte Stimulus, Organismus, Reaktion, Konsequenz und Kontingenz eingeteilt werden. Kanfer selbst betrachtete sein Modell allerdings nur als Arbeitshypothese. Als Beispiel für die Darstellung soll ein Patient mit sozialem Rückzug dienen:

1. **Stimulus (S):** die auslösende Situation oder Bedingung, in der das Verhalten auftritt → Vor dem Treffen von einzelnen Personen oder Personengruppen (auslösender Reiz), besonders, falls diese Frauen einschließen (diskriminativer Reiz).
2. **Organismus (O):** die individuellen biologischen und lerngeschichtlichen Ausgangsbedingungen der Person → Der Patient neigt zu einer nervösen Grundstimmung, die sich in sozialen Situationen verstärkt; er wurde während seiner Schulzeit aufgrund von Schweißausbrüchen vermehrt das Opfer von Späßen zu seinen Lasten.
3. **Reaktion (R):** die kognitive, motorische, vegetative und affektive Folge → Motiviert durch das geistige und körperliche Unwohlsein (Nervosität, erhöhter Puls, Schwitzen), das vor einem Treffen entsteht, sagt der Patient die Verabredung kurzfristig ab.
4. **Kontingenz (K):** die Regelmäßigkeit, mit der die Konsequenz auf die Reaktion folgt. Die Kontingenz bestimmt die Geschwindigkeit und Löschresistenz, mit der das Verhalten konditioniert und somit noch häufiger ausgeführt wird. → Bei zwei von drei Absagen sinkt (kurzfristig) das Unwohlsein direkt ab, und der Patient fühlt sich eindeutig besser. Bei einer von drei Absagen empfindet er starke Reue, dass er die Möglichkeit zu sozialen Kontakten nicht genutzt hat.
5. **Konsequenz (C):** die angenehme (Verstärkung) oder unangenehme (Bestrafung) Empfindung, die auf die Reaktion mit einer gewissen Kontingenz folgt → die Erleichterung (Verstärkung) und die Reue (Bestrafung), die der Patient nach der Absage des Termins fühlt.

Merke

Kontingenz ist die Regelmäßigkeit, mit der auf die Reaktion eine bestimmte **Konsequenz** folgt. Sie beschreibt also die Beziehung zwischen Reaktion und Konsequenz.

6.2 Psychodynamik

6.2.1 Psychoanalytische Theorie

Erstes topisches System: Bewusstes, Vorbewusstes und Unbewusstes

Die psychoanalytische Theorie des österreichischen Arztes **Sigmund Freud** baut auf der Annahme auf, dass drei Kategorien von psychischen Prozessen existieren: Bewusstes, Vorbewusstes und Unbewusstes (▸ Abb. 6.3). Diese Dreigliederung wird auch als **erstes topisches System** bezeichnet.

- Beim **Bewussten** handelt es sich um psychische Inhalte, die jederzeit sofort zugänglich sind, wie z. B. Gedanken und Wahrnehmungen.
- Das **Vorbewusste** umfasst hingegen Inhalte, die zwar grundsätzlich auch zugänglich, jedoch nicht ständig abrufbereit sind. Diese müssen erst erinnert oder erkannt werden.
- Das **Unbewusste** stellt schließlich den Hort aller psychischen Inhalte dar, die dem Bewusstsein nicht direkt zugänglich sind. Hierzu zählen insbesondere auch die Triebe und unerlaubten Wünsche. Mit diesen in der Tiefe unbewusst ablaufenden psychischen Prozessen beschäftigt sich die **Tiefenpsychologie.**

Die Wiederbewusstmachung von ins Unbewusstsein verdrängten Inhalten ist eines der zentralen Ziele der auf psychoanalytischer Theorie basierenden psychodynamischen Therapien.

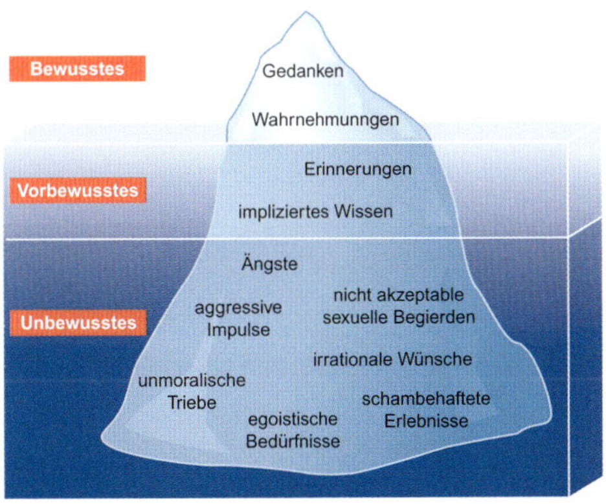

Abb. 6.3 „Erstes topisches System" im Eisbergmodell der Psyche [L231]

Drei-Instanzen-Modell

Sigmund Freud definierte später ein zweites topisches Modell, auch **Drei-Instanzen-Modell** genannt (▸ Abb. 6.4), das aus **Es, Ich und Über-Ich** besteht.

Diese drei Instanzen befinden sich in ständiger Interaktion und führen unterschiedliche psychische Funktionen aus.

- Das **Es** repräsentiert die Triebe, Bedürfnisse und Wünsche des Menschen. Es arbeitet ausschließlich nach dem **Lustprinzip,** nimmt also keine Rücksicht auf etwas anderes als die Steigerung der eigenen Lust.
- Das **Über-Ich** repräsentiert Wertvorstellungen, Moral und Normen. Impulse, die hiergegen verstoßen, wehrt es in seiner Funktion als innerer Zensor ab. Diese Orientierung wird als **Moralitätsprinzip** bezeichnet.
- Das **Ich** ist jene psychische Instanz, die –durch die triebhaften Impulse des Es und die moralischen Bewertungen des Über-Ichs beeinflusst

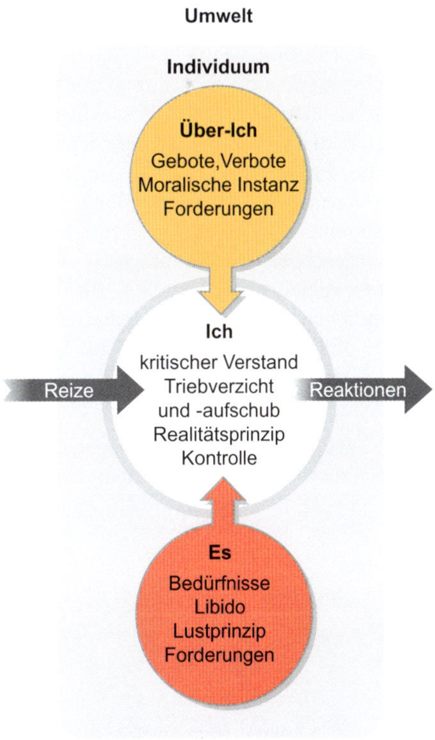

Abb. 6.4 Drei-Instanzen-Modell [L231]

– eine Entscheidung trifft. Als einzige Instanz bezieht es hierbei auch die äußeren Begebenheiten mit ein, was als Vorgehen nach dem **Realitätsprinzip** bezeichnet wird.

Die Bezeichnung **Psychodynamik** leitet sich aus der dynamischen Interaktion der drei Instanzen Es, Ich und Über-Ich ab. All dies wird durch die psychoanalytische Theorie beschrieben.

Merke

Das erste und das zweite topische System sind nicht deckungsgleich. Unbewusste, vorbewusste und bewusste Inhalte kommen jeweils sowohl im Es als auch im Ich und Über-Ich vor.

Psychosexuelle Entwicklung

Aus den Kindheitserinnerungen seiner Patienten leitete Freud sein Modell der psychosexuellen Entwicklung ab (▶ Tab. 6.3). Hierin verschiebt sich der Fokus des kindlichen Lustgewinns jeweils phasenweise auf unterschiedliche Körperteile. Das jeweilige Objekt der Begierde wird als **Libidoobjekt** bezeichnet. Findet in einer Phase eine **Fixierung** statt, kann es in Belastungssituationen zu einer **Regression** kommen, also zum Rückzug in die jeweilige Phase, in der sich das Individuum während der Fixierung befand. Je nachdem, in welcher Phase die Fixierung stattfindet, bilden sich die Charaktere der Typologie nach Freud. Findet beispielsweise aufgrund einer gestörten frühkindlichen Entwicklung im ersten Lebensjahr eine Fixierung statt, erfolgt diese als orale Fixierung. Das Individuum wird somit auch im Erwachsenenalter zu einem neurotischen Verhalten tendieren, das orale (Ersatz-)Befriedigungen wie Essen und Trinken sucht und auf belastende Lebensereignisse nach Freud depressiv reagiert.

Merke

In der psychoanalytischen Theorie wird vom Patienten als Subjekt gesprochen, während andere Personen als **Objekt** bezeichnet werden. In der psychoanalytischen Fachsprache meint der Begriff Objekt Menschen.

Klinik

Somatoforme Störungen lautet der Oberbegriff für **körperliche (somatische) Beschwerden,** die nicht vornehmlich **auf ein organisches Korrelat** zurückführen lassen. Meist handelt es sich hierbei um unspezifische Beschwerden wie Bauchschmerzen, Rückenschmerzen oder Müdigkeit. Die Ausprägung kann von einer leichten Störung des Vitalgefühls bis hin zu schwerstem Krankheitsgefühl mit massiven funktionalen Einschränkungen reichen.

Patienten mit somatoformer Störung fällt es häufig schwer zu akzeptieren, dass ihre Symptome psychischer Genese sind. In der Regel haben sie eine **lange „Patientenkarriere"** hinter sich, die häufig vom **Doctor-Hopping** geprägt ist, also dem regelmäßigen Wechsel des Arztes, in der Hoffnung, dass der nächste Arzt doch somatische Ursachen der Symptome entdeckt.

Ärzte, die sich auf organische Erkrankungen konzentrieren, verstärken die Überzeugung des Patienten, körperlich erkrankt zu sein. Um eine solche **iatrogene** (ärztlich verursachte) **Fixierung** zu vermeiden, sollte bei typischen Symptomen noch vor Beginn der apparativen Diagnostik die Möglichkeit einer somatoformen Störung mit dem Patienten diskutiert werden. Bei Erhärtung der Verdachtsdiagnose kann die Überweisung zu einem Facharzt für Psychosomatische Medizin und Psychotherapie erfolgen. In der ICD-10 sind die somatoformen Störungen unter der Rubrik F45 klassifiziert. Die Behandlung somatoformer Beschwerden konzentriert sich primär auf psychotherapeutische Verfahren.

Tab. 6.3 Psychosexuelle Entwicklung nach Freud

Alter [Jahre]	Phase	Libidoobjekt	Merkmale	Fixierung
0–2	oral	Mund	Abhängigkeit	oraler, depressiver Charakter
2–4	anal	Anus	Kontrolle, Autonomie, Selbstsicherheit	analer, zwanghafter Charakter
4–6	phallisch	Penis/Vagina	Ödipuskomplex/Elektrakomplex, Konkurrenz	phallischer, hysterischer Charakter
6–12	Latenz	keines	Sublimierung	keine
Ab 12	genital	Partner	reife Sexualität	reife Persönlichkeit

Merke

Als **iatrogene Fixierung** bezeichnet man die Bekräftigung der fälschlichen Überzeugung des Patienten, an einer körperlichen Erkrankung zu leiden, durch den behandelnden Arzt. Eine iatrogene Fixierung wird durch übertriebene apparative Diagnostik und ausschließlich somatische Therapien gefördert.

6.2.2 Psychodynamische Therapieverfahren

Merke

Unter dem Oberbegriff psychodynamische Therapieverfahren werden alle Verfahren zusammengefasst, die auf der psychoanalytischen Theorie und ihren Weiterentwicklungen beruhen.

Elemente psychodynamischer Therapie

Ich-Stärkung

Nach der psychoanalytischen Theorie sind die Symptome eines Patienten nicht Teil des eigentlichen Konflikts, sondern haben die Funktion, das Ich zu entlasten. Dies wird als **primärer Krankheitsgewinn** bezeichnet. Wenn Spannungen zwischen den drei Instanzen zunehmen, greift das Ich auf Abwehrmechanismen zurück (▸ Kap. 6.2.3), um die psychische Anspannung zu reduzieren. Ein Ziel der Therapie ist es deshalb, das Ich des Patienten zu stärken, um so die Abwehrmechanismen und die aus ihnen entstehenden Symptome überflüssig zu machen.

Merke

- Der **primäre Krankheitsgewinn** bezeichnet den innerpsychischen Vorteil der Krankheit.
- Der **sekundäre Krankheitsgewinn** beschreibt die äußeren Vorteile der Krankheit. Konkret unterteilt er sich in **besondere Unterstützungen** und die **Befreiung von Pflichten.** *Beispiele:* Pflege eines Kranken oder Ausstellung einer Arbeitsunfähigkeitsbescheinigung.

Aufdeckung unbewusster Konflikte

Da sich ein Großteil der psychischen Konflikte im Unbewussten abspielt, sind die den Symptomen zugrunde liegenden Ursachen zunächst nicht augenscheinlich. Durch Bearbeitung der Übertragung, Deutung des Widerstands, freie Assoziation und Traumdeutung wird versucht, unbewusste Inhalte aufzudecken, um die Symptomatik zu verstehen.

- **Bearbeitung der Übertragung:** Das Prinzip der Übertragung bezeichnet die Tatsache, dass die Therapie im Patienten Gefühle gegenüber dem Therapeuten weckt, die durch frühere zwischenmenschliche Beziehungen geprägt sind. Dies kann umgekehrt auch aufseiten des Therapeuten auftreten, d. h., auch der Patient ruft im Therapeuten Gefühle hervor. In diesem Fall wird von Gegenübertragung gesprochen. Durch Bewusstmachung dieser Phänomene können Rückschlüsse auf unbewusste Prozesse gezogen und diese vom Patienten bearbeitet werden.
- **Deutung des Widerstands:** Während der Therapie treten beim Patienten Widerstände auf, die sich jedoch nicht auf die Behandlung selbst beziehen, sondern auf die Entdeckung problematischer und deswegen ins Unbewusste verdrängter Inhalte. Um das Ich wieder zu entlasten, werden daraufhin häufig andere Abwehrmechanismen aktiviert. Aufgabe des Therapeuten ist es, dem Patienten sein Abwehrverhalten vor Augen zu führen und ihm dabei behilflich zu sein, den Widerstand als Ausdruck eines unbewussten Bedürfnisses oder Konflikts zu deuten.
- **Freie Assoziation:** Inhalte aus dem Unbewussten sollen entdeckt werden, indem der Patient seinen Assoziationen freien Lauf lässt, ohne einen Sinn darin zu suchen oder einer Struktur zu folgen. Der Therapeut kommentiert nichts und schenkt allem Gesagten die gleiche Aufmerksamkeit. Man bezeichnet dies auch als **gleichschwebende Aufmerksamkeit.**
- **Traumdeutung:** Freud bezeichnete die Traumdeutung als Königsweg ins Unbewusste. Im Traum erlaubt das Ich dem Es, in der Realität nicht zulässige Wünsche und Bedürfnisse auszuleben, ohne dass negative Konsequenzen drohen. Durch eine Deutung der Trauminhalte ist ein direkter Zugang zu diesen ins Unbewusste verdrängten Inhalten möglich.
- **Therapeutische Beziehung:** Eine wichtige Rolle in der psychodynamischen Therapie spielt auch die Beziehung zwischen Therapeut und Patient. Durch eine Lehranalyse hat der

Therapeut in der Selbsterfahrung seine eigenen Konflikte aufgearbeitet, sodass seine Beobachtungen und Deutungen nicht durch eigene Einflüsse verfälscht werden. Indem er dem Patienten wohlwollende Zugewandtheit und gleichschwebende Aufmerksamkeit schenkt, kann dieser seine früheren Beziehungserfahrungen reinszenieren und neu erleben. Der im therapeutischen Setting erwünschte Rückfall in frühere Entwicklungsstadien wird als **Regression** bezeichnet.

Analytische Psychotherapie

Spezifisch für die analytische Psychotherapie ist, dass die frühkindlichen Beziehungen des Patienten durchgearbeitet werden, woraus eine Persönlichkeitsveränderung hervorgehen soll. Der Fokus der Therapie liegt in der Vergangenheit, in der Fachsprache als **Dort und Damals** bezeichnet. Ziel ist also weniger die Lösung eines spezifischen Problems als eine umfassende Umstrukturierung. Der Rahmen der Behandlung erstreckt sich hierbei auf eine Zeitspanne von vielen Jahren mit einer Frequenz von zwei bis drei Sitzungen pro Woche bei einem Gesamtkontingent von 160–300 Stunden. Während der Behandlung liegt der Patient klassischerweise auf der berühmten Couch und spricht. Der Therapeut sitzt außerhalb seines Blickfelds und lauscht dem Gesagten mit gleichschwebender Aufmerksamkeit. Durch die Unterbindung des Blickkontakts soll verhindert werden, dass der Patient die nonverbalen Gesten des Therapeuten interpretiert und die freie Assoziation gestört wird.

Merke

Analytische Psychotherapie → Dort und Damals (Vergangenheit)

Tiefenpsychologisch fundierte Psychotherapie

Während die Methoden der beiden psychodynamischen Therapieverfahren weitgehend identisch sind, ist die tiefenpsychologisch fundierte Psychotherapie fokussierter in ihrem Vorgehen. Meist ist sie auf einen spezifischen Konflikt ausgerichtet und konzentriert sich auf die Gegenwart, das **Hier und Jetzt.** Patient und Therapeut sitzen sich gegenüber; der Therapeut ist stärker am Gespräch beteiligt, wodurch die **Therapeut-Patient-Interaktion** in den Vordergrund rückt. Durch die Fokussierung ist der Aufwand der Therapie geringer. So umfasst der übliche zeitliche Rahmen eine Sitzung pro Woche bei einem Gesamtkontigent von 50–100 Stunden.

Merke

Tiefenpsychologisch fundierte Psychotherapie → Hier und Jetzt (Gegenwart)

6.2.3 Abwehrmechanismen

Lerntipp

Da die Abwehrmechanismen den am häufigsten geprüften Aspekt der Psychodynamik darstellen, sollten diese unbedingt verstanden und gelernt werden!

Zur Reduzierung innerpsychischer Spannungen wendet das Ich der psychoanalytischen Theorie zufolge unterschiedliche Abwehrmechanismen an. Diese sind inzwischen weit über die Psychodynamik hinaus anerkannt. In ► Tab. 6.4 sind die prüfungsrelevanten Abwehrmechanismen mit jeweils einem Beispiel aufgelistet.

Merke

- **Verdrängung:** Die Wahrnehmung eines *inneren Impulses* wird nicht zugelassen.
- **Verleugnung:** Die Wahrnehmung einer *realen Tatsache* wird nicht zugelassen.

Tab. 6.4 Psychische Abwehrmechanismen

Abwehrmechanismus	Erklärung	Beispiel
Verdrängung	Verschiebung von unerlaubten Impulsen ins Unbewusste	Ein Arzt untersucht eine attraktive Patientin, ist aber überzeugt, dass er sich nicht zu ihr hingezogen fühlt.
Rationalisierung	Eine vorgeschobene rationale Erklärung für ein unbewusst motiviertes Verhalten	Ein Lungenkrebspatient hat ein Jahr nach chemotherapeutischer Behandlung einen blutigen Husten. Er geht aber nicht zum Arzt, da er meint, sich erst vor Kurzem verkühlt zu haben und dies daher eine banale Erkältung sein müsse.
Projektion	Projektion eigener nichtakzeptabler Impulse, Wünsche, Gefühle oder Verhalten auf andere	Eine Pflegedienstleitung empfindet den Chefarzt als dominant, bemerkt diese Eigenschaft an sich selbst jedoch nicht, obwohl alle Kollegen ihr Dominanz bescheinigen.
Verleugnung	Verkennen der Realität durch unbewusstes Leugnen oder Ignorieren einer realen Tatsache	Ein Patient erinnert sich einen Tag nach der Mitteilung einer Krebsdiagnose nicht mehr an den Gesprächsinhalt.
Isolierung	Reduzierung auf die Sachebene ohne Wahrnehmung der emotionalen Komponente	Ein Ehemann, der von seinem Arzt eine schwerwiegende Diagnose erhalten hat, teilt seiner Frau ohne Gefühlsregung mit, dass er bald sterben wird.
Reaktionsbildung	Eigene nichtakzeptable Impulse führen im Sinne einer Überkompensation zum gegenteiligen Verhalten.	Ein Assistenzarzt ist zu einem schwierigen Patienten in der Notaufnahme besonders freundlich, obwohl er guten Grund hätte, den Patienten unsympathisch zu finden.
Verschiebung	Wünsche, Impulse oder Affekte, die einer anderen Person gegenüber nicht akzeptabel sind, werden auf andere Personen oder Gegenstände verschoben.	Eine Medizinstudentin ärgert sich beim Essen über ihren Freund. Als sie einen Sprung im Teller bemerkt, wirft sie diesen schwungvoll in den Müll.
Sublimierung	Nichtakzeptable Impulse und Triebe werden in akzeptiertes Verhalten umgelenkt.	Ein Patient, der unter aggressiven Albträumen leidet, beginnt diese durch Malerei auszudrücken, woraufhin die Albträume abnehmen.
Konversion	Ein innerpsychischer Konflikt wird durch ein körperliches Symptom kompensiert.	Bei der Paartherapie schildert der Mann die Beziehungsprobleme. Als der Therapeut die Partnerin nach ihrer Sichtweise fragt, verlässt diese den Raum und muss sich erbrechen.
Ungeschehenmachen	Versuch, Triebhandlungen und Geschehnisse mittels Durchführung gegensätzlicher Handlungen wieder ungeschehen zu machen.	Ein Patient, der einen Herzinfarkt erlitten hat und sich schonen sollte, nimmt am Frühsport des Krankenhauses teil.
Regression	Rückschritt in unreife Verhaltensweisen	Ein Kind, das eingeschult wird, beginnt daraufhin, wieder ins Bett einzunässen.
Spaltung	Schwarz-Weiß-Denken, bei dem Personen, Situationen und Dinge nur als gut oder nur schlecht bewertet werden.	Ein Herrscher ruft seine Verbündeten mit den Worten zum Krieg auf: „Wer nicht auf unserer Seite kämpft, ist unser Feind.“

Tab. 6.4 Psychische Abwehrmechanismen *(Forts.)*

Abwehrmechanismus	Erklärung	Beispiel
Projektive Identifizierung	Die eigenen nichtakzeptablen Impulse, Wünsche, Gefühle oder Verhaltensweisen werden nicht nur in eine andere Person hineinprojiziert, sondern von der anderen Person auch wahrgenommen und aus sich selbst stammend erlebt.	Ein Arzt kommt nach einem Nachtdienst angespannt nach Hause. Er trifft auf seine Frau, die gerade aufgestanden ist, und fragt sie zur Begrüßung, warum sie so genervt schaue. Sie stellt fest, dass sie sich tatsächlich gereizt fühlt, weiß aber nicht warum.
Introjektion	Aufnahme fremder Normen ins eigene Weltbild, ohne ihre Vereinbarkeit mit den eigenen Werten und Überzeugungen zu reflektieren oder zu prüfen	Eine Mutter, die als Kind von ihren Eltern geschlagen wurde, sieht dies als notwendiges Erziehungsmittel an und züchtigt ihren Sohn.

6.3 Klientenzentrierte Gesprächspsychotherapie

Die klientenzentrierte Gesprächspsychotherapie (Gesprächspsychotherapie, Klientenzentrierte Therapie, nondirektive Psychotherapie) wurde von **Carl Rogers** aus der humanistischen Tradition entwickelt. Grundlage ist die Annahme, dass Menschen eine Tendenz zur Selbstvervollkommnung (= **Aktualisierungstendenz**) haben. Demnach besitzt jeder Patient bereits die Fähigkeiten, die zur Lösung seiner psychischen Probleme nötig sind. Aufgabe des Therapeuten ist es, den Patienten bei der Entwicklung dieser Lösungen zu unterstützen.

Zur Unterstützung der Aktualisierungstendenz des Patienten soll der Therapeut die folgenden drei Grundhaltungen beherzigen, die auch als Elemente der nondirektiven (klientenzentrierten) Gesprächsführung bezeichnet werden:

- **Positive Wertschätzung:** Der Therapeut soll dem Patienten **bedingungslose Akzeptanz** entgegenbringen. Dazu ist aufseiten des Therapeuten aufrichtiger Respekt gegenüber dem Patienten und dessen individuellen Überzeugungen nötig, auch wenn diese sich von seinen eigenen Überzeugungen unterscheiden. Der Therapeut soll den Patienten und sein Verhalten nicht bewerten, sondern Inhalte urteilsfrei registrieren; darüber hinaus soll er Solidarität mit dem Patienten bekunden und diesen regelmäßig ermutigen. Hierdurch soll sich der Patient frei entfalten und uneingeschränkte Wertschätzung als Individuum erleben können, ohne darauf angewiesen zu sein, ein vom Therapeuten erwünschtes Verhalten zeigen zu müssen.
- **Empathie:** Der Therapeut soll auf verbaler und nonverbaler Ebene Empathie im Sinne eines **einfühlsamen Verstehens** bekunden und dem Patienten zeigen, dass er dessen Gefühle und Sichtweisen nachempfinden kann. Hierzu dient auch die Wiederholung des Gesagten mit Konkretisierung des Inhalts und Verbalisierung der beim Patienten wahrgenommenen Emotionen.
- **Kongruenz:** Mit Kongruenz ist die Schlüssigkeit im Verhalten des Therapeuten gemeint. Dies ist als Forderung nach **Echtheit** zu verstehen. Empathie und positive Wertschätzung dürfen nicht aufgesetzt sein oder wirken, sondern müssen dem Empfinden des Therapeuten entsprechen und vom Patienten als aufrichtig erlebt werden. Insbesondere soll der Therapeut nicht nur in seiner Rolle als Experte auftreten, sondern für den Patienten auch als Mensch greifbar sein. Dies beinhaltet auch aufrichtige Konfrontationen mit dem Patienten unter Wahrung der Bewertungsfreiheit und Authentizität bei der Klärung der therapeutischen Beziehung durch aufrichtige Selbstmitteilung an den Patienten über das Erleben des Therapeuten.

Merke

Die **drei Elemente der nondirektiven (klientenzentrierten) Gesprächsführung** sind:

- Positive Wertschätzung
- Empathie
- Kongruenz

6.4 Systemische Therapie

In der **Systemischen Therapie** werden psychische Krankheiten als Störung der System-Umwelt-Passung definiert. Als zentrales System wird meist die Familie genutzt, weswegen der anfängliche Fokus auch in der Familientherapie lag. Individuelle Symptome werden als Ergebnis von krankheitserzeugenden und -aufrechterhaltenden Beziehungsmustern im Kontext der wichtigen Bezugspersonen gesehen. Ende 2018 wurde die Systemische Therapie in den Leistungskatalog der gesetzlichen Krankenkassen aufgenommen.

Beispiele für wesentliche Methoden:

- **Zirkuläres Fragen:** Dabei wird nach der Wirkung gefragt, die mitgeteilte Gefühle oder ein gezeigtes Verhalten auf die Gefühle oder das Verhalten Dritter haben. *Beispiel:* „Wie, glaubst du, fühlt sich dein Vater, wenn dein Bruder ihm nicht antwortet?"
- **Skalenfragen:** Gefühlen, Motivationen und Einstellungen wird vom Patienten ein Zahlenwert zugeordnet. *Beispiel:* „Auf einer Skala von 1 bis 10: Wie motiviert bist du heute?"
- **Paradoxe Intervention:** Problematisches Verhalten wird dem Patienten absichtlich verschrieben, um Reflexion darüber anzustoßen. *Beispiel:* „Kauen Sie bitte die nächsten drei Tage jeweils eine Stunde durchgängig an Ihren Nägeln."
- **Skulptur** oder **Familienrekonstruktion:** Systemrelevante Personen (aus der Familie) nehmen in einem Raum eine körperliche Haltung zueinander ein, welche die Beziehungen der Familienmitglieder kennzeichnend ausdrückt. Nichtanwesende Personen können durch Stellvertreter ersetzt werden. Somit lassen sich sowohl Beziehungen zwischen den Familienmitgliedern als auch spezifische (traumatische) Erfahrungen näher und aus unterschiedlichen Perspektiven betrachten.

6.5 Psychotherapieverfahren im Vergleich

In Deutschland sind insgesamt vier Therapieverfahren als erstattungsfähig durch die gesetzlichen Krankenkassen anerkannt: die auf der Lerntheorie basierende **Kognitive Verhaltenstherapie,** die **analytische Psychotherapie** und die **tiefenpsychologisch fundierte Psychotherapie.** Ende 2018 wurde auch die Systemische Therapie in den Leistungskatalog aufgenommen. Einen vergleichenden Überblick über die vier in Deutschland als Richtlinienverfahren durch die gesetzlichen Krankenkassen anerkannten und im Examen geprüften Psychotherapieverfahren bietet ▸ Tab. 6.5.

Tab. 6.5 Psychotherapieverfahren

Verfahren	Konzept	Ursprung	Methoden	Fokus	Therapeutenrolle	Therapieziel	Frequenz	Dauer	Anerkennung
Verhaltenstherapie	Umlernen und kognitive Neubewertung	Lerntheorie	• Psychoedukation • Kognitive Umstrukturierung • Übende Verfahren	Verhalten und Kognition	• Normativ • Begleitend	Symptomminderung	Variabel	Meist wenige Sitzungen	• Berufsrechtlich (anerkannte Ausbildung) • Sozialrechtlich (erstattungsfähig durch gesetzliche Krankenkassen)
Analytische Psychotherapie	Regression und Persönlichkeitsumstrukturierung	Psychoanalyse	• Patient liegt • Freie Assoziation • Traumdeutung • Regression • Deutung von Übertragungsphänomenen und Widerstand	Persönlichkeitsstruktur	• Abstinenz • Minimale Einmischung	Neustrukturierung neurotischer Persönlichkeitsaspekte	3–4 Sitzungen pro Woche	Mehrere Jahre	• Berufsrechtlich (anerkannte Ausbildung) • Sozialrechtlich (erstattungsfähig durch gesetzliche Krankenkassen)
Tiefenpsychologisch fundierte Psychotherapie	Bearbeitung aktuell wirksamer neurotischer Konflikte	Psychoanalyse	• Patient sitzt • Traumdeutung • Deutung von Übertragungsphänomenen und Widerstand	Intrapsychische Konflikte	• Interaktion • Verbalisierte Deutung von Übertragung und Widerstand	Symptomminderung psychodynamischer Konflikte	1–2 Sitzungen pro Woche	Monate bis Jahre	• Berufsrechtlich (anerkannte Ausbildung) • Sozialrechtlich (erstattungsfähig durch gesetzliche Krankenkassen)
Klientenzentrierte Gesprächspsychotherapie	Selbstvervollkommnung des Patienten	Humanismus	• Positive Wertschätzung • Empathie • Kongruenz • Verbalisierung der Emotionen des Klienten	Individuum	• Nondirektive Gesprächsführung • Schaffung eines geeigneten Rahmens	Abbau von Inkongruenzen zur Wiederherstellung der Aktualisierungsfähigkeit	1 Sitzung pro Woche	Variabel	• Berufsrechtlich (anerkannte Ausbildung)

Tab. 6.5 Psychotherapieverfahren *(Forts.)*

Verfahren	Konzept	Ursprung	Methoden	Fokus	Therapeutenrolle	Therapieziel	Frequenz	Dauer	Anerkennung
Systemische Therapie	Sozialer Kontext und Interaktion als Basis für Probleme und Lösungen	Familientherapie	• Detaillierte Auftragsklärung • Zirkuläres Fragen • Skalenfragen • Paradoxe Intervention • Skulptur oder Familienrekonstruktion	(Familien-) System	• Wenige Normen vorgebend • Patienten helfen, selbst die Lösungen zu finden	Symptomminderung durch Aufzeigen und Verändern von schädigenden Beziehungsmustern	Variabel	Meist wenige Sitzungen	• Berufsrechtlich (anerkannte Ausbildung) • Sozialrechtlich (erstattungsfähig durch gesetzliche Krankenkassen)

Raphael Kunisch

7

Maßnahmen zur Förderung von Gesundheit

IMPP-Hits

- Gesundheitsförderung, Präventionsarten (primär, sekundär, tertiär) (► Kap. 7.1.2, ► Kap. 7.2.3)
- Verhältnis- und Verhaltensprävention (► Kap. 7.2.2)
- Screening (► Kap. 7.2.3)
- Impfungen (► Kap. 7.2.3)
- Rehabilitation (► Kap. 7.4)
- Selbsthilfegruppen (► Kap. 7.3)
- Soziale Unterstützung (► Kap. 7.4.1)

7.1 Gesundheitsbildung und Gesundheitsförderung

7.1.1 Gesundheitsbildung

Der früher verbreitete, etwas autoritär anmutende Begriff **Gesundheitserziehung** weicht heute zunehmend dem zeitgeistig angepassten Konzept der **Gesundheitsbildung.** Zielgruppe für die Vermittlung eines gesundheitsbewussten Lebensstils bzw. gesundheitsfördernder und krankheitsvermeidender Verhaltensweisen sind Menschen jeden Alters. Bereits in **Kindergarten** und Grundschule werden die Prinzipien einer **gesunden Ernährung,** ausreichender **Bewegung** und eines ausgewogenen Verhältnisses von Aktivität und Entspannung umgesetzt und Grundkenntnisse zu Körper und Seele vermittelt. Auch Methoden der **Unfallverhütung** spielen früh eine wichtige Rolle. Im weiteren Verlauf der schulischen Ausbildung kommen **Sexualaufklärung** und **suchtpräventive Maßnahmen** hinzu.

Wichtigste Träger der Gesundheitsbildung für Erwachsene sind die **Volkshochschulen.** Daneben engagieren sich –insbesondere mittels Aufklärungskampagnen – das **Bundesinstitut für Öffentliche Gesundheit**[1] (BIÖG; https://www.bioeg.de/ueber-uns/aufgaben-und-ziele/) und die **Krankenkassen** (z. B. durch Kursangebote, finanzielle Anreize und Bonusprogramme). Um möglichst viele Menschen zu erreichen, werden alle Medien genutzt: So gibt es neben Büchern und Zeitschriften, Fernseh- und Radiosendungen, Messen und Vorträgen auch eine Vielzahl von Angeboten im Internet.

Neben der Schaffung von Anreizen für gesundheitsförderliches Verhalten greift die **Regierung** auch gezielt gegen gesundheitsschädliche Verhaltensweisen durch, indem sie z. B. die Werbung für Alkohol und Zigaretten reglementiert und den Verkauf dieser Genuss- und Suchtmittel an Kinder und Jugendliche untersagt.

Kinderärzten kommt im Rahmen der Kindervorsorgeuntersuchungen (U1 bis J1) die Aufgabe zu, über Schutzimpfungen zu informieren und diese durchzuführen.

7.1.2 Gesundheitsförderung

In Organisationen

Der in § 20a Fünftes Sozialgesetzbuch (SGB V) angeführten **betrieblichen Gesundheitsförderung**

[1] Seit dem 13.02.2025 neuer Name der *Bundeszentrale für gesundheitliche Aufklärung* (BZgA)

(BGF) liegt die Erkenntnis zugrunde, dass ein Unternehmen auf Dauer nur Bestand haben kann, wenn es über mehrheitlich gesunde und motivierte Mitarbeiter verfügt. Leistungserbringer sind auch hier die Krankenkassen, die u.a. **Informations- und Schulungsmaßnahmen** anbieten und dabei sowohl auf gesundheitliche Aspekte des Arbeitsplatzes und der Arbeitsorganisation als auch auf das **individuelle Gesundheitsverhalten** des einzelnen Arbeitnehmers eingehen. Die Gründe für Krankschreibungen und Arbeitsunfähigkeiten werden analysiert, Befragungen durchgeführt und – hierarchieübergreifend – unternehmensspezifische gesundheitsfördernde Maßnahmen entwickelt. Übergeordnete Themen sind Ernährung und Bewegung, Stressbewältigung, Sucht und Raucherentwöhnung. In dem Begriff **Work-Life-Balance** kommt sowohl die klare Unterscheidung von Arbeit und Privatleben als auch das Bestreben, beide in ein gesundes Gleichgewicht zu bringen, zum Ausdruck.

In der Kommune

Die Idee der kommunalen Gesundheitsförderung beruht auf den Thesen der Weltgesundheitsorganisation (WHO), wie sie 1986 in der Ottawa-Charta beschrieben wurden. In diesem Zusammenhang wurde das *European Healthy Cities Network* gegründet, dem sich 1988 eine deutsche Sektion als **Gesunde-Städte-Netzwerk** anschloss. Dieses Netzwerk wird von den darin vertretenen Kommunen als „Lern-, Aktions- und Diskussionsinstrument" verstanden, das mit seinem Know-how im Sinne der Gesundheitsförderung Einfluss auf Kommunalpolitik, Städteplanung und Sozialwesen nehmen soll. Dadurch sollen auf kommunaler Ebene die Rahmenbedingungen für eine möglichst hohe Beteiligung von Bürgern an der Gestaltung ihrer Umwelt geschaffen werden. Im Mittelpunkt stehen dabei die Kriterien „gesund" und „nachhaltig". Kirchengemeinden oder Sportclubs, Beratungsstellen und Vereine bieten ihre Dienste gezielt auch sozial benachteiligten Familien an und tragen so zur kommunalen Gesundheits- und Bildungsförderung bei.

Strukturelle und personale Gesundheitsförderung

Die **strukturelle Gesundheitsförderung** schafft durch entsprechende Gesetzgebung die grundsätzlichen Bedingungen dafür, dass Menschen gesund leben können. Sie ist verhältnisorientiert. Beispiele sind ausgewogene Schul- und Betriebskantinenspeisung, gesetzliche Vorgabe von Erholungsurlaub, Jodierung von Speisesalz, Tabaksteuer und Rauchverbot in Gaststätten oder die Anschnallpflicht im Auto.

Die **personale Gesundheitsförderung** zielt dagegen auf individuelles Verhalten ab: Risiken sollen minimiert und Gesundheit gestärkt werden. Beispiele für solche Maßnahmen sind Werbung für die Nutzung von Kondomen zur Prävention von Geschlechtskrankheiten und AIDS oder der Anreiz per Bonusheft zur jährlichen zahnärztlichen Untersuchung.

7.2 Prävention

Die **Prävention** (lat. „praevenire" = verhüten) setzt einen Schritt vor der kurativen Medizin an. Sie will das Auftreten von Krankheiten oder deren Verschlimmerung verringern und deren Erkennung beschleunigen, sodass Patienten in früheren Krankheitsstadien behandelt werden können. Sie unterscheidet sich im Sinne des salutogenetischen Konzepts von der Gesundheitsförderung dadurch, dass sie Gesundheit im Allgemeinen fördern möchte, ohne gezielt Krankheiten zu verhüten.

7.2.1 Ethische und ökonomische Probleme der Prävention

Die Prävention begründet sich sowohl **ethisch** – der Mensch soll nicht leiden und möglichst lange und zufrieden leben – als auch **ökonomisch:** Finanzielle und wirtschaftliche Einbußen, die durch den Krankheitsausfall von Arbeitnehmern oder die Behandlung von Patienten entstehen, sollen verhindert werden.

Präventive Maßnahmen basieren auf statistischen Zusammenhängen und agieren somit anhand einer starken Vereinfachung der Wirklichkeit: Auch unter „gesunden" Bedingungen werden Menschen krank; nicht jeder Raucher bekommt Lungenkrebs, und nicht jeder, der an Lungenkrebs erkrankt, ist Raucher. Impfgegner argumentieren mit einer möglichen Gesundheitsschädigung durch den Impfstoff. Eine präventive Medikation bei Gesunden erscheint zumindest fragwürdig.

Mit dem Konzept der „Number Needed to Treat" (NNT; ▸ Kap. 3.4.2) wird ausgedrückt, wie viele Menschen auch ohne persönlichen Nutzen an einer Screening- oder Behandlungsmaßnahme teilnehmen müssen, damit eine Person tatsächlich profitiert. Daraus kann geschlossen werden, ob sich die Maßnahme letztlich ökonomisch für die Gesamtgesellschaft lohnt. Unterschieden werden ein **bevölkerungs-** und ein **risikogruppenbezogener Präventionsansatz,** wohinter sich das Problem einer gerechten und wirtschaftlich sinnvollen Ressourcenverteilung verbirgt. Des Weiteren muss die mögliche Diskriminierung jener, die präventive Maßnahmen für sich ablehnen, als ethisches Problem berücksichtigt werden.

7.2.2 Grundbegriffe der Prävention

Abhängig vom Gegenstand der Maßnahmen lassen sich Verhaltens- und Verhältnisprävention voneinander abgrenzen.

- **Verhaltensprävention:** Maßnahmen, die sich gezielt an **einzelne Individuen** richten und versuchen, gesunde Verhaltensweisen zu fördern (z. B. Ernährungsumstellung, Raucherentwöhnung, Rückenschulungen).
- **Verhältnisprävention:** Maßnahmen, die versuchen, **Umwelt und Gesellschaft** gesundheitsförderlich zu gestalten (z. B. Gurtpflicht im Auto, Rauchverbot in öffentlichen Gebäuden, Lärmdämmung).

Um Lebensgewohnheiten zu ändern, hat sich der **Setting-Ansatz** als besonders hilfreich erwiesen. Er ist Teil der **primären Prävention.**

Merke

Beim **Setting-Ansatz** wird versucht, Menschen in ihren persönlichen sozialen Systemen und Lebenswelten aufzusuchen und gezielt anzusprechen. Das Ziel ist, gesundheitsförderliches Verhalten im Alltag zu erreichen (z. B. Hygieneunterricht in der Schule, Verteilung sauberer Spritzen an Drogenumschlagspunkten).

7.2.3 Formen der Prävention

1964 führte der amerikanische Psychiater Gerald **Caplan** die Begriffe **primäre, sekundäre** und **tertiäre Prävention** ein, um die zeitlichen Ansatzpunkte möglicher Interventionen zu unterscheiden (► Abb. 7.1).

- **Primordialprävention:** Sie bezeichnet jede präventive Maßnahme, die Risikofaktoren auf gesellschaftlicher Ebene beeinflusst und damit die Entstehung von Krankheiten reduziert oder verhindert (z. B. Jodierung von Speisesalz).
- **Primäre Prävention:** Sie richtet sich an vor allem an gesunde Menschen sowie Risikogruppen und soll Krankheit (z. B. durch Impfungen) oder gesundheitsschädliches Verhalten verhindern.
- **Sekundäre Prävention:** Sie dient der Früherkennung einer Erkrankung, bevor eine spürbare Gesundheitsstörung eingetreten ist, und soll deren Fortschreiten verhindern. Sie

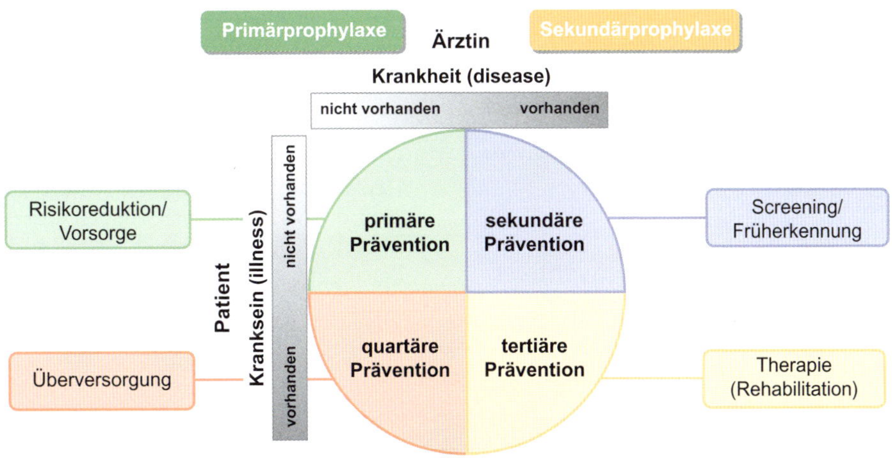

Abb. 7.1 Präventionsformen [P1614/L157]

richtet sich häufig an **Risikogruppen,** kann aber auch auf die **gesamte Bevölkerung** ausgeweitet werden (z. B. Brust- oder Darmkrebsfrüherkennung, Neugeborenenscreening auf angeborene Krankheiten). Daneben wird auch die **Verhinderung von Rezidiven** gelegentlich als Sekundärprävention bezeichnet.

- **Tertiäre Prävention:** Sie wird auch Rehabilitation genannt und soll Erkrankungen positiv beeinflussen, um eine **Verschlechterung des Gesundheitszustands zu vermeiden** und die **soziale und berufliche Wiedereingliederung Erkrankter** zu ermöglichen (z. B. Ernährungsschulungen für Diabetiker oder Selbsthilfegruppen für Suchtkranke).
- **Quartäre Prävention:** Der Begriff der quartären Prävention wurde vom belgischen Hausarzt Marc Jamoulle geprägt und bezeichnet die **Verhinderung von iatrogenen Schäden,** also von Gesundheitsschäden, die durch nutzlose ärztliche Behandlung erst verursacht wurden. Sie folgt damit dem ärztlichen Grundsatz des „Primum non nocere" („Zuerst nicht schaden."). *Beispiel:* Verzicht auf nicht unbedingt erforderliche Röntgenaufnahmen.

Merke

Präventionsformen:

- Primär = Verhinderung
- Sekundär = Screening
- Tertiär = Rehabilitation
- Quartär = Primum non nocere

Der Begriff **Primärprophylaxe** bezieht sich, wie zu erwarten, auf **primäre Prävention,** wobei der Begriff der **Sekundärprophylaxe** verwirrenderweise die **tertiäre Prävention** meint! Beispielsweise ist das Verhindern von Herzinfarkten durch Rauchstopp eine Primärprophylaxe bei bisher gesunden Patienten und bei Patienten, die schon einen Herzinfarkt hatten, eine Sekundärprophylaxe.

7.2.4 Entwicklungsbedarf präventiver Maßnahmen im Gesundheitssystem

Der Entwicklungsschwerpunkt hinsichtlich präventiver Maßnahmen liegt neben der inhaltlichen Vielfalt (Angebote für alle Altersgruppen, Berücksichtigung aller Bildungs- und Einkommensschichten, Erweiterung des Spektrums der erfassbaren Gesundheitsstörungen) zunehmend im Bereich der Qualitätssicherung und des **Qualitätsmanagements.** Dazu gehört auch die stärkere Verankerung des Themengebiets Prävention in die **medizinische Aus- und Weiterbildung** und in das Leitbild von Arztpraxen und Krankenhäusern.

Merke

Präventionsparadoxon

Das **Paradoxon der Prävention** nach Geoffrey Rose hat den Hintergrund, dass sich in sehr großen Gruppen (bspw. in der Bevölkerung eines Landes) trotz eines sehr geringen Krankheitsrisikos eine hohe Fallzahl findet.

Das **Paradoxe** besteht darin, dass Präventionsmaßnahmen, die sich an große Teile der Bevölkerung mit einem jeweils geringen persönlichen Risiko richten, insgesamt mehr Krankheiten verhindern, als Maßnahmen, die sich gezielt an gefährdete Einzelpersonen oder Risikogruppen richten.

7.3 Selbsthilfe und Selbsthilfegruppen

In den 1970er-Jahren entwickelten sich in Deutschland im Rahmen der gesellschaftlichen Veränderungen **Selbsthilfegruppen.** Hierbei schlossen sich von einer **Krankheit Betroffene** zusammen, um **Informationen auszutauschen** und sich gegenseitig bei der **Krankheitsbewältigung emotional zu unterstützen.** Viele Gruppen leisten zudem **Aufklärungsarbeit** in der Öffentlichkeit und engagieren sich in der Politik als **Interessenvertreter** der Patienten. Neben den regelmäßigen Gruppentreffen bieten immer mehr Selbsthilfevereine auch Beistand und Beratung per Internet an. Hinsichtlich Struktur und Offenheit weisen die über 70.000 Gruppen in Deutschland deutliche Unterschiede auf: Während die Mehrzahl der Gruppen ausschließlich Betroffene aufnimmt, greift ein Teil auch auf die Beteiligung oder die Anleitung professioneller Therapeuten zurück. Zudem lassen sich umfassend organisierte **formelle Gruppen** von eher lose verbundenen **informellen Gruppen** unterscheiden.

Inzwischen sind Selbsthilfegruppen zu einer anerkannten Institution im deutschen Gesundheitssystem geworden. Dies wurde auch durch den Gesetzgeber bestätigt, der im Jahr 2000 durch Schaffung des § 20c SGB V die gesetzlichen Krankenkassen zur **finanziellen Förderung** der Selbsthilfe und der **Einbeziehung von Patientenvertretern** in Entscheidungsgremien des Gesundheitswesens verpflichtete. Zuweilen wird Selbsthilfe neben ambulanter, stationärer und rehabilitativer Versorgung auch als „Vierte Säule" des Gesundheitswesens bezeichnet.

7.4 Rehabilitation

Der Begriff der Rehabilitation kann in verschiedenen Zusammenhängen Unterschiedliches bedeuten. Gemeinsamer Nenner der Rehabilitation ist jedoch stets, dass die Maßnahmen auf die **Wiederherstellung eines ursprünglichen, besseren Zustands eines Individuums** abzielen: Im medizinischen Zusammenhang ist die **Abwendung oder Abmilderung von dauerhafter Behinderung** gemeint, im beruflichen Kontext die **Wiederherstellung der Arbeitsfähigkeit** und im sozialen Rahmen die **Wiedereingliederung ins gesellschaftliche Leben (Teilhabe).** Das deutsche Rehabilitationswesen ist sehr komplex; im Folgenden werden die wichtigsten Fakten kurz erläutert.

7.4.1 Rehabilitationsträger

In Deutschland existieren sieben unterschiedliche Leistungsträger der Rehabilitation. Welcher dieser Rehabilitationsträger für die Durchführung oder Erbringung von Rehabilitationsmaßnahmen jeweils zuständig ist, richtet sich nach der Rehabilitationsform und den persönlichen Umständen des Rehabilitanden (▸ Tab. 7.1).

Merke

Der zahlenmäßig **größte Rehabilitationsträger für Angestellte** ist die **Rentenversicherung.** Ihr Grundsatz lautet: „Reha vor Rente", d. h., dass Rente aufgrund einer Behinderung nur dann gewährt wird, wenn eine Rehabilitation nicht möglich ist.

7.4.2 Soziotherapie

Im Jahr 2000 wurde ein neuartiges Versorgungsangebot der gesetzlichen Krankenversicherung mit dem Namen Soziotherapie geschaffen. Sie soll Patienten mit schweren psychischen Störungen motivieren, medizinische Leistungen in Anspruch zu nehmen, und ihnen bei der Koordination und Inanspruchnahme dieser medizinischen Leistungen helfen. Ziel der Soziotherapie ist es, die Patienten in kurzer Zeit von fremder Hilfe unabhängig werden zu lassen und stationäre Krankenhausaufenthalte zu vermeiden.

Tab. 7.1 Leistungsträger der Rehabilitation in Deutschland

Rehabilitationsträger	Leistungsgruppe			
	medizinisch	Arbeitsleben	unterhaltssichernd	gesellschaftlich
Gesetzliche Rentenversicherung	X	X	X	
Gesetzliche Krankenversicherung	X		X	
Gesetzliche Unfallversicherung	X	X	X	X
Bundesagentur für Arbeit		X	X	
Träger der Sozialhilfe	X	X		X
Träger der öffentlichen Jugendhilfe	X	X		X
Kriegsopferversorgung und Kriegsopferfürsorge	X	X	X	X

Raphael Kunisch

8 Patient und Gesundheitssystem

IMPP-Hits

- Krankenversicherungssysteme (GKV, PKV, Modelle) (► Kap. 8.1.3)
- Gesundheitsversorgung (ambulant, integriert)
- Institutionen
- Pflege (Versicherung, Pflegegrade, ADL)
- Qualitätssicherung (Struktur-, Prozess-, Ergebnisqualität)
- Palliativmedizin

8.1 Elemente des Gesundheitssystems

8.1.1 Gesundheitssystemmodelle

Es existieren zwei klassische Modelle für Gesundheitssysteme, die sich im 19. und 20. Jahrhundert in Deutschland und Großbritannien entwickelt haben, sowie das Modell der ehemaligen Sowjetunion.

Bismarck-Modell

Die Grundidee des Bismarck-Modells (benannt nach dem deutschen Politiker Otto von Bismarck), auf dem das deutsche Gesundheitssystem basiert, ist die gesetzliche **Pflichtversicherung:** Berufstätige und Arbeitgeber sind verpflichtet, einen prozentualen Anteil des Bruttoeinkommens in eine Krankenversicherung einzubezahlen. Hierdurch zahlen Versicherte mit höherem Einkommen mehr als Versicherte mit niedrigerem Einkommen, weshalb es sich um ein **solidarisches System** handelt.

Beveridge-Modell

Das wesentliche Element des Beveridge-Modells (benannt nach dem britischen Ökonomen Sir William Beveridge) ist die **steuerfinanzierte,** einkommensunabhängige Versorgung der **gesamten Bevölkerung.** Ein **nationaler Gesundheitsdienst** unter staatlicher Kontrolle organisiert und reglementiert den Zugang zu und den Umfang von medizinischen Leistungen.

Semashko-Modell

Das Semashko-Modell der öffentlichen Gesundheitsversorgung, benannt nach dem russischen Arzt Nikolai Semashko, ist in Osteuropa verbreitet. Die Finanzierung erfolgt durch **steuerfinanzierte** öffentliche Mittel, die einen **staatlichen Gesundheitsdienst** unterhalten, in dem alle Gesundheitsdienstleister fest angestellt sind. Es besteht für alle Bürger freier Zugang zum Gesundheitssystem; die Steuerung des Gesundheitswesens erfolgt zentral.

8.1.2 Gesundheitsversorgung

Die deutsche Gesundheitsversorgung gliedert sich in zwei Bereiche: den **ambulanten** und den **stationären** Sektor. Während diese Bereiche in Deutschland traditionell stark getrennt sind, zielen Reformmaßnahmen auf eine **Förderung des sektorenübergreifenden Wettbewerbs** ab.

Ambulanter Sektor

Der Begriff „ambulant" stammt aus dem Lateinischen („ambulare") und bedeutet in etwa „umhergehen(d)": Der Patient bleibt nicht stationär über Nacht wie im Krankenhaus, sondern geht nach der Behandlung wieder nach Hause. Der ambulante Sektor wird hauptsächlich durch **niedergelassene Ärzte und andere Heilberufe** gebildet. Der **Sicherstellungsauftrag** im ambulanten Bereich **obliegt** den **Kassenärztlichen Vereinigungen** (KVen). Sie müssen dafür Sorge tragen, dass eine adäquate ambulante Versorgung der Bevölkerung gewährleistet ist.

Stationärer Sektor

Der stationäre Sektor wird von Krankenhäusern, Rehabilitationskliniken und Pflegeheimen gebildet. Die Bundesländer sind dafür verantwortlich, dass eine ausreichende stationäre Versorgung der Bevölkerung gewährleistet ist, wozu die Länder Krankenhauspläne führen. Im Rahmen der Reformen des Gesundheitssystems ist in deutschen Krankenhäusern während der letzten Jahre die **stationäre Verweildauer massiv zurückgegangen.**

Integrierte Versorgung

Der Begriff **Integrierte Versorgung** bezeichnet einen Ansatz zur sektorübergreifenden und besser vernetzten Behandlung von Patienten. Hierzu wurde durch das GKV-Modernisierungsgesetz 2004 und das GKV-Versorgungsstrukturgesetz 2011, die Möglichkeit geschaffen, dass Leistungserbringer aus dem ambulanten wie stationären Sektor sowie andere Leistungserbringer wie pharmazeutische Unternehmen und Medizinproduktehersteller über Selektivverträge direkt mit den Krankenkassen abrechnen. Ein solcher Selektivvertrag wird über pauschalisierte Vergütungen für bestimmte Patientengruppen abgeschlossen und findet außerhalb der Regelversorgung statt.

Medizinische Versorgungszentren (MVZ)

Das GKV-Modernisierungsgesetz hat im Jahr 2004 Medizinische Versorgungszentren als neue Einrichtung in der Gesundheitsversorgung geschaffen. Hierbei handelt es sich um Zusammenschlüsse niedergelassener Ärzte unterschiedlicher Fachrichtungen und anderer Heilberufe in einem ambulanten Zentrum unter ärztlicher Leitung. Dabei soll die gemeinsame Nutzung von Geräten, Räumlichkeiten und Personal Kosten einsparen helfen. Gleichzeitig wird eine Steigerung der Behandlungsqualität durch bessere interdisziplinäre Versorgung und kürzere Wege angestrebt. Außerdem soll das Schnittstellenproblem in der medizinischen Versorgung so reduziert werden.

Klinik

Als **Schnittstellenproblem in der medizinischen Versorgung** wird der Umstand bezeichnet, dass Informationen beim Wechsel von Versorgern häufig verloren gehen, z. B. bei der Überweisung vom Hausarzt an einen Facharzt. Die Gründe hierfür sind teilweise datenschutzrechtliche Bestimmungen, welche die Informationsweitergabe reglementieren, sowie die mangelnde Vernetzung der Versorgungsinstanzen. Auch die freie Arztwahl (die Möglichkeit des Patienten die Versorger jederzeit zu wechseln) trägt zur Schnittstellenproblematik bei. Maßnahmen wie die elektronische Gesundheitskarte sollen dem Schnittstellenproblem entgegenwirken.

8.1.3 Krankenkassen

In Deutschland existieren gegenwärtig zwei unterschiedliche Krankenversicherungssysteme: gesetzliche und private Krankenkassen. In Deutschland **sind rund 90 % der Bevölkerung gesetzlich versichert.** Die wichtigsten Unterschiede zwischen den beiden Systemen fasst ▸ Tab. 8.1 zusammen.

8.1.4 Palliativmedizin

Ein vergleichsweise junger Bereich und eine Disziplin, die in den vergangenen Jahren zunehmend an Bedeutung gewonnen hat, ist die Palliativmedizin. Der Name leitet sich von lat. „pallium" (= Mantel) ab: Die Palliativmedizin legt sich wie ein schützender Mantel um den unheilbar Kranken. Dabei sollte die palliative Versorgung nicht erst in der terminalen Sterbephase des Patienten, sondern bereits möglichst frühzeitig bei infauster Diagnose beginnen. Die Arbeit der Palliativmedizin kann sich mit der Unterstützung der trauernden Angehörigen auch über den Tod des Patienten hinaus erstecken.

Tab. 8.1 Krankenversicherungssysteme in Deutschland

Aspekt	Gesetzliche Krankenkassen	Private Krankenkassen
Beiträge	**Solidaritätsprinzip:** Der Versicherungsbeitrag richtet sich prozentual nach dem Einkommen. Wer ein höheres Einkommen erzielt, zahlt einen höheren Beitrag bei gleicher Leistung im Bedarfsfall.	**Äquivalenzprinzip:** Der Beitrag wird von der Versicherung nach dem individuellen Krankheitsrisiko berechnet.
Leistungsvergütung	**Sachleistungsprinzip:** Der Versicherte nimmt medizinische Leistungen in Anspruch, ohne dafür zu bezahlen. Die Behandler rechnen direkt mit der Krankenkasse ab.	**Kostenerstattungsprinzip:** Leistungen werden zunächst dem Patienten in Rechnung gestellt und von diesem beglichen. Die Kosten werden dem Patienten dann nach Einreichung des Belegs von der Krankenkasse erstattet.
Versicherungsrisiko	**Risikostrukturausgleich:** Zum Ausgleich des unterschiedlichen Versichertenspektrums gesetzlicher Krankenkassen wird bei diesen ein Finanzausgleich durchgeführt. Hierbei erhalten Krankenkassen mit einem hohen Versicherungsrisiko, also vielen älteren und kränkeren Versicherten, Ausgleichszahlungen.	**Risikoselektion:** Versicherungen bemühen sich darum, Versicherte mit einem geringen Erkrankungsrisiko auszuwählen. So kann eine Privatversicherung einen Antragsteller auch gänzlich ablehnen.
Leistungsumfang	**Leistungskatalog:** Der Gemeinsame Bundesausschuss bestimmt einen Katalog der erstattungsfähigen Leistungen. Dieser ist für alle Versicherten verbindlich, unabhängig von der individuellen Beitragshöhe.	**Individuell verhandelbar:** Die Versicherungsleistungen sind je nach Versicherungstarif und Gesellschaft unterschiedlich. Durch Aufpreise können zusätzliche Leistungen vereinbart werden.
Mitversicherung	**Familienversicherung:** Ehegatten, eingetragene Lebenspartner und Kinder des Versicherten können kostenfrei mitversichert werden.	**Keine Mitversicherung:** Familienangehörige, auch minderjährige Kinder, brauchen eine eigene Krankversicherung.
Anteil der Bevölkerung	90 %	10 %

Aufgaben

Die Palliativmedizin verfolgt mit der **Verbesserung der Lebensqualität** unheilbar Kranker und ihrer Angehörigen einen nichtkurativen Behandlungsansatz. Hierbei kann auch eine Verkürzung der Lebensspanne des Kranken zugunsten der Lebensqualität in Kauf genommen werden. Zu den Aufgaben der Palliativmedizin zählen:

- **Linderung von Schmerzen**
- **Verminderung psychosozialer Belastungen**
- **Spirituelle Betreuung**
- **Sterbebegleitung**

Palliative Einrichtungen

Gegenwärtig gibt es vier unterschiedliche Typen palliativmedizinischer Einrichtungen.

1. **Hospiz:** stationäre Pflegeeinrichtung für schwerstkranke unheilbare Patienten mit Symptomstabilität, bei denen eine ambulante Betreuung nicht möglich ist. Die Betreuungsdauer liegt zwischen einigen Wochen und Monaten bei einer Entlassungsrate von unter 2 %.
2. **Palliativstationen:** an ein Krankenhaus angeschlossene, auf palliativmedizinische Versorgung spezialisierte Station unter ärztlicher Leitung. Die Aufnahme unheilbar kranker Patienten erfolgt zur Krisenintervention mit dem Ziel, die Patienten bei besserer Symptomkontrolle wieder in die häusliche Umgebung zu entlassen. Die Liegedauer ist auf wenige Wochen begrenzt, wobei eine Wiederaufnahme möglich ist. Die Entlassungsrate liegt bei über 50 %.

3. **Ambulante Hospizdienste:** ausgebildete ehrenamtliche Hospizhelfer, die sterbende Patienten und deren Angehörige ambulant unterstützen und von den Krankenkassen nach § 39a SGB V gefördert werden.
4. **Spezialisierte Ambulante Palliativversorgung (SAPV):** interdisziplinäre Teams (Palliative Care Teams) von sechs bis acht speziell ausgebildeten Ärzten, Pflegern, Psychologen, Seelsorgern und Mitgliedern anderer Heilberufe. Ihre Aufgaben sind die Koordination der Versorgung, Beratung und die ambulante palliative Versorgung von Sterbenden und ihren Angehörigen.

8.2 Ärzteschaft

8.2.1 Profession

Die Geschichte des Arztberufs gilt als eines der typischsten Beispiele für Professionalisierung. Damit wird ein Prozess beschrieben, in dessen Verlauf sich aus einem Beruf aufgrund seiner besonderen Stellung eine Profession entwickelt.

Kriterien

Folgende Merkmale werden der Professionalisierung zugeschrieben:

- **Monopol auf berufsspezifische Kompetenzen:** Viele ärztliche Leistungen sind gesetzlich geschützt. Sie dürfen nur durch einen approbierten Arzt erbracht werden, z. B. die Verordnung rezeptpflichtiger Arzneimittel.
- **Normative Eigenkontrolle:** Die Erstellung von Berufsnormen und die Überprüfung ihrer Einhaltung wird vom Staat an Organe der Profession übertragen, z. B. das ärztliche Berufsgericht.
- **Autonome Selbstverwaltung:** Standesorganisationen der Profession haben den staatlichen Auftrag, die ärztliche Tätigkeit umfassend zu regeln, z. B. die Regelung der Fort- und Weiterbildung von Ärzten, welche die Ärztekammern selbstständig festlegen.
- **Spezialisierung:** Die Profession verfügt über ein Expertenwissen, das über eine aufwendige akademische Ausbildung erworben wird, z. B. das Medizinstudium und das medizinische Staatsexamen.

Deprofessionalisierung

Gegenwärtig sind im Zusammenhang mit den rechtlichen und gesellschaftlichen Entwicklungen Tendenzen zur **Deprofessionalisierung** des Arztberufes erkennbar: Der (teilweise rasante) technische Fortschritt und die fortschreitende Spezialisierung führen dazu, dass Ärzte zunehmend auf nichtärztliche Spezialisten angewiesen sind, z. B. Kardiotechniker. Auch die Zunahme der öffentlichen Kontrolle von Ärzten ist Teil dieses Deprofessionalisierungsprozesses. So wurde z. B. der Rat der Deutschen Stiftung Organtransplantation (DSO) infolge der Organspendenskandale im Jahr 2012 zur besseren Kontrolle mit nichtärztlichen Vertretern von Bund und Ländern besetzt. Auch die Veränderung der Arzt-Patient-Beziehung im Sinne des partizipatorischen Modells schränkt Ärzte in ihrem Entscheidungsmonopol ein. Der erleichterte Zugang zu medizinischen Informationen durch die neuen Medien mindert außerdem die Expertenrolle des Arztes und gleicht das soziale Gefälle zwischen Arzt und Patient an. Befürworter der Deprofessionalisierung begrüßen dies als Demokratisierung der Medizin, während ihre Kritiker einen hiermit einhergehenden Qualitätsverlust befürchten.

8.2.2 Berufsständische Einrichtungen

Zwei mit wichtigen gesellschaftlichen Aufgaben betraute Körperschaften des öffentlichen Rechts in Deutschland sind die Einrichtungen der ärztlichen Selbstverwaltung.

Ärztekammern

Die Ärztekammern sind Träger der berufsständischen Selbstverwaltung der deutschen Ärzteschaft. Sie sind in Form von 17 Landesärztekammern (in Nordrhein-Westfalen existieren zwei Ärztekammern) nach Bundesländern organisiert. Alle approbierten Ärzte sind zur Mitgliedschaft in der für sie zuständigen Landesärztekammer verpflichtet. Ärztekammern sind mit einer Vielzahl von berufsständischen Aufgaben betraut. Die wichtigsten sind:

- Förderung und Regelung der ärztlichen **Fort- und Weiterbildung**
- Berufspolitische **Interessenvertretung**
- Festlegung einer **Berufsordnung**
- **Überwachung** der Einhaltung berufsrechtlicher Pflichten
- **Sanktionierung** von Verstößen gegen die Berufsordnung

Merke

Ärztekammern sind erst nach Erteilung der Approbation zuständig und regeln daher nicht die medizinische Ausbildung, sondern nur die Fort- und Weiterbildung.

Kassenärztliche Vereinigungen

Den Kassenärztlichen Vereinigungen (KVen), die analog zu den Ärztekammern in 17 regionale Kassenärztliche Vereinigungen gegliedert sind, gehören verpflichtend sämtliche Ärzte und Psychotherapeuten an, die eine Zulassung zur Behandlung gesetzlich Versicherter erhalten haben (Vertragsärzte). Ihre Dachorganisation, die Kassenärztliche Bundesvereinigung (KBV), handelt mit den gesetzlichen Krankenkassen einen Kollektivvertrag für alle Vertragsärzte und Psychotherapeuten aus und verteilt das Budget unter ihnen. Im Gegenzug tragen die KVen dafür Sorge, dass die ambulante Patientenversorgung bundesweit gewährleistet ist, und sie beschränken die Niederlassungsfreiheit von Vertragsärzten, um eine regionale Überversorgung zu vermeiden.

Die wichtigsten Rechte und Pflichten der KVen sind:

- Sicherstellungsauftrag für die ambulante Patientenversorgung
- Bedarfsgerechte Verteilung der Vertragsarztsitze
- Wahrnehmung der Rechte der Vertragsärzte gegenüber den gesetzlichen Krankenkassen
- Abrechnung von vertragsärztlich nach dem Sachleistungsprinzip erbrachten Leistungen

Merke

Während in Deutschland gemäß Art. 12 Grundgesetz (GG) grundsätzlich **Niederlassungsfreiheit** für Ärzte herrscht, wird diese de facto durch die Kassenärztlichen Vereinigungen für Vertragsärzte der gesetzlichen Krankenkassen eingeschränkt, um die Versorgung sinnvoll zu steuern.

8.3 Pflege

8.3.1 Historische Entwicklung der Pflege

Die Geschichte der Pflege ist eng mit den gesellschaftlichen, wirtschaftlichen und medizinischen Entwicklungen verknüpft. Während die ärztliche Heilkunst bereits in der Antike institutionalisiert wurde, blieb die Pflege lange Zeit eine informelle, oft familiär oder religiös geprägte Aufgabe. Erst mit dem gesellschaftlichen Wandel im 19. und 20. Jahrhundert wurde die Pflege als eigenständiger Beruf mit strukturierten Ausbildungswegen etabliert.

Pflege in der Vormoderne: zwischen Tradition und Nächstenliebe

In frühen Gesellschaften war Pflege in erster Linie eine häusliche Aufgabe, die von Familienangehörigen oder religiösen Gemeinschaften übernommen wurde. Klöster spielten ab dem Mittelalter eine wesentliche Rolle in der Organisation der Krankenpflege. Die Pflege war weniger eine professionelle Tätigkeit als vielmehr ein Ausdruck christlicher Nächstenliebe.

Der Übergang zur modernen Pflege: Florence Nightingale und die Professionalisierung

Die Industrialisierung im 19. Jahrhundert führte zu massiven gesellschaftlichen Umbrüchen, darunter zu Urbanisierung und einer steigenden Nachfrage nach strukturierter Gesundheitsversorgung. Florence Nightingale wird oft als Schlüsselfigur der modernen Pflege bezeichnet. Sie etablierte erstmals systematische Ausbildungsprogramme und führte evidenzbasierte Hygienestandards in Krankenhäusern ein. Ihr Einfluss war für die Entwicklung der Krankenpflege als anerkannte Berufssparte maßgeblich.

Pflege im 20. Jahrhundert: Akademisierung und Differenzierung

Während des 20. Jahrhunderts veränderten sich die Anforderungen an die Pflegeberufe erheblich. Der medizinisch-technische Fortschritt, der demografische Wandel und die zunehmende Komplexität der Gesundheitsversorgung machten eine fundierte Ausbildung unabdingbar. Besonders in der zweiten Hälfte des Jahrhunderts wurde die Pflege zunehmend differenziert: Neben der allgemeinen Krankenpflege entwickelten sich spezialisierte Pflegeberufe, etwa in der Intensivmedizin oder der Altenpflege.

Pflege im 21. Jahrhundert: Akademisierung und Professionalisierung

Die letzten Jahrzehnte waren geprägt von einer weitergehenden Professionalisierung der Pflege, die sich insbesondere durch die Akademisierung ausdrückt. Während die Pflegeausbildung lange Zeit als praktische Lehre erfolgte, wurden zunehmend akademische Qualifikationen eingeführt. Dieser Prozess verläuft in Deutschland jedoch langsamer als in vielen anderen Ländern. Während beispielsweise in Skandinavien und den USA akademische Pflegeabschlüsse zum Standard gehören, existieren in Deutschland weiterhin parallele Ausbildungswege, welche die vollständige Professionalisierung des Berufsbildes erschweren.

Die Akademisierung und Professionalisierung der Pflege sind zentrale Themen der aktuellen gesundheitspolitischen Debatte. Sie zielen darauf ab, die Qualität der Patientenversorgung zu verbessern, Pflegekräfte in ihrer Rolle zu stärken und den Beruf attraktiver zu gestalten. Gleichzeitig bleibt die Herausforderung bestehen, akademisierte Pflegekräfte sinnvoll in bestehende Strukturen zu integrieren und klare Karrierewege zu schaffen.

8.3.2 Professionalisierung der Pflege

Die Professionalisierung der Pflege ist ein vieldiskutiertes Thema, das eng mit der gesellschaftlichen Anerkennung und der fachlichen Weiterentwicklung des Berufsbildes verknüpft ist. Während die Ärzteschaft bereits früh eine klar definierte professionelle Identität entwickelte, stand die Pflege lange im Spannungsfeld zwischen fachlicher Expertise und einem traditionell geprägten Selbstbild als helfende Tätigkeit.

Merkmale der Professionalisierung

In der Pflege sind Merkmale der Professionalisierung nicht neu, wurden jedoch lange durch eine informelle Wissensvermittlung und traditionelle Hierarchien innerhalb des Gesundheitswesens eingeschränkt.

Kernpunkte der Professionalisierung der Pflege:

- **Wissensbasis und Forschung:** Die Pflegewissenschaft hat sich in den letzten Jahrzehnten zunehmend etabliert und bildet eine Grundlage für evidenzbasierte Pflegepraktiken.
- **Eigenständigkeit und Verantwortung:** Die Erweiterung des pflegerischen Handlungsrahmens durch akademische Qualifikationen führt zu mehr Entscheidungsautonomie in der Patientenversorgung.
- **Interdisziplinäre Zusammenarbeit:** Professionalisierte Pflege bedeutet auch eine neue Rollenverteilung innerhalb des medizinischen Teams, in der Pflegekräfte als Experten für pflegerische Prozesse agieren.
- **Berufspolitische Anerkennung:** Die Professionalisierung setzt eine stärkere Interessenvertretung voraus, etwa durch Pflegekammern oder berufsständische Organisationen, um bessere Arbeitsbedingungen und Karriereperspektiven zu schaffen.

Die zentrale Herausforderung liegt in der **Umsetzung dieser Professionalisierung** innerhalb bestehender Strukturen. Während einige Fortschritte, etwa in der Pflegeforschung oder in der Etablierung von erweiterten Rollen für Pflegekräfte, bereits erkennbar sind, bleibt die Gleichstellung mit anderen akademischen Gesundheitsberufen ein langfristiges Ziel. Kritiker befürchten eine zunehmende Distanz zwischen akademisierten Pflegekräften und denjenigen, die in der direkten Patientenversorgung tätig sind. Zudem sind viele pflegerische Aufgaben weiterhin durch traditionelle Hierarchien bestimmt, in denen akademische Abschlüsse bislang nicht überall als Mehrwert anerkannt werden.

Ein weiteres Problem stellt die **mangelnde Durchlässigkeit** zwischen der beruflichen Ausbildung und akademischen Qualifikationen dar. Während in vielen Ländern akademische Abschlüsse Voraussetzung für eine Tätigkeit als Pflegekraft sind, existieren in Deutschland weiterhin parallele Ausbildungswege, die eine einheitliche Professionalisierung erschweren.

8.3.3 Pflegesystem in Deutschland

In Deutschland lebten im Jahr 2024 knapp 5,7 Millionen Pflegebedürftige. Der Großteil von ihnen wird **durch Angehörige** versorgt. Etwa ein Fünftel aller Pflegebedürftigen ist stationär in Pflegeheimen untergebracht. Als Reaktion auf die durch den demografischen Wandel bedingte starke Zunahme der Pflegebedürftigen wurden im Jahr 1995 die **Pflegeversicherung** und die **Pflegekasse** als fünfte Sozialversicherung eingeführt. Sie gewährt drei Arten von Mittel: Pflegesachleistungen, Pflegegeld und stationäre Pflege. Die Höhe der jeweiligen Zuwendungen richtet sich nach dem **Pflegegrad.**

Pflegegrade

Gegenwärtig existieren **fünf Pflegegrade,** die nach einer Prüfung durch den Medizinischen

Dienst der Krankenversicherung (MDK) vergeben werden. 2017 wurden die Pflegegrade durch das Zweite Pflegestärkungsgesetz (PSG II) als Weiterentwicklung der Pflegestufen eingeführt. Anhand der Pflegegrade wird dann die Höhe der Leistung bemessen. Der Pflegegrad wird umso höher eingestuft, je größer der Pflegebedarf in den folgenden sechs erhobenen **Modulen** ermittelt wurde:

- **Mobilität**
- **Kognitive und kommunikative Fähigkeiten**
- **Motorik und Psyche**
- **Selbstversorgung**
- Selbstständiger **Umgang mit krankheits- oder therapiebedingten Anforderungen** und Belastungen – sowie deren Bewältigung
- Gestaltung des **Alltagslebens und sozialer Kontakte**

Aktivitäten des täglichen Lebens
Zur Beurteilung der Pflegebedürftigkeit dient das Konzept der „**Aktivitäten des täglichen Lebens**" (ATL; engl. „activities of daily living", ADL). Hierbei werden die basalen Aktivitäten des täglichen Lebens von den komplexeren „instrumentellen Aktivitäten des täglichen Lebens" (iATL/iADL) unterschieden:

- Die **basalen ATL** umfassen die Bereiche: „Ernährung, Mobilität, Körperpflege und häusliche Versorgung" und werden im klinischen Alltag häufig anhand des sogenannten **Barthel-Index**-Fragebogens erhoben.
- Die **instrumentellen ATL** stellen eine Erweiterung der ATL dar und umfassen Telekommunikation, Einkaufen und Kochen, Haushaltsführung, Medikamenteneinnahme, die Nutzung von Transportmitteln sowie Bankgeschäfte.

Die Aktivitäten des täglichen Lebens sind ein zentrales Modell in der Kranken- und Altenpflege, das wiederkehrende Tätigkeiten beschreibt, die der Erfüllung menschlicher Grundbedürfnisse dienen. Diese Aktivitäten können im Alter oder bei Krankheit beeinträchtigt sein. Daher werden sie zur Beurteilung der Pflegebedürftigkeit herangezogen.
Die gängigsten **12 Aktivitäten des alltäglichen Lebens** sind nach Roper, Logan und Tierney sowie Juchli demnach:

- Für eine sichere Umgebung sorgen
- Kommunizieren
- Atmen
- Essen und Trinken
- Ausscheiden
- Sich sauber halten und kleiden
- Regulieren der Körpertemperatur
- Sich bewegen
- Arbeiten und Spielen
- Seine Geschlechtlichkeit leben
- Schlafen
- Sterben/Sinn finden

In der Pflege werden diese Aktivitäten mit verschiedenen ADL-Scores (Activities of Daily Living) erfasst, um den Unterstützungsbedarf gezielt zu bestimmen und eine bedarfsgerechte Versorgung zu gewährleisten (▸ Tab. 8.2).

Pflegeleistungen

- **Pflegesachleistungen:** Hierbei handelt es sich um die Grundpflege, die direkt von der Pflegekasse bezahlt wird und für die pflegebedürftige Person somit, wie die Sachleistungen in der gesetzlichen Krankenversicherung, kostenfrei ist.
- **Pflegegeld** ist eine finanzielle Entlohnung von pflegenden Angehörigen oder ehrenamtlichen Pflegern. Es wird an die zu pflegende Person ausbezahlt die dieses an ihre Pfleger weitergeben soll.
- **Stationäre Pflege:** Falls ambulante Pflege nach Prüfung durch den MDK nicht möglich ist, wird ein Sachleistungsbeitrag direkt an das stationäre Pflegeheim gezahlt.

Der **Medizinische Dienst der Krankenversicherung (MDK)** hat die Aufgabe, medizinische und pflegerische Leistungen oder den jeweiligen Leistungsbedarf zu begutachten und die gesetzlichen Krankenversicherungen und Pflegekassen zu beraten. Mithilfe angestellter Ärzte begutachtet er medizinische Leistungen und entscheidet über die **Zuordnung von Pflegebedürftigen zu einem Pflegegrad.**

8.4 Gesundheitsökonomie

Die Gesundheitsökonomie ist eine interdisziplinäre Wissenschaft, die sich mit unterschiedlichen Aspekten der Qualität und der Effizienz in der Gesundheitsversorgung befasst.

8.4.1 Qualitätsmanagement

Evidenzbasierte Medizin

Der Begriff Evidenzbasierte Medizin (Evidence-based Medicine, EbM) steht für eine medizinische

Tab. 8.2 IADL-Skala nach Lawton und Brody

Bereich	Beschreibung	Punkte
Funktion	Benutzt Telefon aus eigener Initiative	1
	Wählt einige bekannte Nummern	1
	Nimmt ab, wählt aber nicht selbstständig	1
	Benutzt das Telefon gar nicht mehr	0
Einkaufen	Kauft selbstständig die meisten Dinge ein	1
	Macht wenige Einkäufe	0
	Benötigt beim Einkaufen Begleitung	0
	Kann nicht einkaufen	0
Kochen	Plant und kocht die nötigen Mahlzeiten selbstständig	1
	Kocht nötige Mahlzeiten nur nach Vorbereitung durch Dritte	0
	Kocht selbstständig, hält aber benötigte Diät nicht ein	0
	Benötigt vorbereitete und servierte Mahlzeiten	0
Haushalt	Hält Haushalt in Ordnung bzw. benötigt Assistenz bei schweren Arbeiten	1
	Führt selbstständig kleine Hausarbeiten aus	1
	Kann kleine Hausarbeiten ausführen, aber nicht die Wohnung reinhalten	1
	Benötigt Hilfe in allen Haushaltsverrichtungen	1
	Kann keine täglichen Arbeiten im Haushalt mehr ausführen	0
Wäsche	Wäscht sämtliche eigene Wäsche	1
	Wäscht kleine Sachen	1
	Gesamte Wäsche muss fremdorganisiert werden	0
Verkehrsmittel	Benutzt unabhängig öffentliche Verkehrsmittel, eigenes Auto	1
	Bestellt und benutzt das Taxi, aber keine öffentlichen Verkehrsmittel	1
	Benutzt öffentliche Verkehrsmittel in Begleitung	1
	In beschränktem Umfang Fahrten im Taxi oder Auto in Begleitung	0
	Benutzt überhaupt keine Verkehrsmittel mehr	0
Medikamente	Nimmt Medikamente selbstständig zur richtigen Zeit in richtiger Dosierung	1
	Nimmt vorbereitete Medikamente korrekt	0
	Kann Medikamente nicht mehr korrekt einnehmen	0
Geldgeschäfte	Regelt Geldgeschäfte selbstständig (Budget/Überweisungen/Gang zur Bank)	1
	Erledigt täglich kleine Ausgaben; benötigt Hilfe bei Bankgeschäften	1
	Kann nicht mehr mit Geld umgehen	0

Diagnostik und Therapie, die auf den **aktuellen wissenschaftlichen Erkenntnissen** und **klinischer Erfahrung** beruht. Durch **empirische Überprüfung** soll die **bestmögliche Behandlung** von Patienten erzielt werden.

Gemäß dem amerikanisch-kanadischen Mediziner David L. Sackett, der mit seiner 1967 an der

McMaster University gegründeten Abteilung für klinische Epidemiologie und Biostatistik als Wegbereiter der Evidenzbasierten Medizin (EbM) gilt, ist EbM

„der gewissenhafte, ausdrückliche und vernünftige Gebrauch der gegenwärtig besten externen, wissenschaftlichen Evidenz für Entscheidungen in der medizinischen Versorgung individueller Patientinnen und Patienten. Die Praxis der EbM bedeutet die Integration individueller klinischer Expertise mit der bestverfügbaren externen Evidenz aus systematischer Forschung.“

(https://www.ebm-netzwerk.de/de/service-ressourcen/ebm-basics/methodik)

Darüber hinaus sollten auch die individuelle Situation und die Wünsche der Patienten stets berücksichtigt werden, um evidenzbasiert zu handeln. Somit stützt sich die EbM auf drei Säulen:

- Individuelle klinische Erfahrung (klinisches Wissen)
- Werte und Wünsche der Patienten
- Aktueller Stand der klinischen Forschung

Das praktische Vorgehen gliedert sich hierbei in fünf Schritte:

1. **Fragen:** Übersetzung des klinischen Problems in eine Fragestellung, die durch wissenschaftliche Untersuchungen zu beantworten ist; idealerweise formuliert als Patienten „Patient-Oriented Evidence that Matters (POEM)“ nach dem PICO-Schema (siehe Klinik-Kasten)
2. **Suchen:** systematische Literaturrecherche nach geeigneten Studien
3. **Lesen:** kritische Evidenzbewertung über alle identifizierten Studien hinweg („critical appraisal“)
4. **Anwenden:** Nutzung der gewonnenen Einsichten in Abwägung der konkreten klinischen Situation
5. **Evaluation:** selbstkritische Reflexion und ggf. Anpassung der bisherigen Vorgehensweise

Klinik

PICO-Schema

Das PICO-Schema ist ein bewährtes Instrument der EbM, um klinische Fragen präzise und strukturiert zu formulieren. Es unterstützt dabei, relevante Informationen zu recherchieren und Studien(ergebnisse) gezielt zu bewerten.

- **P – Patient/Population/Problem:**
  Wer ist betroffen? Welche Patientengruppe oder welches Krankheitsbild steht im Fokus?
  (z. B. ältere Menschen mit Bluthochdruck)
- **I – Intervention:**
  Welche Maßnahme oder Behandlung soll untersucht werden?
  (z. B. ein neues Antihypertensivum)
- **C – Comparison (Vergleich):**
  Was ist die Vergleichsmaßnahme?
  (z. B. Placebo oder eine Standardtherapie)
- **O – Outcome (Ergebnis):**
  Welche patientenrelevanten Endpunkte (POEM) sind von Interesse?
  (z. B. Schlaganfallrisiko, Lebensqualität)

Obwohl der Begriff der Evidence-based Medicine erst in den 1990er-Jahren entwickelt wurde, spielt er in der aktuellen medizinischen Ausbildung, Praxis und Gesundheitsökonomie eine zentrale Rolle. So wurde 2004 das unabhängige **Institut für Qualität und Wirtschaftlichkeit im Gesundheitswesen (IQWiG)** auf Basis der Evidenzbasierten Medizin (EbM) für eine bessere Gesundheitsversorgung gegründet. Im Auftrag des Gemeinsamen Bundesausschusses (G-BA) und des Bundesministeriums für Gesundheit (BMG) übernimmt das IQWiG Aufgaben wie die Bewertung von medizinischen Eingriffen, Diagnosemethoden, Arzneimitteln sowie Behandlungsempfehlungen nach den Regeln der EbM.

Zusammen mit der EbM entwickelte sich auch die internationale **Cochrane Collaboration,** ein internationales Forschungsnetzwerk, das seitdem systematische Übersichtsarbeiten (**Cochrane Reviews**) produziert. Diese Übersichtsarbeiten fassen den aktuellen Wissensstand der Forschung zu Fragestellungen aus Medizin und Gesundheit zusammen und bewerten die Qualität der analysierten Studienergebnisse. Damit bilden Cochrane Reviews eine zentrale Grundlage für die Bewertung der externen Evidenz.

In Deutschland besteht zudem seit der Jahrtausendwende das **Netzwerk Evidenzbasierte Medizin e. V.,** das sich als das deutschsprachige Kompetenz- und Referenzzentrum für alle Aspekte der EbM versteht. Es will informierte, partizipative Entscheidungen im Gesundheitswesen durch evidenzbasierte Informationen, kritische Gesundheitsbildung und die Stärkung kommunikativer

Kompetenzen fördern. Darüber hinaus entwickeln seine Mitglieder Methoden und Instrumente zur Verbreitung von EbM und stehen Öffentlichkeit, Medien und Politik mit evidenzbasierter Expertise zur Verfügung.

DOE und POEM

Im Rahmen von EbM werden bei der Bewertung von Studienergebnissen zwei Arten von Endpunkten unterschieden:

- **Disease-Oriented Evidence (DOE):**
  DOE bezieht sich auf krankheitsbezogene Parameter wie Laborwerte, Blutdruck oder Cholesterinspiegel. Diese Endpunkte messen biologische Veränderungen, sagen aber häufig wenig darüber aus, ob sich die Lebensqualität oder das Überleben eines Patienten verbessert.
- **Patient-Oriented Evidence that Matters (POEM):**
  POEM hingegen betrachtet patientenrelevante Ergebnisse wie Lebensqualität, Symptomfreiheit, Morbidität oder Mortalität. Solche Endpunkte sind für Patientinnen und Patienten direkt bedeutungsvoll und beeinflussen medizinische Entscheidungen stärker.

Fazit: Während DOE Hinweise auf Wirkmechanismen liefert, stehen bei POEM die tatsächlichen Auswirkungen einer Maßnahme auf das Leben der Betroffenen im Vordergrund – ein zentrales Kriterium für evidenzbasierte Entscheidungsfindung im Gesundheitswesen.

Klinik

Beispiel: Bluthochdruckbehandlung

Ein Medikament zur Blutdrucksenkung wird in einer Studie getestet:

DOE (Disease-Oriented Evidence): Die Studie zeigt, dass das Medikament den systolischen Blutdruck im Durchschnitt um 15 mmHg senkt.

→ *Aussage:* Die Krankheit (Hypertonie) wird messbar beeinflusst. Ob dies den Patienten wirklich nutzt, bleibt unklar.

POEM (Patient-Oriented Evidence that Matters): Eine weitere Studie zeigt, dass Patienten, die das Medikament einnehmen, seltener einen Schlaganfall oder Herzinfarkt erleiden und länger leben.

→ *Aussage:* Die Behandlung führt zu einer relevanten Verbesserung der gesundheitlichen Ergebnisse von Patienten.

Leitlinien

Leitlinien sind Sammlungen von Aussagen zum aktuellen Stand der Wissenschaft, welche die klinische Entscheidungsfindung erleichtern und die Qualität der Versorgung verbessern sollen. Sie werden von einem **Expertengremium** auf der Basis der aktuellen **empirischen Evidenz** (im besten Falle auf systematischen Reviews mit Metaanalysen basierend) zu spezifischen Beratungsanlässen, Erkrankungen und anderen gesundheitsrelevanten Themen erstellt. Im Gegensatz zu reinen systematischen Übersichtsarbeiten (Reviews) enthalten Leitlinien klare **Handlungsempfehlungen.** Bei der Anwendung von Leitlinien ist es jedoch wichtig, diese Empfehlungen nicht als bloße Handlungsanweisungen zu verstehen, sondern die Inhalte auf die individuelle Patientensituation kritisch anzuwenden und eine der Person und Situation gerecht werdende Entscheidung zu treffen.

Es ist üblich, bei den Empfehlungen anzugeben, wie hochwertig die Evidenz ist, auf die sich die entsprechende Empfehlung stützt. Um die praktische Bedeutsamkeit der einzelnen Empfehlungen besser abschätzen zu können, wäre neben dem Evidenzgrad zusätzlich noch die Angabe der jeweiligen Effektstärke in der Leitlinie wünschenswert. Leitlinien werden in **Entwicklungsgrade (S1–3)** eingeteilt und Empfehlungen in den Leitlinien mit **Evidenzklassen (Ia–IV)** versehen, damit der Leser die Wirksamkeit von Therapiemaßnahmen einordnen kann (► Tab. 8.3). Die Stärke der Evidenzklasse hängt dabei von der Qualität der Studien ab, die zu dem jeweiligen Thema durchgeführt wurden (► Kap. 3.3.1). Als Goldstandard werden hier systematische Reviews mit Metaanalysen von randomisierten kontrollierten Studien („randomized controlled trials“, RCTs) angesehen.

Metaanalysen spielen eine zentrale Rolle bei der Entwicklung von Leitlinien und ermöglichen fundierte **Handlungsempfehlungen auf der Basis hoher Evidenz.** Dennoch gibt es auch Kritik an diesem Konzept, u. a.:

- **Äpfel-Birnen-Problem:** Die Abgrenzung des Themengebiets birgt häufig Schwierigkeiten bei der Klärung, welche Studie noch in die Metaanalyse hineingehört und welche nicht mehr.
- **Garbage-in-Garbage-out:** Auch Fragen nach der Qualität und der Wertigkeit der Einzeluntersuchungen müssen beantwortet werden: Welche

Tab. 8.3 Evidenzklassen und Empfehlungsgrade

Evidenzklasse	Empfehlungsgrad und Bedeutung	Formulierung in Leitlinien	Studienlage
Ia	**A:** starke Empfehlung	„Soll"	Metaanalyse von mehreren randomisierten kontrollierten Studien (RCTs)
Ib	**B:** mäßig starke Empfehlung	„Sollte"	Einzelne RCT
IIa			Gut durchgeführte kontrollierte Studie ohne Randomisierung
IIb	**C:** schwache Empfehlung	„Kann"	Weniger gut kontrollierte Studie (z. B. quasiexperimentelle Studie)
III			Nichtexperimentelle Studien (z. B. Kohorten- oder Fall-Kontroll-Studien)
IV	**0:** keine Empfehlung möglich	„unklare Datenlage"	Expertenmeinung, Klinischer Konsenspunkt (KKP)

Studien werden aufgrund qualitativer Mängel nicht aufgenommen? Wie lassen sich qualitativ unterschiedliche Studien miteinander vergleichen und zusammenfassen? Eine Möglichkeit besteht darin, die Qualität zu kodieren und z. B. qualitativ höherwertigen Ergebnissen ein stärkeres Gewicht innerhalb der Gesamtmenge zu geben.

Merke

Die Methodik der Patientenversorgung nach EbM beinhaltet nicht die Durchführung von Studien, sondern das Heranziehen von Studienergebnissen (externer Evidenz) zur klinischen Entscheidungsfindung.

Neben der Orientierung an wissenschaftlichen Untersuchungen und fundierten Erkenntnissen spielen für die praktische Medizin auch **ethische** und **wirtschaftliche Faktoren** eine Rolle. So sollte nicht jede Diagnostik oder Therapie durchgeführt werden, nur weil sie möglich ist. In diesem Zusammenhang spielen Effektivität (Wirksamkeit), Effizienz (Kosten-Nutzen-Verhältnis) und Nutzen-Schaden-Bewertung (Wirkung der Einzelmaßnahme im Gesamtkontext) eine wichtige Rolle.

Disease-Management-Programme

Im Jahr 2002 wurden von den gesetzlichen Krankenkassen Disease-Management-Programme (DMP) eingeführt, da Studien zu dem Ergebnis gekommen waren, dass 80 % der Kosten im Gesundheitswesen durch 20 % der Patienten, größtenteils chronisch Kranke, verursacht werden. Da das Gesundheitswesen zu diesem Zeitpunkt primär auf die Akutbehandlung ausgerichtet war, hoffte man, durch **leitlinienorientierte Behandlungskonzepte für chronisch Kranke** sowohl die Behandlungsqualität zu verbessern als auch die Behandlungskosten zu senken. Kern eines DMP der gesetzlichen Krankenkassen ist es, dass sich chronisch Erkrankte freiwillig – in der Regel gegen einen Bonus –verpflichten, an Schulungen teilzunehmen und zur Evaluation des DMP beizutragen. Auch die Leistungserbringer werden geschult und verpflichten sich zur leitlinienorientierten Behandlung, Dokumentation und Qualitätssicherung. Gegenwärtig hat der G-BA zu folgenden Krankheitsbildern Vorgaben für DMPs festgelegt:

- Adipositas
- Asthma bronchiale
- Brustkrebs
- Chronische Herzinsuffizienz
- Chronischer Rückenschmerz
- Chronisch obstruktive Lungenerkrankung (COPD)
- Depressionen
- Diabetes mellitus Typ 1 und Typ 2
- Koronare Herzkrankheit (KHK)
- Osteoporose
- Rheumatoide Arthritis

Auch private Krankenversicherungen verwenden DMPs, wobei hier Aufbau und Kriterien der verschiedenen Versicherer variieren.

Klinik

Rücken- oder Kreuzschmerzen sind in der Bevölkerung enorm verbreitet. 85 % aller Deutschen geben an, zumindest einmal im Leben solche Schmerzen erlebt zu haben, und diese sind der häufigste Grund für Arbeitsausfälle. Da Rückenschmerzen stark zur Chronifizierung neigen und selten klar abgrenzbare organische Ursache haben, wird aktuell ein DMP zur besseren Behandlung von chronischem Rückenschmerz erarbeitet. Zu den wichtigsten Empfehlungen bei unspezifischen Rückenschmerzen zählen:

- sich trotz Schmerzen möglichst **aktiv zu bewegen,**
- **auf Bildgebung** zu verzichten und
- **nichtorganische Schmerzursachen** zu identifizieren und therapieren.

Peer-Review

Das Peer-Review-Verfahren stammt aus dem Wissenschaftsbetrieb, in dem annähernd alle Fachzeitschriften vor der Veröffentlichung ein derartiges Verfahren zur Begutachtung von Fachartikeln durch Kollegen anwenden. Meist wird diese Begutachtung in einem Doppelblindverfahren durchgeführt, bei dem Gutachter und Autor die Identität des anderen nicht kennen, um Beeinflussungen zu vermeiden.

Im medizinischen Bereich kommt das Peer-Review-Verfahren ebenfalls als ein Instrument der Qualitätssicherung zur Anwendung. Wenngleich es unterschiedliche Ausgestaltungen der Verfahren gibt, so steht bei allen Peer-Review-Verfahren die **Begutachtung von Fachkollegen durch andere Fachkollegen** im Zentrum.

Klinik

Qualitätszirkel

Ein fester Kreis aus Angehörigen der Heilberufe, der sich regelmäßig freiwillig zum kollegialen Austausch nach den Prinzipien des Peer-Reviews unter Leitung eines Moderators trifft, wird als medizinischer **Qualitätszirkel** bezeichnet. Diese ursprünglich aus Japan stammende Methode der Qualitätssicherung hat sich inzwischen mit aktuell über 8.000 aktiven medizinischen Qualitätszirkeln zu einem festen Bestandteil des deutschen Gesundheitswesens entwickelt.

Qualitätssicherung

Vertragsärzte und -psychotherapeuten sowie Krankenhäuser wurden durch das Gesundheitsmodernisierungsgesetz 2004 zur Einrichtung von Maßnahmen zur Qualitätssicherung verpflichtet. Die Gesamtqualität einer medizinischen Behandlung setzt sich aus drei Qualitätsdimensionen zusammen:

- **Strukturqualität:** Sämtliche Aspekte, die am **Aufbau der Behandlung** beteiligt sind, werden der Strukturqualität zugeordnet, z. B. die **Qualifikation des Personals** oder die **räumliche und technische Ausstattung.**
- **Prozessqualität:** Aspekte, die sich auf die **Abläufe bei der Behandlung** beziehen, werden der Prozessqualität zugeordnet, z. B. das Vorgehen nach **Leitlinien,** die Anwendung von **Kommunikationsregeln** oder die **Dokumentation.**
- **Ergebnisqualität:** Hierunter fallen sämtliche Aspekte, die das **Resultat der Behandlung** widerspiegeln, z. B. die **Zufriedenheit des Patienten** oder seine **Lebensqualität.**

8.4.2 Ökonomie

Der Begriff Ökonomie in der Medizin ist nicht auf Effizienzsteigerung und Kostenminimierung beschränkt, sondern beschäftigt sich letztendlich auch mit dem ethischen Problem der Allokation, d. h. der Verteilung beschränkter Ressourcen.

Bedarf

Ein Gutachten des Sachverständigenrats zur Begutachtung der Entwicklung im Gesundheitswesen hat sich 2001 mit dem Bedarf im Gesundheitswesen (► Tab. 8.4) beschäftigt. Zwei Arten von Bedarf werden hierbei unterschieden, der **subjektive („gefühlte") Bedarf** durch die Patienten und der **objektive („ermittelte") Bedarf** durch medizinische Experten. Bei den medizinischen Leistungen werden drei Möglichkeiten unterschieden:

- die **fachgerecht erbrachte Leistung als Optimalfall,**
- die **nicht fachgerechte erbrachte Leistung als Fehlleistung** und
- die **nicht erbrachte Leistung.**

Aus den verschiedenen Kombinationen ergeben sich die möglichen Konstellationen von bedarfsgerechter Versorgung, aber auch Über-, Unter- und Fehlversorgung. Mit Fehlversorgung wird die Versorgung bezeichnet, durch die ein Schaden entsteht, der vermeidbar gewesen wäre.

Tab. 8.4 Bedarf und Versorgung im deutschen Gesundheitswesen

Bedarf	Leistung fachgerecht erbracht	Leistung nicht fachgerecht erbracht	Leistung nicht erbracht
Nur objektiver, kein subjektiver Bedarf (latenter Bedarf)	**bedarfsgerechte Versorgung**	Fehlversorgung	(latente) Unterversorgung
Subjektiver und objektiver Bedarf	**bedarfsgerechte Versorgung**	Fehlversorgung	Unterversorgung
Nur subjektiver, kein objektiver Bedarf	Überversorgung	Fehlversorgung	**bedarfsgerechte Versorgung**

Merke

Während das Gutachten des Sachverständigenrats in diversen Bereichen des Gesundheitswesens eine Unter- und Fehlversorgung feststellt, wird eine klare Überversorgung nur bei der bildgebenden Diagnostik, der invasiven Therapie von Rückenschmerzen und den Herzkatheterisierungen gesehen.

Die These der **angebotsinduzierten Nachfrage** besagt, dass Ärzte in der Lage sind, die Nachfrage nach ihren Leistungen selbst direkt zu beeinflussen. Grundsätzlich sollten ärztliche Leistungen immer nur im medizinisch indizierten Umfang durchgeführt werden. Es ließ sich jedoch zeigen, dass bei zunehmender Arztdichte die Zahl der erbrachten Leistungen steigt, was den Gesetzmäßigkeiten des freien Marktes widerspricht. So nahm die Zahl der Echokardiografien um 200 % binnen eines Jahres zu, nachdem diese mit einer Abrechnungsziffer versehen worden war.
Auch die **Medikalisierung,** also das künstliche Pathologisieren von normalen, nicht gesundheitsrelevanten Phänomenen trägt zur Überversorgung bei. So wird in der Werbung Müdigkeit oft als krankhafte Erscheinung beschrieben, die durch Vitaminkuren, Blutuntersuchungen und andere Maßnahmen behandelt werden muss.

Gesundheitskosten

Im Jahr 2022 beliefen sich die Gesundheitsausgaben in Deutschland auf 498 Milliarden Euro, was 12,8 % des Bruttoinlandsprodukts entsprach. Diese Ausgaben werden als **direkte Kosten** bezeichnet, wobei die Personalkosten den größten Anteil ausmachen. Auf den ambulanten Sektor entfällt etwa die Hälfte, auf den stationären Sektor knapp ein Drittel der Gesamtkosten.

Die sogenannten **indirekten Kosten** entstehen durch Produktivitätsausfälle, die durch Arbeitsunfähigkeit, Erwerbsunfähigkeit und vorzeitigen Tod bedingt sind.

DRG-System und Fallpauschalen

Im Rahmen des Krankenhausfinanzierungsgesetzes (KHG) wurde 2003 in Deutschland das DRG-System (**Diagnosis-Related Groups**) flächendeckend eingeführt. Ziel war es, durch eine leistungsorientierte Vergütung mehr Transparenz, Effizienz und Vergleichbarkeit in der stationären Versorgung zu schaffen.

Grundprinzip

Das DRG-System teilt Krankenhausfälle anhand der Hauptdiagnose, von Nebendiagnosen, Prozeduren, Alter, Geschlecht und Entlassungsart in Fallgruppen ein, denen jeweils eine **Fallpauschale** zugeordnet ist. Diese Pauschale vergütet den gesamten stationären Aufenthalt unabhängig von der tatsächlichen Verweildauer oder den individuell angefallenen Kosten.

Anreize und Kritik

Das System hat zur **Effizienzsteigerung** beitragen, indem es Krankenhäuser motiviert, Behandlungsprozesse zu standardisieren und wirtschaftlich zu gestalten. Andererseits wird kritisiert, dass es zu starke ökonomische Anreize setzt, die zu **Fehlentwicklungen** führen können, z. B.:

- Zu kurze Liegezeiten zur Kosteneinsparung („blutige Entlassungen")
- Selektion von Patienten mit günstigen Erlösperspektiven („cream skimming")
- Steigerung der Fallschwere durch tendenziöse Kodierung („upcoding")

Durch die Pauschalierung wird die Behandlung wirtschaftlich kalkulierbar, jedoch ist nicht jede

Leistung gleich gut abbildbar. Es entsteht ein **Spannungsverhältnis zwischen medizinischer Notwendigkeit und ökonomischer Vergütung,** das Patientengruppen benachteiligen kann.

Ausgenommene Bereiche

Nicht alle Krankenhausbereiche unterliegen dem DRG-System. Ausgenommen sind insbesondere:

- **Psychiatrie und Psychosomatik,** die über das sogenannte **PEPP-System** (Pauschalierendes Entgeltsystem Psychiatrie und Psychosomatik) vergütet werden. Dieses berücksichtigt tagesbezogene Pauschalen und ist stärker an der tatsächlichen Verweildauer orientiert.
- **Rehabilitationskliniken,** die außerhalb des DRG-Systems eigene Vergütungsmechanismen haben.
- **Universitätskliniken** und **Spezialkliniken** mit besonders aufwendigen oder seltenen Behandlungen können in Einzelfällen Sonderentgelte oder Zuschläge vereinbaren.

Reformbestrebungen

Zunehmend wird Kritik laut, dass das DRG-System zu einem ökonomisierten Klinikalltag geführt hat, in dem ärztliche Entscheidungen übermäßig durch finanzielle Zwänge beeinflusst werden. Die Bundesregierung plant deshalb, auch im Rückblick auf die COVID-Pandemie, eine Reform der Krankenhausvergütung, die stärker auf Vorhaltefinanzierung und sektorenübergreifende Versorgung setzt. Ziel ist es, insbesondere die Grund- und Notfallversorgung unabhängig vom Fallaufkommen langfristig abzusichern.

> **Merke**
>
> Die DRG-basierte Vergütung soll objektive Leistungsorientierung ermöglichen, kann jedoch bei fehlender Qualitätssicherung und Kodierkontrolle zu ökonomisch motivierter Über-, Unter- oder Fehlversorgung führen.

EBM und ambulante Vergütung

In der ambulanten vertragsärztlichen Versorgung erfolgt die Abrechnung ärztlicher Leistungen über den sogenannten **Einheitlichen Bewertungsmaßstab** (EBM). Dieses Gebührenverzeichnis legt fest, welche medizinischen Leistungen von der Gesetzlichen Krankenversicherung (GKV) vergütet werden und wie hoch deren Bewertung ausfällt.

Struktur und Funktionsweise

Der EBM unterteilt ärztliche Leistungen in Kapitel, die sich an Fachgruppen orientieren. Jede Leistung ist mit einer Ziffer, einem Leistungstext und einer Punktzahl versehen. Diese Punkte werden mit einem aktuellen Punktwert multipliziert, um den Euro-Betrag zu berechnen. Die Höhe des Punktwertes wird zwischen den Kassenärztlichen Vereinigungen (KVen) und den Krankenkassen vereinbart und variiert regional.

Im Jahr 2025 betrug der **bundeseinheitliche Orientierungspunktwert** rund 12,39 Cent pro Punkt. Zudem erfolgt die Vergütung innerhalb eines budgetierten Gesamtvolumens pro Arztpraxis. Leistungen, die dieses Budget überschreiten, werden entweder gar nicht oder nur zu einem verminderten Satz vergütet. Dies wird als **Regelleistungsvolumen** (RLV) bezeichnet.

Anreizstruktur und Kritik

Das EBM-System soll eine bedarfsgerechte Versorgung sicherstellen und gleichzeitig wirtschaftliches Verhalten fördern. Es gibt jedoch verschiedene problematische Effekte:

- Mengengrenzen führen dazu, dass medizinisch notwendige Leistungen bei hohem Patientenaufkommen unterfinanziert bleiben.
- Technikintensive Leistungen werden oft besser vergütet als zeitaufwendige Gesprächsleistungen, was die Arzt-Patient-Kommunikation entwerten kann.
- Leistungserbringung statt Ergebnisqualität: Die Vergütung orientiert sich an der Quantität dokumentierter Einzelleistungen, nicht am Behandlungserfolg oder an der Patientenzufriedenheit.

> **Merke**
>
> Das EBM-System schafft eine detaillierte Leistungsdokumentation und dient der Kontrolle der ambulanten Versorgung, steht aber in der Kritik, einige Fehlanreize zu setzen. Aktuell wird die Einführung eines Primärarztsystems („Managed Care") geplant.

> **Klinik**
>
> **Managed Care**
>
> Eine Maßnahme zur **Qualitätssteigerung und Kostensenkung** im Gesundheitswesen stellen die sogenannten **Managed-Care-Programme (hausarztzentrierte Versorgung, HZV)** dar: Der Versicherte

erhält einen vergünstigten Tarif und verpflichtet sich im Gegenzug, bei Gesundheitsbeschwerden immer zuerst den Hausarzt aufzusuchen. Der Hausarzt führt die Behandlung durch oder überweist den Versicherten ggf. im Rahmen seiner „Lotsenfunktion" an einen Spezialisten. Dadurch soll eine leitlinienorientierte Behandlung erzielt und Überversorgung vermieden werden.
Studien zeigen, dass die HZV zu einer besseren Koordination der Versorgung, zu einer Reduktion von Krankenhausaufenthalten und zu einer höheren Patientenzufriedenheit führt.
Aktuell plant die Bundesregierung die Einführung eines verbindlichen Primärarztsystems, das auf den Erfahrungen der HZV aufbaut. Dieses System sieht vor, dass Haus- und Kinderärzte als erste Anlaufstelle für Patienten fungieren und die Versorgung koordinieren. Ziel ist es, die Patientensteuerung zu verbessern, Wartezeiten zu verkürzen und die medizinische Versorgung effizienter zu gestalten.

GOÄ und private Vergütung

Während gesetzlich versicherte Patienten nach dem EBM abgerechnet werden, gilt für **privat versicherte Patienten** die **Gebührenordnung für Ärzte** (GOÄ). Sie ist eine bundesweit gültige Rechtsverordnung, welche die Vergütung ärztlicher Leistungen im privatärztlichen Bereich regelt.

Aufbau und Anwendung

Die GOÄ enthält rund 2.800 abrechenbare Leistungen, geordnet in Kapitel von allgemeinen Leistungen bis zu fachspezifischen Abschnitten. Anders als beim EBM erfolgt die Abrechnung nicht über ein Punktesystem, sondern über Gebührenziffern mit festen Euro-Beträgen, die mit einem Steigerungsfaktor multipliziert werden können (in der Regel bis zum 2,3-Fachen, in begründeten Fällen bis zum 3,5-Fachen oder mehr).
Die GOÄ erlaubt Ärzten damit mehr Flexibilität in der Honorargestaltung, insbesondere bei erhöhtem Zeitaufwand, besonderen Schwierigkeitsgraden oder individuellen Umständen.

Kritik und Reformbedarf

Die derzeit gültige GOÄ stammt in wesentlichen Teilen aus dem Jahr 1996 und gilt als veraltet. Eine umfassende Novellierung ist jahrelang erarbeitet worden und wurde auf dem 129. Deutschen Ärztetag im Mai 2025 beschlossen.

Personenverzeichnis

Register

Q

R